Die Gemeinsamkeit der Leiber

Johannes Preusker

Die Gemeinsamkeit der Leiber

Eine sprachkritische Interexistenzialanalyse der Leibphänomenologie von Hermann Schmitz und Thomas Fuchs

PETER LANG
EDITION

Bibliografische Information der Deutschen Nationalbibliothek
Die Deutsche Nationalbibliothek verzeichnet diese Publikation in der Deutschen Nationalbibliografie; detaillierte bibliografische Daten sind im Internet über http://dnb.d-nb.de abrufbar.

Zugl.: Dresden, Techn. Univ., Diss., 2014

Umschlagabbildung:
Max Ernst (1891 - 1976)
Le silence à travers les âges, 1968
Collage, Öl auf Leinwand

Aufbewahrungsort: Albertina, Wien

88
ISBN 978-3-631-65581-8 (Print)
E-ISBN 978-3-653-04792-9 (E-Book)
DOI 10.3726/978-3-653-04792-9

Peter Lang Edition ist ein Imprint der Peter Lang GmbH.

Peter Lang – Frankfurt am Main · Bern · Bruxelles · New York · Oxford · Warszawa · Wien

Diese Publikation wurde begutachtet.

www.peterlang.com

Vorbemerkung

Die vorliegende Arbeit behandelt die Frage nach dem Verhältnis der modernen Leibphänomenologie zur ganzheitlich-sozialen Verfasstheit unserer Welt. Diese ist grammatisch noch immer zweigeteilt: Seele und Körper, Subjekt und Objekt, Innen und Außen. Besagte Denkrichtung hat sich zu einem Hoffnungsträger in der Überwindung des den Menschen verfehlenden Dualismus etabliert. Inwieweit dieser Status gerechtfertigt ist, wird sich am Leitfaden des Zwischenmenschlichen in der Philosophie von Hermann Schmitz und Thomas Fuchs herausstellen.

Dank gilt vor allem dem Betreuer der Arbeit, Prof. Dr. Thomas Rentsch. In der Zeit der thematischen Eingrenzung und Präzisierung wies er mich anhand seines Begriffes vom Altern als Radikalisierung der menschlichen Grundsituation auf die grundlegende Bedeutung von Leiblichkeit und Gemeinsamkeit für die menschliche Praxis hin. Bei der Realisierung des Forschungsvorhabens stand er mir stets äußerst kompetent und hilfsbereit zur Seite. Dank richtet sich des Weiteren an die akademischen Lehrer, ohne deren Einfluss auf mein Denken diese Arbeit nicht zustande gekommen wäre: Prof. Dr. Dr. Bernhard Irrgang, Prof. Dr. Johannes Rohbeck, Prof. Dr. Hans-Ulrich Wöhler und Prof. em. Dr. Hanna-Barbara Gerl-Falkovitz.

Nicht zuletzt gilt der Dank meiner Familie, auf deren Rückhalt ich mich auch in steinigen Passagen des Lebens verlassen durfte. Die Arbeit ist meiner Frau gewidmet.

Magdeburg, im November 2013

Primum vivere, deinde philosophari.
– Lucius Annaeus Seneca

Totum relucet in omnibus.
– Nikolaus von Kues

In jedem Nu beginnt das Sein.
– Friedrich Nietzsche

Inhaltsverzeichnis

1. Die Einführung in das Thema ... 11
   1.1 Die philosophiegeschichtliche Kontextualisierung ... 11
      1.1.1 Die Verdeckung und Entdeckung des Leibes ... 11
      1.1.2 Eine kritische Einordnung ... 19
   1.2 Der Werdegang und das Werk von Hermann Schmitz ... 25
      1.2.1 Das System der Philosophie ... 27
      1.2.2 Die Quellen und Grundzüge der Schmitz'schen Philosophie ... 27
   1.3 Der Forschungsstand ... 30
   1.4 Die Zielstellung, der Aufbau und die Begrifflichkeit der Arbeit ... 31

2. Die Interexistenzialanalyse der Leibphänomenologie von Hermann Schmitz ... 35
   2.1 Die Gegenwart ... 35
      2.1.1 Angst und Schmerz ... 37
      2.1.2 Die Appräsenzdimension ... 38
      2.1.3 Interexistenzialität und Gegenwart ... 40
   2.2 Der Leib ... 42
      2.2.1 Interexistenzialität und Leiblichkeit ... 47
   2.3 Der leibliche Raum ... 51
      2.3.1 Das motorische Körperschema ... 57
      2.3.2 Interexistenzialität und leiblicher Raum ... 60
   2.4 Der Gefühlsraum ... 65
      2.4.1 Eine Struktur in Analogie zum leiblichen Raum ... 68
      2.4.2 Das affektive Betroffensein ... 81
      2.4.3 Interexistenzialität und Gefühlsraum ... 99
   2.5 Die leibliche Kommunikation ... 102
      2.5.1 Ein- und Ausleibung ... 105
      2.5.2 Suggestion und Synästhesie ... 111
      2.5.3 Interexistenzialität und leibliche Kommunikation ... 116

2.6 Ein situativer Rekurs: die Liebe 119
2.7 Die Zusammenfassung 124
2.7.1 Fehlerbetrachtung und Endergebnis 125
2.7.2 Würdigung und Ausblick 131

3. Die Interexistenzialanalyse der Leibphänomenologie von Thomas Fuchs 135
3.1 Werdegang und Werk 135
3.2 Die kritische Weiterführung von Schmitz 137
3.2.1 Die Leib-Körper-Problematik 137
3.2.2 Die Leib-Gefühl-Problematik 144
3.3 Der interpersonale Raum 150
3.4 Exkurs: Zeit-Diagnosen 161
3.5 Auswertung und Endergebnis 166

4. Die weitere Annäherung an die Interexistenzialität 179
4.1 Eine anthropologische Lesart von Hermann Schmitz: der Leib als Negativität 179
4.2 Der Leib als Verschränkung von Negativität und Praxis 188
4.3 Eine nähere Beleuchtung der Sinnkonstitution: der Leib als Transzendenz 192
4.4 Die Gemeinsamkeit der Leiber: das Sein zu den Anderen als Intertransistenzialität 211

5. Das Resümee 221

Literaturverzeichnis 223

1. Die Einführung in das Thema

1.1 Die philosophiegeschichtliche Kontextualisierung

Der Philosoph Hermann Schmitz, geboren 1928, versteht sich selbst als der erste Denker nach 2.000 Jahren, der sich vollständig von der dualistischen Vorprägung gelöst hat.[1] Im Blick auf eine solche Selbsteinordnung in die abendländische Philosophiegeschichte soll die Kontextualisierung des Themas zunächst am Leitfaden von Schmitz erfolgen. Anschließend wird eine kritische Würdigung der historischen Analysen von Schmitz zu deren Einbettung in einen allgemeineren Horizont überleiten.

1.1.1 Die Verdeckung und Entdeckung des Leibes

Mit seiner detaillierten historischen Rekonstruktion unter der Überschrift „Die Geschichte der Verdeckung und Entdeckung des Leibes" verfolgt Schmitz das hochgesteckte Ziel, die sprachlich-geschichtlichen Voraussetzungen eines Menschenbildes durchsichtig zu machen, welches von Introjektion und Dualismus verstellt worden sei.[2] Darin rufen die Introjektion als Verlagerung menschlichen Erlebens in eine fiktive Innenwelt und der Dualismus als Seele-Körper-Spaltung des eigentlich ganzen Menschen eine Verdeckung der leiblichen Ganzheit hervor.

Den Ausgangspunkt von Schmitz' Analyse bildet die *Ilias Homers* (8. Jh. v. Chr.). Hier findet sich der sogenannte archaische Dynamismus, ein dezentrales und grenzenloses leibliches Erleben, das den Hintergrund für die sich davon entfernende griechische Entwicklung bedeutet:

> Es scheint also eine Zeit gegeben zu haben, in der nichts erlebt wurde, ohne daß dieses Erleben am eigenen Leibe gespürt worden wäre.[3]

---

1 Schmitz, Hermann: Der unerschöpfliche Gegenstand. Grundzüge der Philosophie, Bonn 1990, S. 17.

2 Ders.: Der Gefühlsraum (= System der Philosophie, Bd.3, Zweiter Teil), Bonn 1981, S. 407.

3 Ders.: Der Leib (= System der Philosophie, Bd.2, Erster Teil), Bonn 1965, S. 440.

Dieses Erleben, das Schmitz ungeachtet des Anachronismus mit seinem Terminus des eigenleiblichen Spürens aufnimmt, wird an folgender Textstelle deutlich:

> Zürnend vor Schmerz; es schwoll ihm das finstere Herz voll der Galle / Schwarz umströmt; und den Augen entfunkelte strahlendes Feuer.[4]

Die Gegenden des archaischen Erlebens werden herausgestellt: „frenes" (φρένες) als Sonnengeflecht und Magengrube, „thymos" (θυμός) als Brust und Zwerchfellgegend, „menos" (μένος) als heftiger Drang und kraftvolle Ausdauer, „noos" (νόος) als Schwellung in der Brust, „stethos" (στῆθος) als Brust im Wechsel von Spannung und Schwellung, „etor" (ἦτορ) als Regung des Reagierens, „kradie" (κραδίη) als Regung der Initiative und „ker" (κῆρ) als düstere Regung.[5]

Die erste Station der Introjektion ist die *Odyssee Homers*. Laut dem Philologen Bruno Snell (1896–1986) beginnt hier die „Entdeckung des Geistes"[6]; Schmitz identifiziert sie mit der Verdeckung des Leibes. Doch es gilt, diesen undialektischen Ansatz mit Hegel zu relativieren, nach dessen Philosophie die Gleichung so lauten müsste: Die Entdeckung des Geistes ist auch die Entdeckung des Leibes. Nach Schmitz aber geht der Mensch in der Odyssee auf Distanz zu seinen leiblichen Regungen:

> Also bellte sein Herz, durch die schändlichen Greuel erbittert. / Aber er schlug an die Brust, und sprach die zürnenden Worte: / Dulde, mein Herz![7]

Im Fortgang der Analyse wird der Introjektion die entscheidende Rolle bei der Begründung des psychosomatischen Dualismus zugeschrieben. Schon bei Hesiod (7. Jh. v. Chr.) ist sie greifbar, und Heraklits (520–460 v. Chr.) Kampf gegen den „thymos" bildet das Gegenstück zum Leib bei Parmenides als locker gefügter Gliederhaufen und zu seiner „meleon physis" (μελέων φύσις) als leiblicher Ganzheit.[8]

Die zweite Station bildet *Demokrit* (460–400 v. Chr.), der die sensualistische Reduktion auf Seiten der Weltdeutung lehrt und damit der Introjektion im menschlichen Selbstverständnis entgegenarbeitet: Die Wahrnehmungsgegenstände werden auf einfachste Reize reduziert, und der atmosphärische Wahrnehmungsrest wird in die Seele verlegt. Dabei vollzieht sich die Introjektion in zwei Schritten:

---

4 Homer: Ilias und Odyssee, übers. von Johann Heinrich Voß, Frankfurt am Main 2008, S. 13, V. 103–104.

5 Schmitz, Leib, S. 387–435.

6 Snell, Bruno: Die Entdeckung des Geistes. Studien zur Entstehung des europäischen Denkens bei den Griechen, Hamburg 1946.

7 Homer, Ilias und Odyssee, S. 1312, V. 16–18.

8 Schmitz, Gefühlsraum, S. 16.

Zunächst besagt die Innenwelthypothese, dass das Außen nur dann zu Bewusstsein kommt, wenn es im Innen eine Repräsentation findet. Dann erfolgt die besagte Verlagerung des Erlebens vom Außen in das Innen.

An dritter Stelle steht *Platon* (428–348 v. Chr.), der laut Schmitz zusammen mit dem Wirken von Demokrit die sogenannte Prägungsphase von 450 bis 350 v. Chr. bestimmt.[9] Bei ihm vollendet sich der Paradigmenwechsel vom archaischen Dynamismus zum Innenweltdogma. Zwar ist der „thymos" als ein dem Ich entzogener Antrieb 450 bis 400 v. Chr. noch sehr wirkungsmächtig, aber in den Dialogen „Phaidon", „Phaidros" und „Philebos" erreicht der intellektuell-asketische Rigorismus seinen Höhepunkt:

> Sie [die Seele] denkt aber dann am besten, wenn nichts Körperliches sie stört, weder Gehör noch Gesicht noch ein Schmerzgefühl noch auch ein Lustgefühl, sondern wenn sie sich so viel wie möglich auf sich selbst beschränkt ohne Rücksicht auf den Körper und möglichst ohne Gemeinschaft und Berührung mit ihm dem wirklich Seienden zustrebt.[10]

Mit Platon ergänzt der Rationalismus die Introjektion und den Körper-Seele-Dualismus insofern, als die innere Seelenvernunft die durch den äußeren atmosphärischen Wahrnehmungsrest hervorgerufene Affektion ordnend kompensiert.

Für Schmitz markiert der Platonismus das bedeutendste Ereignis der geistig-sittlichen Geschichte Europas, nämlich das Hervorgehen der nachhomerischen Revolution des menschlichen Selbstverständnisses aus dem Interesse an personaler Erhebung über das Diktat unwillkürlicher Regungen.[11] So ist das Selbstgespräch vom homerischen Thymos zur platonischen, stimmlosen Unterredung der Seele mit sich selbst verstummt. Dem ist entgegenzuhalten, dass Platon keineswegs ein einseitiger Verächter des Körpers ist, sondern im „Timaios" die Materie sogar als notwendige Komponente der Schöpfung behandelt.

Die Geschichte der Verdeckung des Leibes setzt sich für Schmitz bei *Aristoteles* (384–322 v. Chr.) fort. Zwar lokalisiert er in seiner Frühzeit die Seele zunächst im Herzen[12] und betrachtet sie später in eleatischer Tradition als Aussehen des

---

9 Schmitz, Unerschöpflicher Gegenstand, S. 17.

10 Platon: Phaidon, übers. von Otto Apelt (= Platon. Sämtliche Dialoge, Bd.2), Hamburg 1993, S. 40.

11 Schmitz, Hermann: Der Rechtsraum (= System der Philosophie, Bd.3, Dritter Teil), Bonn 1973, S. 592.

12 Aristoteles: Über die Bewegung der Lebewesen, übers. von Jutta Kollesch (= Aristoteles. Werke in deutscher Übersetzung, Bd.17, Teil II), Berlin 1985, S. 19f.

Körpers[13], doch das Festhalten an der platonisch-dualistischen Begrifflichkeit lässt ein Zusammendenken von Körper und Seele gänzlich nicht gelingen. Aristoteles „kann sich nicht mehr von Platons Bann befreien, so wenig, wie die Anthropologie und Psychologie der Folgezeit bis hinein in unser Jahrhundert."[14] Dabei ist anzumerken, dass Schmitz hier die aristotelischen Werke nicht zu Wort kommen lässt, in denen eine situativ-praktische Ganzheit des Menschen vorliegt: die Poetik und die Nikomachische Ethik.

Erst mit den Philosophen des *Stoizismus* (3. Jh. v. Chr. - 2. Jh. n. Chr.), so der Fortgang der Schmitz'schen Analyse, beginnt die Wiederentdeckung des Leibes. Sie gestaltet sich jedoch mehr als Peripetie denn als konsequentes Vorschreiten. So wird das eigenleibliche Spüren von der Stoa bis zum deutschen Idealismus zunächst in Gott, in Natur und in Bewusstseinsbedingungen hineinprojiziert. Die Leiblichkeit erfährt unter den Stoikern insofern eine Wiederbelebung, als ihre Physik und Psychologie besagen, dass die Seele den Körper durch eine von der Mitte zu den Enden und zugleich von den Enden zur Mitte verlaufende Bewegung zusammenhält. Die leibliche Herkunft dieser sogenannten Tonos-Lehre (τόνος, dt. Spannung) ist für Schmitz unverkennbar, auch wenn hier immer noch eine Körper-Seele-Dichotomie die Begriffswahl prägt.[15]

Auch *Paulus* (8–62 n. Chr.) gilt als ein Wiederentdecker des Leibes. Die nicht-dualistische Betroffenheit von überpersönlichen Mächten findet auf einem leiblichen Boden statt:

> Der Leib aber nicht der Hurerei, sondern dem Herrn, und der Herr dem Leibe. Gott aber hat den Herrn auferweckt und wird auch uns auferwecken durch seine Kraft. Wißt ihr nicht, daß eure Leiber Glieder Christi sind?[16]

Unklar ist an dieser Stelle, weshalb allein Paulus als Leibesautor gewertet wird. So beruht doch die gesamte christliche Tradition, sei es Dogmatik oder Mystik, auf der Fleischwerdung des Wortes nach Johannes, wobei das Fleisch den ganzen Menschen bedeutet.

Ungeachtet dessen fährt Schmitz fort: Bevor sich die Entdeckungsgeschichte des Leibes der weitestgehend leiblosen christlichen Dogmatik unterordnet und sich über Jahrhunderte lediglich im Bereich der Mystik fortsetzen kann, wirkt der

---

13 Aristoteles: Über die Seele, übers. von Willy Theiler (= Aristoteles. Werke in deutscher Übersetzung, Bd.13), Berlin 1983, S. 24.

14 Schmitz, Leib, S. 497.

15 Ebd., S. 500f.

16 1. Kor 6,13–15, in: Die Bibel nach der Übersetzung Martin Luthers, Berlin und Altenburg 1990.

Neuplatonismus (3. Jh. n. Chr.) mit seiner Lehre einer wesentlichen Zusammengehörigkeit der Teile im Weltganzen zumindest auf erkenntnistheoretischer Ebene noch einmal gegen die Auffassung der Sinnesorgane als einzige Wahrnehmungskanäle zwischen Außen und Innen – eine Auffassung, die als Physiologismus die Nahtstelle von Dualismus und Introjektion darstellt.[17]

In der *Herz-Jesu-Mystik* des 13. Jahrhunderts erfolgt das Streben nach der Einheit mit Gott am Leitfaden des eigenleiblichen Spürens in der Herzgegend. Schmitz führt ein Zitat des David von Augsburg (1200–1272) an:

> Das Herz nämlich, wenn es von der Freude an göttlicher Liebe oder von der Sehnsucht nach göttlichem Genuß entflammt wird, erweitert sich in sich und dehnt sich aus, und, als ob es sich in der Enge der Brust nicht zu fassen vermöchte, versucht es, aus dem Gemüt auszubrechen, um die Flamme, die es innerlich leidet, nach außen zu speien und, indem es irgend eine Abkühlung seiner Glut findet, zu verrauchen.[18]

Durch die theologische Spekulation des *Meister Eckhart* (1260–1328) wird die Herz-Jesu-Mystik verdrängt, und innerhalb der christlichen Dogmatik setzt sich die Verdeckungsgeschichte des Leibes fort: *Thomas von Aquin* (1225–1272) verleiht dem „soma“ (σῶμα), dem paulinischen Leibkörper, eine rein körperliche Wendung zum „corpus“, der nach platonisch-aristotelischem Muster der Seele gegenübersteht, ja für sich allein leblos ist.[19]

Johannes Duns Scotus (1266–1308) lässt Thomas' Einheit der substantialen Form als schwache Synthese von Körper und Seele fallen und „nähert sich hier also wieder, nach dem nur halb gelungenen Ausbruchsversuch des Aristoteles und Thomas von Aquino, dem echt platonischen Dualismus und bereitet damit die dualistische Anthropologie des Descartes vor.“[20]

René Descartes (1596–1650) reduziert die pluralistische Substanzontologie der aristotelisch-scholastischen Tradition auf die Substanzen Geist und Materie, die als „res cogitans“ und „res extensa“[21] in einem dualistischen Verhältnis stehen. Der Mensch ist eine entsprechende Zusammensetzung aus Seele und Körper, wobei dieser als mechanischer Automat jene umgibt.

Während sich für Schmitz der anthropologische Dualismus von Descartes über Franz Brentano (1838–1917) bis Johannes Rehmke (1848–1930) weiter zuspitzt,

17 Schmitz, Unerschöpflicher Gegenstand, S. 17.
18 Zit. nach: Ders., Leib, S. 531.
19 Schmitz, Leib, S. 523.
20 Ebd., S. 506.
21 Descartes, René: Meditationen über die Grundlagen der Philosophie, übers. von Artur Buchenau, Hamburg 1994, S. 146.

wird die Entdeckungsgeschichte des Leibes mit der Wiederkehr der physikalisch-theologischen Tonos-Lehre der Stoa fortgeschrieben. Als ein erster Rezipient dieser Lehre gilt *Jacob Böhme* (1575–1624):

> Denn die Härte gibt Wesen und Gewichte, und der Stachel gibt Geist und das fliegende Leben: Dies drehet sich miteinander in sich und aus sich, und kann doch nirgends hin. Was die Begierde, als der Magnet, hart macht, das zerbricht das Ziehen wieder, und ist die größte Unruhe in sich selber, gleich einer wütenden Unsinnigkeit, und ist eine erschreckliche Angst.[22]

Die herbe Begierde als zentripetale und der bittere Stachel als zentrifugale leibliche Bewegung wird für die Begrifflichkeit von Schmitz noch von größter Bedeutung sein. Allerdings fällt hier abermals der anachronistische Grundzug dieser Rekonstruktion auf: Bei einer solch kryptischen Schreibweise wie der Böhmes grenzt es an Beliebigkeit, in diesem Autor einen Vorreiter der Schmitz'schen Terminologie zu sehen.

Der protestantische Theologe *Friedrich Christoph Oetinger* (1702–1782) führt nicht nur die Reflexionen Böhmes fort, sondern auch die Isaac Newtons (1643–1727) und der Kabbala, die seit dem 13. Jahrhundert menschliche Leiblichkeit in Gott projiziert, während Newton für die Projektion des Leibes in die Natur steht.[23] In den folgenden Worten Oetingers erblickt Schmitz gleichsam die Vorwegnahme einer Differenzierung zwischen Leib und Körper:

> Die Quelle des innerlichen Körpers sind die Newton'ianischen Centralkräfte aus dem Widerstande der Attraktion und Repulsion [...] Die äußerliche Subsistenz liegt im undurchdringlichen Raum der Materie [...][24].

Die Tonos-Kräfte Attraktion und Repulsion oder Kontraktion und Expansion durchdringen sich wechselseitig und sind unteilbar ausgedehnt. Diese aus der Scholastik stammende definitive Ausdehnung hat die Formel „das Ganze überall im Ganzen und wiederum auch in jedem Teile"[25].

Obwohl Schmitz *Immanuel Kant* (1724–1804) den am anthropologischen Dualismus orientierten Autoren zuordnet, muss er zahlreiche leibliche Aspekte des Kant-Opus zu ihrem Recht kommen lassen. So erneuert die dynamische Theorie der Materie die stoische Tonos-Lehre insofern, als das Wechselspiel von Attraktion und Repulsion zur Grundlage der gesamten materiellen Raumerfüllung

22 Zit. nach: Schmitz, Leib, S. 541.
23 Schmitz, Leib, S. 546.
24 Zit. nach: Schmitz, Leib, S. 550.
25 Zit. nach: Ebd., S. 549f.

erhoben wird.[26] Wie bei Oetinger taucht das scholastische „esse in loco definitivum“ wieder auf: Die Seele ist im ganzen Körper unteilbar ausgedehnt. Ein weiterer leiblicher Aspekt bei Kant ist die Lehre von der konstruierenden Bewegung der Einbildungskraft, nach welcher die räumliche Gestaltauffassung von innerer Nachzeichnung abhängig ist.[27] Im Erlebnis des Erhabenen und im Spaß am Lächerlichen beschreibt Kant mit „Rührung“ und „Rüttelung“[28] leibliche Vorgänge. Wie viele Seiten aus Kants Nachlass aber dem Leib als Möglichkeitsbedingung sinnlicher Erfahrung gelten, wird von Schmitz gänzlich übersehen.

In der Romantik wird der Leib bei *Ignaz Paul Vital Troxler* (1780–1866) als fester Terminus behandelt. Durch „das Überschauen unendlicher Räume, das Wunder der locomotiven Bewegung, Ansteckungen ohne unmittelbare körperliche Berührung, den sogenannten tierischen Magnetismus, die Erzeugung und so weiter“[29] gelangt Troxler zu der Auffassung des Leibes als Erfüllung des Raumes über die Körpergrenzen hinweg. Indem er den Leib und die Seele gleichwertig als „zwei Psychen“[30] beschreibt und diese vom Geist, jene vom Körper abgrenzt, zeichnet Troxler die wissenschaftliche Verwendung dieser Gegensatzpaare vor.

Johann Gottlieb Fichte (1762–1814) nimmt die Tonos-Lehre in seine Bewusstseinstheorie auf. Das Ich folgt einer zentrifugalen Richtung, indem es in die Unendlichkeit strebt, und erfährt dabei einen hemmenden Anstoß durch das Nicht-Ich, woraufhin wieder eine zentripetale Bewegung einsetzt. Die Grundlage dieser Theorie ist laut Schmitz abermals das eigenleibliche Spüren.[31] Im Werk von *Joseph Schelling* (1775–1854) sieht er eine Bündelung der theologischen (Böhme), naturalen (Kant) und transzendental-idealistischen (Fichte) Projektion des leiblich spürbaren Tonos.[32]

Als „Seitentrieb der romantischen Entdeckung des Leibes“[33] wird die Philosophie von *Arthur Schopenhauer* (1788–1860) bezeichnet: Zum einen ist sein Leib

---

26 Kant, Immanuel: Metaphysische Anfangsgründe der Naturwissenschaft (= Kants Werke, Bd.4), Berlin 1911, S. 498ff.

27 Ders.: Kritik der reinen Vernunft (= Philosophische Bibliothek, Bd.37a), Hamburg 1956, S. 148b.

28 Ders.: Kritik der Urteilskraft (= Philosophische Bibliothek, Bd.507), Hamburg 2006, S. 79, S. 146 und S. 232.

29 Zit. nach: Schmitz, Leib, S. 570.

30 Troxler, Ignaz Paul Vital: Naturlehre des menschlichen Erkennens, oder Metaphysik (= Philosophische Bibliothek, Bd.382), Hamburg 1985, S. 93.

31 Schmitz, Leib, S. 573.

32 Ebd., S. 578.

33 Ebd., S. 589.

eigentlich der reine Körper Schmitz', zum anderen stellt er die Objektivation eines an sich metaphysischen Willens dar, dessen Äußerungen wiederum leiblichen Drangcharakter besitzen.

In der Analyse nimmt die Projektion des Leibes in Gott, Natur oder Bewusstsein mit *Maine de Biran* (1766–1824) ein Ende. Den äußeren fünf Sinnen fügt er den inneren Sinn hinzu, dessen Grunderlebnis darin besteht, über eine gegen den Widerstand körperlicher Trägheit gerichtete Willensanstrengung zum Selbstbewusstsein zu gelangen. Dieses Erleben ist räumlicher Art:

> [S]o ist diese innerliche Ausdehnung des Körpers – das Objekt des unmittelbaren Gewahrens [...] – der Platz aller inneren Eindrücke, die vom Ich nicht anders erfaßt oder gefühlt werden können, als unter dieser örtlichen Form[.][34]

Im „sens intime" (dt. innerer Sinn) de Birans setzt Schmitz eine seit Homer erstmalig wieder unverstellte Entdeckung des Leibes an. Sowohl das eigenleibliche Spüren als auch die spezifische Räumlichkeit desselben vermeint er hier in Reinform zu erkennen.

Von *Friedrich Hegel* (1770–1831) bis *Edmund Husserl* (1859–1938) verzerrt aus Schmitz' Sicht wieder stärker die Introjektion den Blick auf den Leib.[35] Im 20. Jahrhundert initiiert *Max Scheler* (1874–1928) die philosophische Debatte um den Unterschied zwischen Leib und Körper. Doch wie Schopenhauers Leib eigentlich nur den reinen Körper trifft, so setzt Scheler den Leib im Sinne von Schmitz mit dem Körper gleich, indem er inneres Spüren und sinnliche Wahrnehmung identisch werden lässt. In dieser Hinsicht wird Scheler zu den Verdeckern des Leibes gezählt, wohingegen sein Verdienst für dessen Entdeckung vielmehr im Begriff des Lebensgefühls liegen soll. Denn mit diesem überschreitet er die Einzelempfindungen und eröffnet die wissenschaftliche Perspektive auf die unteilbare Ausdehnung.[36] Mittels der Lebendigkeit rüstet *Helmuth Plessner* (1892–1985) den Körper zum Leib auf und hält diesen der naturwissenschaftlichen Vergegenständlichung entgegen.[37]

Die französischen Philosophen *Jean-Paul Sartre* (1905–1980) und *Maurice Merleau-Ponty* (1908–1961) nehmen den Leib zum Ausgangspunkt für jegliche Formen von nach außen weisendem Verhalten, wie Wahrnehmung, Handlung oder sexueller Kontakt. Doch mit „der sonderbaren Illusion, man müsse immer irgend

---

34 Zit. nach: Schmitz, Leib, S. 594.

35 Schmitz, Gefühlsraum, S. 8f.

36 Ders., Leib, S. 598.

37 Ebd.

etwas tun"[38], verdunkeln Sartre und Merleau-Ponty das in sich ruhende eigenleiblich Spürbare, wie zum Beispiel das Einschlafen.

Die Rekonstruktion lässt die extravertierte Leibtendenz von deutschen Medizinern wie *Herbert Plügge* (1906–1972) und *Paul Christian* (1910–1996) wiederaufnehmen. Der Psychiater *Viktor Emil von Gebsattel* (1883–1976) reiht die Weisen der Leibgegebenheit auf, geht dabei jedoch von zu komplizierten und ungenau abgegrenzten Erlebnissen aus. *Jürg Zutt* (1893–1980), ebenfalls Psychiater, macht mit der Formulierung vom tragenden Getragensein einen Gegenentwurf zu Sartres Handlungsfokus auf.[39]

Gewissermaßen als Vollender seiner Wiederentdeckung des Leibes hat sich schon zu Beginn des siebten Kapitels von „Der Leib" *Hermann Schmitz* (geb. 1928) vorweggenommen:

> In unserem Jahrhundert folgen einige Versuche vertiefter Würdigung des Leiblichen, z. B. von Seiten Schelers, Sartres und einiger Vertreter der medizinischen Psychologie [...] Zu einer Kategorialanalyse der Leiblichkeit dringen diese Versuche noch nicht vor; erst das vorliegende Buch [...] bearbeitet diese Aufgabe. Daher ist es verständlich, daß auch die Geschichte der Verdeckung und Entdeckung des Leibes noch eine terra incognita ist.[40]

1.1.2 Eine kritische Einordnung

Zusammenfassend lässt sich die Schmitz'sche Rekonstruktion der Leibgeschichte auf folgende Weise darstellen: Von Homer bis Platon kommt es zur Verdeckung des Leibes durch den Körper-Seele-Dualismus, dessen Hauptkomponenten die Introjektion und die Reduktion sind.

Diese zerteilt die Weltwahrnehmung in Substanz und Akzidenzien, jene lagert die der Reduktion entzogenen atmosphärischen Nuancen in einem fiktiven Inneren ab. Das ursprünglich ganzheitlich-leibliche Spüren von Gedanken und Gefühlen wird also von der Seele als einem Erlebniszentrum abgelöst, das sich von unwillkürlich heimsuchenden Lebenserfahrungen emanzipiert, während es in einer ihm fremden Körperhülle weilt und nur über die Brücke des Physiologismus in die Außenwelt gelangt. Die Wahrnehmung erschöpft sich in den Sinnesorganen. Hinter dieser Entwicklung

38 Schmitz, Leib, S. 601.

39 Ebd.

40 Schmitz, Leib, S. 372f.

steht das Machtstreben der europäischen Kultur.[41] Nach Platon setzt die Entdeckung, besser: Wiederentdeckung des Leibes ein, die sich zunächst an der mystischen Peripherie der leibvergessenen christlichen Dogmatik bewegt und sich dann als theologische (Böhme), naturale (Kant) und transzendentale (Fichte) Projektion der stoischen Tonos-Lehre fortsetzt. De Biran blickt mit dem Begriff des inneren Sinns erstmalig wieder unbefangen auf den Leib. Nachdem die Entwürfe von Schopenhauer (Leib und Wille) und Scheler (Körper und Leib) an dem Widerspruch von Teilbarkeit und Unteilbarkeit gescheitert sind, Sartre und Merleau-Ponty den Leib mit Aktivität überfrachtet haben und die deutschen Mediziner sowie Psychiater weitestgehend in diesem Fahrwasser geblieben sind, wird Hermann Schmitz dem Leib scheinbar vollends gerecht, indem er „[d]as eigenleibliche Spüren [als] ein eigenes, nicht auf bloß körperliche oder seelische Anteile zurückführbares Gegenstandsgebiet“[42] behandelt.

Der erste Kritikpunkt ist *der tendenziöse Charakter* dieser Analyse von Schmitz. Bereits ihre Überschrift „Zur Geschichte der Verdeckung und Entdeckung des Leibes“ suggeriert, dass der Leib bis zur Stunde ein konstanter Gegenstand sei, welcher im Laufe der Philosophiegeschichte ver- und wiederentdeckt worden ist. Doch Schmitz interpretiert die gesamte Geistesentwicklung Europas allein auf seinen Leibbegriff hin. Dabei werden mit fatalistischem Unterton leibverdeckende und -entdeckende Tendenzen anhand bestimmter Autoren beinahe zu bewussten Sachgegnern reifiziert. Am Ende dieses Kampfes positioniert sich Schmitz als Sieger, das heißt als gründlichster Entdecker des Leibes. Dieser Kritikpunkt lässt sich mit folgenden Zitaten stützen:

> So ist es ein [...] Drama in der Geschichte der christlichen Anthropologie, daß die [...] Frömmigkeit [...] auf eine Verwurzelung des menschlichen Selbstverständnisses in den Erfahrungen der Leiblichkeit hindrängt, die christliche Theorie sich aber ebenso standhaft dieser Suggestion verweigert und lieber [...] im Banne Platons bleibt.[43]
>
> Beide Autoren verfügen noch nicht über eine Kategorialanalyse der Leiblichkeit und sind daher [...] dazu gezwungen, ihr Verstehen in den Rahmen [...] des anthropologischen Dualismus einzufügen.[44]
>
> [...] daß dieser Introjektion eine entscheidende Rolle bei der Ausbildung des psycho-somatischen Dualismus zufällt [...][45]

41 Schmitz, Hermann: Die Liebe, Bonn 1993, S. 2.
42 Ders., Leib, S. 597.
43 Ebd., S. 372.
44 Ebd., S. 373.
45 Ebd., S. 452.

> […] hat er dem Selbstbewußtsein der Menschheit diesen Stempel aufgedrückt.[46]
>
> Es ist, als ob die aufwühlende religiöse Erfahrung im Christentum zwar die Möglichkeit eines Selbstverständnisses vom Leiblichen her angeboten, das christliche Denken aber diese Möglichkeit von sich gewiesen und verdrängt hätte.[47]
>
> So nähert sich Oetinger […] einer durchaus sachgerechten, phänomenologisch triftigen Wesensbestimmung der Leiblichkeit. Dadurch ist er seinem Zeitalter weit voraus.[48]
>
> […] wie Kant die Repulsivkraft seinem weitesten Vorstoß in der Richtung auf eine Entdeckung des Leibes dienstbar macht […][49]

Der tendenziöse Charakter der Darstellung äußert sich außerdem in einer extremen Engführung der Autoren- und Werkauswahl. Ausgehend von Schriften wie „Phaidon“, wird die Philosophie Platons als ein erster Höhepunkt des Körper-Seele-Dualismus betrachtet, obwohl das platonische Werk dem Körperlichen an anderer Stelle durchaus eine konstitutive Rolle im Kosmos zuspricht.[50] Schmitz nickt die Reflexionen des Aristoteles als Fortsetzung der Introjektion ab und blendet somit die folgenden ganzheitlichen Aspekte seines Denkens aus:

> [Die Tragödie ist] Nachahmung von Handelnden und nicht durch Bericht, die Jammer und Schaudern hervorruft und hierdurch eine Reinigung [κάθαρσις] von derartigen Erregungszuständen bewirkt.[51]
>
> Denn die Tragödie ist nicht Nachahmung von Menschen, sondern von Handlung und Lebenswirklichkeit [πράξις καί βίος].[52]

In diesem Bereich steht insofern der ganze Mensch im Vordergrund, als seine Situation der reinigenden Konfrontation mit nachgeahmter Wirklichkeit beschrieben wird. Einen noch stärkeren zwischenmenschlichen Bezug liefert die „Nikomachische Ethik“[53], deren Fundament schlechthin die Polis-Gemeinschaft ist. Des Weiteren teilt Schmitz die christliche Tradition in leibvergessene Dogmatik und leibliche Mystik, obgleich diese Dichotomie vor dem Hintergrund der

---

46 Schmitz, Leib, S. 463.

47 Ebd., S. 529.

48 Ebd., S. 550.

49 Ebd., S. 557.

50 Platon: Timaios, übers. von Hans Günter Zekl (= Philosophische Bibliothek, Bd.444), Hamburg 1992, S. 45 und S. 47.

51 Aristoteles: Die Poetik, übers. von Manfred Fuhrmann, Stuttgart 1984, S. 19.

52 Ebd., S, 21.

53 Aristoteles: Nikomachische Ethik, übers. von Eugen Rolfes, Hamburg 1985.

Menschwerdung Gottes und der ganzheitlich-leiblichen Auferstehung unhaltbar ist. Beide Aspekte haben ihren Kern bei dem Apostel Johannes:

> Und das Wort ward Fleisch [λόγος σάρξ ἐγένετο] und wohnte unter uns, und wir sahen seine Herrlichkeit, eine Herrlichkeit als des eingeborenen Sohnes vom Vater, voller Gnade und Wahrheit.[54]

Im Blick auf Kant wird dessen Opus postumum übersehen, das im Übergang von der Metaphysik zur Physik den Leib als Möglichkeitsbedingung der sinnlichen Konstitution menschlicher Praxis würdigt:

> Also werden sich die empirischen Vorstellungen als Wahrnehmungen der Sinnenobjekte an seinem eigenen körperlichen Subjekt [...] auch als ein System, welches sich a priori deduzieren lässt, aufstellen [...] lassen [...][55]

Dieses Leib-Apriori beinhaltet ein der Empirie vorgängiges Wissen um Bewegung und Kraft.

Neben Kant schreibt Schmitz auch Hegel, Brentano und Husserl eine Verzerrung der Leiblichkeit zu, die sich jedoch mit folgenden Textstellen revidieren lässt:

> Der konkrete Inhalt der sinnlichen Gewißheit läßt sie unmittelbar [...] als eine Erkenntnis von unendlichem Reichtum erscheinen, für welchen [...], als wenn wir uns ein Stück aus dieser Fülle nehmen, und durch Teilung in dasselbe hineingehen, keine Grenze zu finden ist.[56]
>
> Es ist keine Frage, dass wir beim Empfinden ein doppeltes Objekt haben, von denen man das eine äußeres, das andere inneres Objekt nennt. [...] Ein zeitliches Vorangehen sollte damit nicht behauptet werden. [...] [M]anche glauben, die Empfindung des äußeren Objekts sei und bleibe oft ganz isoliert von der des inneren gegeben.[57]
>
> Während diese [geistigen Aktivitäten] ihre synthetischen Leistungen vollziehen, ist die ihnen alle Materie beistellende passive Synthesis immer weiter im Gang.[58]

Sei es die Ausblendung der sinnlichen Vollzüge Hegels, der Empfindungsakte Brentanos oder der passiven Synthesis Husserls: In jeder Hinsicht wird deutlich, wie rigide Schmitz die abendländische Philosophiegeschichte auf seinen

---

54 Joh 1,14.

55 Kant, Immanuel: Opus postumum (= Kants handschriftlicher Nachlass, hrsg. von der Preußischen Akademie der Wissenschaften, Bd.8, Zweite Hälfte), Berlin und Leipzig 1936, S. 357.

56 Hegel, Georg Wilhelm Friedrich: Phänomenologie des Geistes, Hamburg 1988, S. 69.

57 Brentano, Franz: Psychologie vom empirischen Standpunkt, Bd.3, Hamburg 1968, S. 37.

58 Husserl, Edmund: Cartesianische Meditationen und Pariser Vorträge (= Husserliana, Bd.1), Dordrecht 1991, S. 112.

Leibbegriff hin zuschneidet. Wenn diesem durch jene Autoren nicht entsprochen wird, ist damit noch keineswegs eine Verallgemeinerung gerechtfertigt, die blind für den Facettenreichtum der Reflexionen wird. Werden nämlich besagte Textstellen weiter entfaltet, ergeben sich mit der Naturphilosophie Hegels, den passiven Affektionen Brentanos und den Untersuchungen Husserls zum Atmen oder Gehen durchaus leibliche (Teil-)Positionen.

Die Problematik von Körper-Seele-Dualismus als Verdeckung und eigenleiblich-unteilbarem Spüren als Entdeckung des Leibes führt zum zweiten Kritikpunkt: Obwohl Schmitz mit dem Dualismus als statischer Verfehlung des ganzen Menschen abrechnet und sich diesem mit der leiblichen Dynamik anzunähern sucht, zeichnet sich in der scharfen Abgrenzung von Körper und Seele einerseits und Leib andererseits ein *typologisches Muster* ab, welchem es an der dem Lebendigen eigenen Beweglichkeit fehlt. An dieser Stelle wäre ein dialektischer Ansatz im Sinne Hegels angebracht, um den Leib der strukturell dualistischen Seinsgeschichte einzugliedern, statt ihn dieser als Antipode entgegenzuwerfen und so gleichsam einen neuen Dualismus heraufzubeschwören. Ein solcher scheint sich anzubahnen, wo Schmitz den Körper als „Skandal"[59] des Menschenbildes abtut und den Leib als „Schlagwort"[60] für die anti-cartesianische Sehnsucht nach dem ganzen Menschen preist. Mit geradezu ideologischem Unterton stellt Schmitz sein Leibkonzept dar, indem er hinsichtlich der Introjektion bemerkt, „daß die Menschheit in krankhafter Verkrampfung zu verharren droht".[61] Nicht allein mit Hegel, sondern nunmehr auch mit Johannes ist diesem typologischen Muster abermals entgegenzuhalten: Die Entdeckung des Geistes ist auch die Entdeckung des Leibes.

Von der fehlenden Synthese am Ende führt der Weg zum *fehlenden Rahmen am Anfang*, dem dritten Kritikpunkt. Wie bereits Gernot Böhme (geb. 1937) herausgestellt hat, mangelt es den Analysen an der transzendentalphilosophischen Frage nach den Möglichkeitsbedingungen der eigenen Sicht und Zugangsweise.[62] Schmitz schreibt zwar:

---

59 Werhahn, Hans (Hrsg.): Neue Phänomenologie. Hermann Schmitz im Gespräch, Freiburg im Breisgau 2011, S. 26.

60 Schmitz, Unerschöpflicher Gegenstand, S. 115.

61 Ders., Leib, S. 367.

62 Böhme, Gernot: Weltweisheit, Lebensform, Wissenschaft. Eine Einführung in die Philosophie, Frankfurt am Main 1994, S. 243.

> Die Geschichte gedanklicher Entfaltung menschlicher Selbstbesinnung ist ja nicht autonom, sondern von vorgedanklichen Impulsen bestimmt, denen sie sich teils erschließt, teils verweigert […][63].

Doch die Geschichte kann sich wohl kaum ihren Vorgedanken verweigern, denn noch in der Negation verweist jeder Denker auf die ihm vorlaufende Position. Und so hängt auch das Schmitz'sche Werk – insbesondere seine Kategorialanalyse der Leiblichkeit – von Vorgegebenheiten ab: Ihm ist die Zeitlichkeit als Möglichkeitsbedingung aller Lebenserfahrungen und Theoriebildungen überhaupt existenziell vorgängig.[64] Vor diesem Hintergrund erscheint die eingangs erwähnte Selbsteinschätzung dieses Autors, der erste europäische Philosoph frei von dualistischer Vorprägung zu sein, äußerst fragwürdig.

Ein Aspekt des existenziell-konstitutiven Vorlaufs der Geschichte beziehungsweise der Zeitlichkeit gegenüber den Schmitz'schen Analysen lässt sich mit der Frage nach jenen Denkern aufgreifen, die im 20. Jahrhundert den größten Einfluss im Sinne der antidualistischen Denkrichtung geübt haben, wie sie in der Geschichtsrekonstruktion offen zutage tritt. Somit erfolgt die *Einbettung von Schmitz in einen größeren Rahmen.* Dieser wird hauptsächlich von *Martin Heidegger* (1889–1976), *Ludwig Wittgenstein* (1889–1951) und *Gilbert Ryle* (1900–1976) abgesteckt.[65] Indem sich Schmitz in seiner historischen Rekonstruktion gegen die Dichotomien Seele-Körper, Innen-Außen, Substanz-Akzidens, Subjekt-Objekt und Wahrnehmung-Welt wendet, richtet er sein Denken in den Spuren von Heidegger, Wittgenstein und Ryle gegen Weltverdopplung und Verdinglichung. Aus einer Anwendung der Transzendentalphilosophie Kants auf die Frage nach den Möglichkeitsbedingungen menschlicher Lebensgestaltung hervorgegangen, wendet sich die Existenzialhermeneutik Heideggers gegen die Verdinglichung des Seins zum Seienden und weicht das Substanz-Ding in der Zeitlichkeit, genauer: im Sein-zum-Tode auf.[66] Wittgenstein arbeitet gegen die Konstruktion einer Vorhandenheitsontologie in Gestalt einer Semantik der Privatwelt im Subjekt. Wie bei Heidegger die Zeitlichkeit von fundamentaler Bedeutung für eine menschliche

---

63 Schmitz, Leib, S. 529.

64 Rentsch, Thomas: Heidegger und Wittgenstein. Existential- und Sprachanalysen zu den Grundlagen philosophischer Anthropologie, Stuttgart 1985, S. 278.

65 Wittgenstein und Ryle sind laut Schmitz zwar Vordenker, aber nur im Sinne ihrer Kritik am Dualismus, welche nichts Neues hervorgebracht und letzten Endes nur das Alte umarrangiert hat. Er hingegen habe ein befreites, neues Konzept. Werhahn, Neue Phänomenologie, S. 19f.

66 Heidegger, Martin: Sein und Zeit, Tübingen 2001, S. 234 und S. 260.

Welt ist, so ist es bei Wittgenstein die Sprachlichkeit, in welcher diese Welt erst sein kann.[67] Die Kritik von Ryle an der Vorhandenheitssemantik resultiert in der Übersetzung von Aussagen über das innere Vorhandensein mentaler Fakten in Sätze von Möglichkeit und Zeitlichkeit.[68]

Die Schmitz'sche Kritik an der metaphysischen und szientistischen Verdoppelung der Phänomene durch Introjektion und Reduktion zielt auf der Ebene von Heidegger und Wittgenstein gleichermaßen auf mittelalterliche wie aufklärerische Philosophie. Denn nach Ansicht dieser Denker birgt die verdoppelte Metaphysik-Welt des Mittelalters bereits auf latente Weise die verdinglichte Szientismus-Welt der Aufklärung. So zielen die Werke Heideggers und Wittgensteins in ihrem Unterlaufen beider Welten auf eine Überwindung der Aufklärung ab.[69]

1.2 Der Werdegang und das Werk von Hermann Schmitz

Hermann Schmitz wurde am 16. Mai 1928 in *Leipzig* geboren. Ebendort eingeschult, erlangte er in *Bonn* sein Abitur am Beethoven-Gymnasium, dem ältesten und größten humanistischen Gymnasium der Stadt. Von 1949 bis 1953 studierte er Philosophie an der Bonner Universität. Zu seinen Kommilitonen zählten *Hans Werhahn* (geb. 1923), Jürgen Habermas (geb. 1929), Karl-Otto Apel (geb. 1922), Karl-Heinz Ilting (1925–1984), Ernst Nolte (geb. 1923) und Otto Pöggeler (geb. 1928). Sie und Schmitz besuchten vor allem das Seminar von *Erich Rothacker* (1888–1965), der ein Schüler von Max Scheler gewesen war und im Besonderen folgende Autoren rezipiert hatte: Arnold Gehlen (1904–1976), Helmuth Plessner (1892–1985), Ludwig Klages (1872–1956), Erwin Straus (1891–1975), Adolf Portmann (1897–1982), Frederik Buytendijk (1887–1974), Hermann Wein (1912–1981) und Hans Weinert (1887–1967).[70] Infolge seines Referats über Husserls Buch „Erfahrung und Urteil. Untersuchungen zur Genealogie der Logik" lernte Schmitz Werhahn kennen, der fortan als engster Studienfreund stets seinen

---

67 Wittgenstein, Ludwig: Tractatus logico-philosophicus, in: Werkausgabe, Bd.1, Frankfurt am Main 2006, S. 9.

68 Ryle, Gilbert: Der Begriff des Geistes, übers. von Kurt Baier, Stuttgart 1992, S. 37f. und S. 51.

69 Rentsch, Heidegger und Wittgenstein, S. 237f.

70 Rothacker, Erich: Philosophische Anthropologie, Bonn 1966, S. VII.

Denkweg begleitet hat.[71] Beide promovierten bei Rothacker, und Schmitz, der in *Berlin* seine Dissertation „Goethes Altersdenken in Begriff und Symbol" verfasst hatte, erlangte 1955 den Doktorgrad. 1958 wurde er Assistent am Institut für Philosophie der Universität *Kiel*. In dieser Zeit begann die Konzeption seines Systems der Philosophie, dessen erster Band „Die Gegenwart" 1964 in Bonn erschien. Mit der Schrift „Hegel als Denker der Individualität" habilitierte sich Schmitz und wurde 1971 Professor in Kiel. Das dortige Institut für Philosophie leitete er bis zu seiner Emeritierung im Jahr 1993.

Das „System der Philosophie"[72], Schmitz' Hauptwerk, stieß zunächst auf große Ungläubigkeit seitens der Vertreter einer systemkritischen Philosophie, wie sie besonders von Theodor-Wiesengrund Adorno (1903–1969) getragen wurde. Doch bereits 1974 hatte Schmitz in Werhahns Bonner Privathaus vor Denkern wie *Carl Friedrich von Weizsäcker* (1912–2007), Ulrich Scheuner (1903–1981), Josef Isensee (geb. 1937), Karl-Josef Partsch (1914–1996) und Hans Schäfer (1906–2000) referiert.[73] Seitdem bildete sich eine Gruppe von Philosophen heraus, welche 1992 in Kiel die *Gesellschaft für Neue Phänomenologie* (GNP) gründete. Unter dem Vorsitz von Schmitz und Hans-Joachim Waschkies (geb. 1939) stehend, umfasste sie damals insgesamt nur circa zehn Mitglieder.[74] Wie besagtes Hauptwerk zunächst auf viel Unverständnis gestoßen war, so gestaltete sich auch der Anfang der GNP schwierig, denn ihre Perspektiven waren nach wie vor neu. Doch im Zuge zahlreicher Rezensionen und einer seit 20 Jahren regelmäßig stattfindenden Tagung hat sich die GNP zu einer einflussreichen philosophischen Gesellschaft entwickelt, die in regem Austausch mit Ärzten und Psychologen steht. Die Gespräche mit Hermann Schmitz, wie sie von Hans Werhahn veröffentlicht worden sind, zeichnen einen Philosophen, der in einer kleinen, einfachen Wohnung lebt, mit Feder und Papier arbeitet und sich auch heute noch in seinem mönchischen Lebensstil nur drei Wochen pro Jahr Entspannung gönnt.[75]

Über das System der Philosophie hinaus umfasst das Schmitz'sche Werk unzählige Aufsätze sowie 40 Bücher. Unter diesen sind folgende von größter Relevanz für die Arbeit: „Der unerschöpfliche Gegenstand", „Die Liebe" sowie „Der Leib, der Raum und die Gefühle".

---

71 Werhahn, Neue Phänomenologie, S. 144.
72 Schmitz, Hermann: System der Philosophie. In fünf Bänden, Bonn 1964–1980.
73 Werhahn, Neue Phänomenologie, S. 152.
74 Ebd., S. 154.
75 Ebd., S. 155f.

1.2.1 Das System der Philosophie

Das zentrale Werk von Hermann Schmitz ist sein sogenanntes System der Philosophie, das zehn Bücher in fünf Bänden umfasst, die von 1964 bis 1980 bei dem Verlag Bouvier in Bonn erschienen sind. Einen Überblick gibt die folgende Auflistung: 1964 Band I „Die Gegenwart", 1965 Band II Erster Teil „Der Leib", 1966 Zweiter Teil „Der Leib im Spiegel der Kunst", 1967 Band III Erster Teil „Der leibliche Raum", 1969 Zweiter Teil „Der Gefühlsraum", 1973 Dritter Teil „Der Rechtsraum", 1977 Vierter Teil „Das Göttliche und der Raum", 1978 Fünfter Teil „Die Wahrnehmung", 1980 Band IV „Die Person" und Band V „Die Aufhebung der Gegenwart".

Die gesamte Reflexionsleistung von Schmitz ist im System der Philosophie enthalten, und alle später erschienenen Schriften fußen auf ihm. Das Hauptziel, die Überwindung der Introjektion, wird mit einem Aufwand von mehr als 5.000 Druckseiten verfolgt.[76] Nach Angaben des Autors besteht die Leistung von Band I bis III darin, die leiblichen Regungen und die Gefühle von der Introjektion gelöst sowie Regung und Gefühl als Räumlichkeit und Subjektivität als affektives Betroffensein grundlegend neu bestimmt zu haben.[77] „Der Gefühlsraum" findet sich dabei nicht zufällig an fünfter Stelle und somit genau auf der Hälfte der zehn Bücher: Er ist das Kernstück des Systems und markiert mit der negierten Introjektion sowie der differenzierten Räumlichkeit den Übergang zu einem neuen Menschenbild.[78] Im „Rechtsraum" durchdringen sich leiblicher Raum und Gefühlsraum schließlich zum Raum des menschlichen Lebens.[79]

1.2.2 Die Quellen und Grundzüge der Schmitz'schen Philosophie

Die Philosophie von Hermann Schmitz speist sich aus drei Hauptquellen: Phänomenologie, Existenzphilosophie und Anthropologie. Von der *Phänomenologie*, welche in der ersten Hälfte des 20. Jahrhunderts von Husserl und Merleau-Ponty inauguriert wurde, grenzt sich Schmitz zunächst kritisch ab: Das Motto „Zu den Sachen" verrate ihren noch metaphysischen Charakter.[80] Besonders auf

76 Schmitz, Unerschöpflicher Gegenstand, S. 2.
77 Ders.: Die Person (= System der Philosophie, Bd.4), Bonn 1980, S. XIII.
78 Ders., Gefühlsraum, S. 14.
79 Ders., Rechtsraum, S. 111f.
80 Ders., Liebe, S. 2f.

methodologischer Ebene bleibt Schmitz ein Erbe Husserls. Er wendet die sogenannte *Methode der drei Stadien* an: Im ersten Stadium wird der Phänomenbezirk auf deskriptive Weise aus der Lebenserfahrung hervorgehoben. Daraufhin formuliert der Phänomenologe Grundzüge jenes Bereichs, indem er charakteristische in elementare Phänomene gliedert. Das dritte Stadium beinhaltet eine Prüfung des Systems durch Rekonstruktion der charakteristischen Phänomene von den elementaren her.[81] Dieser Dreischritt aus Deskribieren, Analysieren und Kombinieren umfasst die *phänomenologische Reduktion.* Dabei wird der Glaube zunächst zu Vorurteilen vergegenständlicht, um diese anschließend als Annahmen zu variieren. Drittens werden die variablen Annahmen weggenommen, sodass sich ein Grundphänomen zeigt.[82] Dieses Sich-Zeigen ist im Sinne der Schmitz'schen Phänomendefinition zu verstehen, nach der ein *Phänomen* ein Sachverhalt ist, dem die Anerkennung als Tatsache auch bei Variation der Annahmen nicht verweigert werden kann.[83]

In diesem Sinne „entdeckt" Schmitz den Leib durch die phänomenologische Reduktion des Körper-Seele-Dualismus. Mittels der Dreistadienmethode wird die Leiblichkeit als Phänomenbereich gekennzeichnet, das eigenleiblich Spürbare als Charakteristikum beispielsweise in die Elemente Enge und Weite zerlegt sowie das Spüren von Leibinseln von jenen Elementen aus rekombiniert, in Form von Leibinselbildung durch Weitung und Leibinselschwund durch Engung; die hier anklingende Begrifflichkeit von Schmitz erfährt im weiteren Verlauf noch eine eingehende Erläuterung. Wenn auch Schmitz das Wesen im Unterschied zu Husserl nicht hinter der Erscheinung, sondern am sich aufdringlich Zeigenden selbst sieht, so erfüllt er doch die Husserl'sche Epoché, indem er sich im Rahmen seines Variationsprinzips gegenüber Vormeinungen enthält.

Während die Phänomenologie hinsichtlich ihrer Methode eine Quelle für Schmitz darstellt, geht sein Subjektivitätsverständnis im Ansatz auf die *Existenzphilosophie* zurück. Hier sind die Heidegger'schen Begriffe *Jemeinigkeit* und *Geworfenheit* zu nennen[84]: Dieser besagt das ungefragte, zustimmungslose In-die-Welt-gekommen-Sein als Form der Faktizität des Daseins. Die Jemeinigkeit

---

81 Böhme, Weltweisheit, S. 234f.

82 Schmitz, Hermann: Der leibliche Raum (= System der Philosophie, Bd.3, Erster Teil), Bonn 1967, S. 1–6.

83 Ders.: Die Wahrnehmung (= System der Philosophie, Bd.3, Fünfter Teil), Bonn 1978, S. 105.

84 Heidegger selbst grenzte sich von einer Einordnung in die Existenzphilosophie ab. Die Ausdrücke „Existenzialanalyse" oder „Existenzialhermeneutik" wären treffender, werden aber im Rahmen der Einleitung nicht verwendet.

drückt aus, dass es dem Seienden in seinem Sein um dieses selbst geht, dass das Sein für das Seiende je seine Möglichkeit ist.[85] Von *Sartre* übernimmt Schmitz die Betonung der *Betroffenheit*, des passiven Ausgesetztseins gegenüber Einflüssen. Wie dieser sucht er sich von der Vergegenständlichung als Verfälschung des einmaligen subjektiven Ernstes abzugrenzen und dem konstanten Sein der Metaphysik ein Mitschwingen mit der Störbarkeit entgegenzusetzen. Diesen Grundzug seiner Philosophie illustriert Schmitz mit dem Bamberger Reiter, dessen Negativfolie der platonische Wagenlenker ist.[86]

Um den Einfluss der *Anthropologie* zu erläutern, bedarf es eines Rückgriffs auf die Biographie von Schmitz. 1950, das heißt fünf Jahre vor seiner Promotion, legte sein Studienfreund *Hans Werhahn* bei Erich Rothacker die Dissertation „Das Vorschreiten der Säkularisierung" vor. Darin geht es um das Sich-finden des Menschen im Spannungsfeld von Entgottung und Weltbeherrschung. Angeregt von seinem Austausch mit *Carl Friedrich von Weizsäcker* (1912–2007), wandte sich Werhahn mit seiner Arbeit ferner gegen den platonisch-dreidimensionalen Raum als Wirklichkeit und entwarf ein *Konzept unausgedehnter Räumlichkeit*. Denn über Weizsäckers Lieblingsdichter *Stefan George* (1868–1933) hatte er Platon kennengelernt und dessen Weltverdopplung gemeinsam mit Weizsäcker in *Georg Pichts* (1913–1982) Platonarchiv in Hinterzarten rezipiert.[87] Doch Weizsäcker wandte sich dem dreidimensionalen Raum wieder zu, und so gelangte Werhahns Ansatz erst bei Schmitz in Form des *prädimensionalen Volumens* zur Entfaltung. Noch in anderer Hinsicht ergänzte Schmitz die Werhahn'schen Gedanken: Als „Das Vorschreiten der Säkularisierung" über Weizsäcker zu Heidegger fand, kritisierte dieser ein Defizit an Philosophiegeschichte, dem das System der Philosophie mit dem Projekt einer entsprechenden Rekonstruktion begegnete.[88] Werhahns Dissertation ist also eine „Prä-Schmitz'sche-Glossolalie"[89]. – Erst bei Schmitz „werden die […] nur angedeuteten Möglichkeiten in einem systematischen Zusammenhang deutlich faßbar."[90]

Wie gegenüber der Phänomenologie grenzt er sich auch kritisch von der Anthropologie jener Autoren ab, die den größten Einfluss auf seinen Doktorvater *Rothacker* geübt hatten: Scheler, Plessner und Gehlen. Diese haben die Selbstbesinnung

---

85 Heidegger, Sein und Zeit, S. 179 und S. 42.
86 Werhahn, Neue Phänomenologie, S. 186.
87 Ebd., S. 147.
88 Ebd., S. 147.
89 Ebd., S. 150.
90 Werhahn, Hans: Das Vorschreiten der Säkularisierung, Freiburg im Breisgau 2012, S. 16.

des Menschen nur in einem vorgegebenen Rahmen zugelassen, der von Gott, dem Kosmos oder den Tieren abgesteckt war. Doch diese Ordnung ist inmitten der Unsicherheit, wie sie in Werhahns „Vorschreiten der Säkularisierung" virulent wird, anhand eigener *unwillkürlicher Lebenserfahrungen* erst zu schaffen.[91] Schmitz bricht mit dem Scheler'schen Wesensunterschied zwischen Mensch und Tier und übernimmt von Rothacker eine graduelle Differenz. Auch das stufenweise Sich-Distanzieren von der Unmittelbarkeit der *Situation* als Voraussetzung des Menschwerdens und die Enge der *Gegenwart* als Ur-Negativität fließen in sein System ein.[92]

Der *Philosophiebegriff* von Schmitz enthält die *Selbstbesinnung* des Menschen auf ein waches und offenes Verhältnis gegenüber der Betroffenheit von unwillkürlichen Lebenserfahrungen.[93] Dazu wird die sogenannte *Abstraktionsbasis*, das heißt die sprachlich-historische Filterschicht zwischen Erfahrung und Theoriebildung, tiefer in das Unverfügbare leiblich spürbarer Gefühle und Eindrücke gelegt. Dies ist laut Schmitz nicht als Rückkehr zum archaischen Dynamismus Homers zu verstehen, sondern als Beseitigung der Rationalisierung des Erlebens und als Vorbeugung gegenüber einem Affektstau, wie er zum Beispiel im Nationalsozialismus seine rationalistische Kruste durchbrach.[94] Darüber hinaus sieht der Kieler Philosoph in seinem Werk die Erschließung eines dritten Menschenbildes. Dieses soll auf den vorplatonischen Mythos und jene Aufklärung folgen, welche im 5. und 4. vorchristlichen Jahrhundert abermals eine mythische Innenwelt schuf.[95]

1.3 Der Forschungsstand

Im Folgenden geht es nicht um einen Forschungsstand zu Schmitz, sondern um den Stand der wissenschaftlichen Wirkung der Neuen Phänomenologie selbst. Diese folgt der allgemeinen Tendenz der Phänomenologie, keine Einzelwissenschaft zu etablieren und stattdessen in die bestehenden Disziplinen einzufließen sowie sich dort zu spezialisieren. So entwickelte Alfred Schütz (1899–1959) die Lebenswelt-Phänomenologie Husserls zu einer phänomenologischen Sozialwissenschaft, und die Existenzialphänomenologie Heideggers gab für Ludwig

91 Werhahn, Neue Phänomenologie, S. 11.
92 Rothacker, Anthropologie, S. 116 und S. 125.
93 Schmitz, Unerschöpflicher Gegenstand, S. 14.
94 Ders.: Der Leib, der Raum und die Gefühle, Bielefeld und Basel 2009, S. 11–15.
95 Ders., Gefühlsraum, S. XIV.

Binswanger (1881–1966) und Medard Boss (1903–1990) den Anstoß zu einer daseinsanalytischen Psychiatrie.[96] Die Neue Phänomenologie hält Einzug in *Psychotherapie* und *Medizin*, seit in den 80er Jahren eine Psychotherapeutengruppe in Zusammenarbeit mit Schmitz gegründet wurde und Hans Schäfer der erste Mediziner war, der Schmitz in sein Seminar einlud. Anwendungserfolge zeigt die Schmitz'sche Philosophie in Form der Prosopiatrie von Robby Jacob (geb. 1959) in Berlin, der Psychotherapie von Andrea Moldzio in Hamburg oder der philosophischen Lehrtätigkeit von Hilge Landweer (geb. 1956) in Berlin, um nur einige zu nennen.[97] Die Neue Phänomenologie findet auf psychotherapeutisch-medizinischem Gebiet aber nicht nur Anwendung, sondern stößt auch auf kritische Stimmen. Bezeichnenderweise ist es der Heidelberger Psychiater Thomas Fuchs (geb. 1958), der in seinem Buch „Leib, Raum, Person“[98] Schmitz' Defizite aufzeigt und diese auszugleichen sucht. Während es ferner auch auf dem Gebiet der Architektur und Landschaftsplanung zur Umsetzung der Neuen Phänomenologie kommt, zeigen sich Politik, Wirtschaft und Recht noch verschlossen.[99]

1.4 Die Zielstellung, der Aufbau und die Begrifflichkeit der Arbeit

Diese Dissertation mit dem Titel „Die Gemeinsamkeit der Leiber. Eine sprachkritische Interexistenzialanalyse der Leibphänomenologie von Hermann Schmitz und Thomas Fuchs“ geht der Frage nach, inwiefern die Konzepte von Schmitz und Fuchs an die interexistenzielle Verfasstheit der menschlichen Welt heranreichen. Die Motivation der Themenwahl liegt in dem leibphänomenologischen Anspruch auf einen Holismus der Beschreibung.[100] – Kann dieser eingelöst werden? Dazu gliedert sich der Hauptteil der Arbeit in drei Abschnitte: Das Hauptaugenmerk richtet sich auf Schmitz, woraufhin Fuchs' kritische Weiterführung desselben untersucht wird. Schließlich soll ein eigenes Konzept zu Papier gebracht werden.

---

96 Böhme, Weltweisheit, S. 244f.

97 Werhahn, Neue Phänomenologie, S. 98, S. 102 und S. 179.

98 Fuchs, Thomas: Leib, Raum, Person. Entwurf einer phänomenologischen Anthropologie, Stuttgart 2000.

99 Werhahn, Neue Phänomenologie, S. 63f.

100 Schmitz, Unerschöpflicher Gegenstand, S. 15. Ders.: Der Leib im Spiegel der Kunst (= System der Philosophie, Bd.2, Zweiter Teil), Bonn 1966, S. 13.

Die Gliederung zu Schmitz ist methodisch motiviert. Sie folgt in den Punkten Gegenwart, Leib und Raum der Dreistadienmethode von Schmitz selbst, die bei der Herausarbeitung des Leibes folgende Form hat: Leiblichkeit wird als eigener Phänomenbezirk beschrieben, das Spürbare in seine Elemente ausdifferenziert und von diesen aus rekombiniert.[101] Übertragen auf das gesamte System der Philosophie, weist diese Methode folgende Schritte auf: An erster Stelle steht die Deskription einer Gegenwart, die tendenziell räumlich besetzt ist. Darauf erfolgt die Analyse der Gegenwart in Kategorien des Leibes als der Enge eines absoluten Ortes. Drittens wird der Raum aus diesen Kategorien zum leiblichen Raum mit Weite, Richtung und Ort rekombiniert.

Die Reihenfolge von Gegenwart, Leib und Raum erweckt nur allzu leicht den Eindruck, als begebe sich diese Arbeit mit Schmitz auf Spurensuche nach dem Anderen. Doch dem ist nicht so: Die Verkapselung der Subjektivität stellt einen Grundirrtum von Descartes bis Husserl dar, und die Kommunikationspraxis kann den Konstitutionsverhältnissen gemäß nicht mit einer Theorie unterlegt, sondern nur phänomenologisch aufgewiesen werden. Es darf also nicht darum gehen, den Weg eines anfangs isolierten Leibsubjekts hin zur Leibergemeinschaft zu begründen. Vielmehr ist es die besagte Methode selbst – dies muss hier vorweggenommen werden –, die erhebliche Folgen für den Inhalt der Schmitz'schen Analysen haben wird. Darin liegt die Motivation dieser Arbeit, dem schwerpunktmäßigen Ablauf von Schmitz zu folgen.

Zum Zwecke einer besseren Verständlichkeit werden nun die zentralen Begriffe der Interexistenzialanalyse erläutert. Der Terminus der *Interexistenzialität* stammt von *Thomas Rentsch* (geb. 1954) und besagt, dass die Anderen eine Voraussetzung unserer selbst sind. Von der Zeugung über das extrauterine Frühjahr bis zur Gemeinsamkeit von Welt, Leben und *Sprache* gewinnt der Einzelne nur über die Anderen Zugang zu sich selbst. Das kommunikative Wesen ist also eine Möglichkeitsbedingung menschlicher Praxis.[102] Die *Leiblichkeit* markiert die Mitte der menschlichen Welt, von der die Gestaltung jeder Situation ausgeht.[103] Dass wir uns je schon immer in einer Sprachgemeinschaft mit anderen Leibern befinden, macht nach Rentsch die apriorische Form der menschlichen *Grundsituation* aus. Diese invariante Vorgängigkeit ist zugleich ein Geschehnis- und Sinnapriori[104]: Die

---

101 Siehe S. 28 in dieser Arbeit.

102 Rentsch, Thomas: Die Konstitution der Moralität. Transzendentale Anthropologie und praktische Philosophie, Frankfurt am Main 1990, S. 107f. und S. 155f.

103 Ders., Konstitution, S. 108f.

104 Ders., Heidegger und Wittgenstein, S. 14f.

Wirklichkeit ist ein *Geschehen* vor konkreten Einzelhandlungen oder -widerfahrnissen, und sie vollzieht sich stets mit sprachlichem *Sinn.* Dieser wird wiederum von der *Negativität* einer fundamentalen *Sinngefährdung* konstituiert.[105]

Wie hieraus zu ersehen ist, stellt die Philosophie von Thomas Rentsch die Frage nach den Möglichkeitsbedingungen der menschlichen Welt. Orientiert an Heidegger, Wittgenstein und Ryle, ist Rentschs philosophische Anthropologie eine *Phänomenologie der Grundsituation* diesseits von verdinglichendem Reduktionismus und weltverdoppelndem Dualismus. Seine Interexistenzialanalyse stellt eine Weiterführung der Existenzialhermeneutik Heideggers dar, welche auf die Transzendentalphilosophie Kants zurückgeht.[106]

Wie bereits aus der kritischen Einordnung von Schmitz' Geschichtsrekonstruktion hervorgegangen ist[107], lässt sich das System der Philosophie zumindest im Blick auf seine Stoßrichtung in die Spuren von Heidegger, Wittgenstein und Ryle einfügen. Doch was die *Umsetzung* anbelangt, scheint Schmitz' Leibbegriff zunächst einer situativen Einbettung zu entbehren, weist er doch auf ein eigens für sich spürbares, unteilbar ausgedehntes Feld leiblicher Regungen. – Mit der Analyse des Leibkonzepts beginnt nun der Hauptteil.

---

105 Rentsch, Konstitution, S. 170 und S. 189.

106 Ebd., S. 9.

107 Siehe S. 24 in dieser Arbeit.

2. Die Interexistenzialanalyse der Leibphänomenologie von Hermann Schmitz

2.1 Die Gegenwart

Der Begriff der Gegenwart hatte in der Philosophie von Immanuel Kant noch weitestgehend räumliche Bedeutung. Johann Gottlieb Fichte und Friedrich Hegel suchten die Gegenwart als eigene Zeit und Wirklichkeit zu begreifen. Durch Johann Wolfgang von Goethe (1749–1832) kam es zur Verbindung des Gegenwartsbegriffs mit Zuständen und Beziehungen des Subjekts selbst. Schließlich verstand Edmund Husserl darunter den Horizont des Erlebens und Handelns:

> Wahrnehmung ist das Bewußtsein, eine Gegenwart sozusagen selbst beim Schopf zu fassen, es ist originaliter gegenwärtigendes.[108]

Auch Martin Heidegger betrachtete Gegenwart als Horizont, innerhalb dessen die Wirklichkeit erscheint, auf welche wir uns in Wahrnehmung, Wertung und Handlung einlassen. Hermann Schmitz versetzt die Gegenwart als Erlebnishorizont insofern in Bewegung, als dass Wirklichkeit nicht bloß in ihr erscheint, sondern sich dem Menschen aufdrängt. Es ist zu betonen, dass ein Phänomen für jemanden „zu einer Zeit“[109] ein Sachverhalt ist, dem der Betroffene im Ernst nicht die Tatsächlichkeit abstreiten kann, wie sehr er sich auch durch Variation von Annahmen darum bemüht – zu einer Zeit, das heißt: Gegenwart ist hier gewissermaßen das Moment, in dem sich die Autorität der Wirklichkeit zeigt, welche uns zur Stellungnahme zwingt. Schmitz spricht in diesem Zusammenhang von einer „exigenten Nötigung“[110] des Menschen durch die Macht der Wirklichkeit.

Während er mit seinem Gegenwartsverständnis eine neue Stringenz in die phänomenologische Betrachtung bringt, bewegt sich Schmitz mit seiner Auffassung der menschlichen Praxis weiterhin in den Spuren traditioneller philosophischer Anthropologie: Alle menschlichen Vollzüge tragen die Signatur einer sich

108 Husserl, Edmund: Analysen zur passiven Synthesis (= Husserliana, Bd.11), Den Haag 1966, S. 304.

109 Schmitz, Unerschöpflicher Gegenstand, S. 34.

110 Ebd., S. 53.

abhebenden Auseinandersetzung mit Situationen.[111] Eine solche Situation ist die *primitive Gegenwart*. Sie stellt eine Situation im weiteren Sinn dar, das heißt eine absolut-chaotische Mannigfaltigkeit von subjektiven Tatsachen.[112] Das Chaos ist hier nicht als fehlende Ordnung zu verstehen, sondern als Abwesenheit des zählbaren Identischen und Verschiedenen. Die Mannigfaltigkeit selbst ist durchaus eine mit sich identische und von allem anderen verschiedene Ganzheit, nur fehlt ihr die Fähigkeit zur Zahl. Die subjektiven Tatsachen fallen in der primitiven Gegenwart derart dicht zusammen, dass sie viele einzelne, aber nicht zählbar viele einzelne sind, da keine Tatsache einzeln vorkommt. Allerdings reicht hier der Begriff der primitiven Gegenwart nicht an das interexistenzielle Gepräge der Situationen heran. Denn diese sind auf vielfältige Weise von Welt, Leben und Alltagssprache der Mitmenschen bestimmt, wogegen die primitive Gegenwart in ihrem strengen Anspruch auf alleinige Geltung vielmehr an eine metaphysische Ur-Einheit erinnert.

Von Eugène Minkowskis (1885–1972) Begrifflichkeit des Ich-Hier-Jetzt vorweggenommen[113], lauten die subjektiven Tatsachen Hier, Jetzt, Dasein, Dieses und Ich. Die primitive Gegenwart als Klammerbegriff für das *Hier-Jetzt-Dasein-Dieses-Ich* weist folgende Topologie auf: Das Hier und das Jetzt sind aufeinander angewiesen, denn sie erhalten jeweils ihre Eindeutigkeit durch wechselseitige Bestimmung. Das Ich ist vom Hier und Jetzt abhängig, da deren Enge zur Individuation führt. Auf das Hier, Jetzt und Ich verweisen das Dasein und das Dieses, indem sie an die Gegenwart gebunden sind.

Abermals der anthropologischen Tradition folgend, sieht Schmitz im Tier ein heuristisches Potenzial zur Erhellung der menschlichen Eigenart. Die lediglich graduelle Differenz zwischen Mensch und Tier äußert sich bei Schmitz in der *Entfaltung der Gegenwart*. Das Tier, lebend in der Indifferenz von Hier-Jetzt-Dasein-Dieses-Ich, steht für das Extrem der primitiven Gegenwart. Deren Entfaltung in Richtung des Extrems der Person ist ein Vorgang, bei dem das Dieses frei wird zum Übergehen auf andere Gegenstände. – Identität und Verschiedenheit treten hervor. Somit ist die entfaltete Gegenwart weder als Ergebnis einer Tätigkeit noch als Situation zu verstehen, sondern als relativ-chaotisches Mannigfaltiges.[114] Also nimmt die menschliche Welt bei Schmitz eine prekäre *Mitte zwischen Tier und*

111 Schmitz, Hermann: Das Göttliche und der Raum (= System der Philosophie, Bd.3, Vierter Teil), Bonn 1977, S. 491. Plessner, Helmuth: Lachen und Weinen, Frankfurt am Main 2003, S. 236–243.

112 Schmitz, Unerschöpflicher Gegenstand, S. 69.

113 Minkowski, Eugène: Die gelebte Zeit, Paris 1933.

114 Schmitz, Person, S. 19.

Person ein. Um seine Personalität nicht in Regression an das Tierische zu verlieren, muss sich der Mensch gegenüber der primitiven Gegenwart stabilisieren. Andererseits kommt es zur zersetzenden Selbstentfremdung in Emanzipation, wenn die Integration mit der primitiven Gegenwart ausbleibt.

2.1.1 Angst und Schmerz

Kant, der im Umfeld des Pietismus aufgewachsen und somit von Jacob Böhme beeinflusst war, analysierte wie dieser auch dranghaft-nötigende Tendenzen. Der Schmerz ist ihm der „Stachel der Tätigkeit“[115]. Ebenso sah Fichte in ihm einen Reiz zur Betätigung. Hegel siedelte den Schmerz unter den Prinzipien Negativität, Subjektivität und Ich an. Als Urempfindung, die dem Subjekt am nächsten steht, verstand ihn Rothacker. Die dem Schmerz wesentliche Gegenwendigkeit zeichnete Heidegger nach. Die Angst, welche ein zentrales Thema der Analysen Jacob Böhmes war, nimmt in der Existenzphilosophie den Status einer menschlichen Grundbefindlichkeit ein. Bei Heidegger bringt sie das Dasein vor sich selbst und seine eigenen Möglichkeiten.[116]

Schmitz vollzieht eine Engführung von Angst und Schmerz auf *das Plötzliche*. Damit folgt er seinem Philosophem „Leiblich sein, heißt erschrecken können“[117]. Doch eine situative Kontextualisierung dieses Satzes bleibt aus. Die Angst wird als ein Erlebnis der Hemmung eines Dranges zur Abstoßung von körperlichen oder geistigen Dingen beschrieben. Das Angstverhalten hat polaren Charakter: Die Immobilisierung nimmt den *„Weg!“*-Impuls in sich zurück, wohingegen die Mobilisierung das Hindernis durchbricht. Der Schmerz besteht im Erlebnis eines Dranges, der gegen einen Widerstand vordringt und in der Auseinandersetzung mit diesem einen entladungsbedürftigen Zustand der Spannung hervorruft. Die sichtbare Flucht vor dem Schmerz bedeutet die bruchlose Fortsetzung des Schmerzes selbst, der wie die Angst ein gehinderter „Weg!“-Impuls ist. Jene Flucht ist also lediglich begrifflich vom Schmerz abgrenzbar; phänomenal bleibt sie – im Wortsinn des „Weg!“ – auf dem Weg des Schmerzes.[118] Während der Schrei und die Entspannung wirkungsvolle Weisen der Schmerzersparung darstellen, bleibt der

115 Kant, Immanuel: Anthropologie in pragmatischer Hinsicht (= Weischedel, Wilhelm (Hrsg.): Immanuel Kant. Werkausgabe, Bd.12, Zweiter Teil), Frankfurt am Main 1988, S. 551.

116 Heidegger, Sein und Zeit, S. 187.

117 Schmitz, Hermann: Husserl und Heidegger, Bonn 1996, S. 34.

118 Ders.: Die Gegenwart (= System der Philosophie, Bd.1), Bonn 1964, S. 174–188.

Fortbewegungsdrang im Gegensatz zur Angst hier ohne Sinn, ohne Richtung. Das Wohin bleibt dahingestellt, aber die Frage nach dem Wovor der „Weg!"-Impulse von Angst und Schmerz führt zu der phänomenologischen Basis der Schmitz'schen Philosophie zurück: die primitive Gegenwart. Angst und Schmerz sind die Weisen des Wegkommens aus dieser *Enge*. Indem die Impulse blockiert werden, zeigen sie die Enge an. Es sind also Regungen, welche die eigene Gegenwart in der Weise vereitelter Abkehr präsentieren. Die primitive Gegenwart zeigt sich als Individuationsprinzip auf dem Boden von Angst und Schmerz: Indem diese auf jene verweisen, erhalten sie Identität, die Gegenwart Verschiedenheit.[119]

In entfalteter Gegenwart ist sich der Mensch seiner Momente Hier, Jetzt, Dasein, Dieses und Ich jeweils besonders gewiss, sobald ihn moderate Ängste und Schmerzen schrecken. Doch im Extremfall von Panik und Entfremdung biegen den Menschen Angst und Schmerz nahezu vollständig zurück auf die Gegenwart als ein einziges „Mea res agitur"[120] (dt. Es geht um meine Sache). Allerdings fehlt dieser Formel hier die Interexistenzialbedeutung des ursprünglichen Kontexts bei Lucius Annaeus Seneca (4 v. Chr. - 65 n. Chr.), in welchem jene ichbezogene Redeweise geradezu eine Ausnahme darstellt. Gefolgt wird sie von der Aufforderung an den Anderen, nicht neidisch zu sein, sondern für das nächste Mal daran zu denken, dass eine Hand die andere wäscht.[121]

2.1.2 Die Appräsenzdimension

In Gestalt des Plötzlichen schneidet die Gegenwart in das Kontinuum der Dauer ein. Diese plötzliche Ankunft des Neuen verbindet die Gegenwart mit der Zukunft und lässt die sonst dahingleitende Dauer als chaotisches Einst in abgeschiedener Vergangenheit zurück. Die Einheit von Gegenwart und Zukunft nennt Schmitz *Appräsenz*, womit er diesen Begriff Husserls aus der Introjektion zu lösen sucht.[122]

Die Struktur der so entfalteten Gegenwart ist die *Appräsenzdimension*. In ihr fügen sich Explikate, Explikationen und Korrelate der primitiven Gegenwart zusammen. Die *Explikate* Hier, Jetzt, Dasein, Dieses und Ich bilden die fünf Seiten, nach denen sich die Appräsenzdimension zu folgenden *Explikationen* aufspannt:

---

119 Schmitz, Gegenwart, S. 226f.

120 Zit. nach: Ders., Das Göttliche und der Raum, S. 429.

121 Seneca, Lucius Annaeus: Apokolokyntosis. Die Verkürbissung des Kaisers Claudius, übers. von Wilhelm Schöne, München 1957, S. 24, Abschn. 6.

122 Husserl, Edmund: Ideen zu einer reinen Phänomenologie und phänomenologischen Philosophie (= Husserliana, Bd.4, Zweites Buch), Den Haag 1991, S. 164.

absoluter Ort, absoluter Augenblick, affektives Betroffensein, unverwechselbare Selbigkeit und individuelles Sosein. Diese Ausfaltungen weisen in Richtung der primitiven Gegenwart. Zur entfalteten Gegenwart hin stehen relativer Ort, relativer Augenblick, Ergriffenheit, identitäts- und verschiedenheitsfähiger Gegenstand sowie personales Subjekt. Die gegenseitige Abhebung all dieser Momente wird durch ihre unterschiedlichen *Korrelate* ermöglicht: Weite, Dauer, Nichtsein, Vieldeutiges und Fremdes.[123] Die Appräsenzdimension ist also eine komplizierte Korrelation des in primitiver Gegenwart noch ungeschiedenen Hier-Jetzt-Dasein-Dieses-Ich mit seinem Gegenspieler Weite-Dauer-Nichtsein-Vieldeutiges-Fremdes. Sie lässt sich mit folgendem Schema erfassen:

Primitive Gegenwart	Entfaltete Gegenwart	Hintergrund
Hier	Absoluter und relativer Ort	Weite
Jetzt	Absoluter und relativer Augenblick	Dauer
Dasein	Betroffensein und Ergriffenheit	Nichtsein
Dieses	Selbigkeit und Gegenstand	Vieldeutiges
Ich	Sosein und personales Subjekt	Fremdes

Mit der Appräsenzdimension bezieht sich Schmitz auf den *Erlebnishorizont* der menschlichen Welt.[124] Sie beschreibt einen beständigen Wechsel zwischen der verwischenden Dauer des Dahinlebens und dem gegenwärtigen Plötzlichen. Die menschliche Gegenwart verhält sich zur primitiven und entfalteten Gegenwart wie die Husserl'sche Schaufensterfigur zu einer Puppe und einer Dame.[125] Das Sich-Finden in der Umgebung ist einer ständigen Beirrung ausgesetzt, der Schmitz die Gegenwart zur Orientierung an die Seite stellt. Sie ist insofern Prinzip seiner Philosophie, als das Jetzt immer zugänglich und der Hier-und-Jetzt-Punkt stets unverwechselbar ist. Ohne die Gegenwart würde der Versuch des Sich-Findens einem ständigen Verwechseln erliegen.[126] Doch ein solcher Erlebnishorizont wie die Appräsenzdimension lässt die Rolle der Anderen unterbestimmt. Zwar sieht die Schmitz'sche Methodik eine Deskription des erlebenden Leibes an sich vor, doch schon allein der Ausdruck „an sich“ kann nur vor dem Hintergrund der sprachlichen Gemeinsamkeit und ihrer soziokulturellen Aspekte verstanden

123 Schmitz, Der leibliche Raum, S. 12–26.
124 Ebd., S. 28. Schmitz, Person, S. 163.
125 Ders., Gefühlsraum, S. 90.
126 Ders., Gegenwart, S. 202.

werden. Die menschliche Welt als Sprachwelt macht letztlich aus jeglicher isolationistisch-egologischen Betrachtungsweise einen Widerspruch.

2.1.3 Interexistenzialität und Gegenwart

Mit dem Terminus der exigenten Nötigung bezeichnet Hermann Schmitz das menschliche Grundbefinden als ein Betroffensein, das eine Abhebung von der jeweiligen Situation erfordert. Den Horizont menschlichen Erlebens im Zeichen von Betroffensein und Abhebung umschreiben die primitive und die entfaltete Gegenwart. In dieser lebt der erwachsene Mensch, solange „alles in bester Ordnung" ist: Als personales Subjekt geht er mit Gegenständen um und wird hier und da leicht ergriffen in relativen Augenblicken sowie an relativen Orten.

Plötzlich stören den Menschen die Impulse Angst und Schmerz, welche von der primitiven Gegenwart wegstreben und diese gerade dadurch präsentieren, dass sie nicht von ihr loskommen. Das indifferente Hier-Jetzt-Dasein-Dieses-Ich wird zu absolutem Ort, absolutem Augenblick, Betroffensein, Selbigkeit und Sosein entfaltet. Solange es sich um moderate Ängste und Schmerzen handelt, bewegt sich der Mensch noch in entfalteter Gegenwart. Doch erreichen diese Erlebnisse ihr Maximum in der Panik, biegen sie die Person in tierische Enge zurück. Schmitz entwirft also ein *Ambivalenzmodell*: Die primitive Gegenwart gibt und nimmt Eindeutigkeit. Doch eine solche, mit an Metaphysik anklingenden Begriffen konstruierte Ur-Situation hat die Nähe zur Alltagssprache und zum Anderen verloren. Dem Motto „Leiblich sein, heißt erschrecken können" ist entgegenzuhalten, dass es keinen situationslosen Schreck gibt. Wenn wir auch nicht immer von Mitmenschen, sondern auch von Tieren oder Naturerscheinungen betroffen sind, bleibt es die gemeinsame Sprachpraxis, die uns das Betroffensein als solches erst reflektieren lässt. Die Einsamkeit, wie sie sich in Senecas „Mea res agitur" zeigt, kann letztlich nur vor dem Hintergrund der Gemeinschaft bestehen.

Für den menschlichen Erlebnishorizont steht bei Schmitz die Appräsenzdimension, in welcher Explikate, Korrelate und Explikationen der primitiven Gegenwart vereinigt sind. Auch hier gelangt die Interexistenzialität nicht zu ihrer Geltung, ist doch jenes Erleben auf einen egologischen Standpunkt zugeschnitten, der nur ein diffuses Fremdes gewahrt. Schließlich wird die Gegenwart zu einem philosophischen Prinzip erhoben, das in der Beirrung zwischen Tierhaftem und Personalem stets zugänglich und unverwechselbar sein soll. Doch die Interexistenzialität als kommunikatives Apriori hat keine prinzipielle Basis, sondern ist selbst die Möglichkeitsbedingung der menschlichen Welt. Es lässt sich nicht begründen, wie es zur Interexistenzialität kommt, denn die Gemeinsamkeit ist jeder Theoriebildung vorgängig. Es lässt sich nur anhand diverser Aspekte aufweisen, dass Interexistenzialität gilt.[127] Folgende Textstellen lassen den neo-metaphysischen Prinzipiencharakter der Schmitz'schen Gegenwart deutlich werden:

> Deswegen wird vermutlich die Einsicht überraschen, daß Gegenwart kein Attribut ist.[128]
>
> [W]ir werden ihrer als einer nie ganz zu erreichenden idealen Grenze drang- oder zwanghafter Tendenzen inne[.][129]
>
> Das Wovon des „Weg!" von Angst und Schmerz ist also ein primitiver Urort, der nicht schon an sich nach den Richtungen des räumlichen oder zeitlichen Platzes des Betroffenen differenziert, aber fähig ist, sich zum Hier oder Jetzt zu entfalten. Diese primitive Wurzel des Hier und Jetzt bezeichne ich als die Gegenwart.[130]
>
> Gegenwart hat sich als die primitive Wurzel von fünf Explikaten erwiesen, die in ihr angelegt sind und bald mehr, bald weniger aus ihr hervortreten[.][131]

Des Weiteren nennt Schmitz sie „Urform zeitlicher Eindeutigkeit"[132], „die als absolutes Hier und Jetzt zugleich principium individuationis ist"[133], „ein objektloser Urzustand"[134], von dem sogar als „der reinen Urform von Identität und Verschiedenheit"[135] die Rede ist. Auch wenn es für Schmitz „Objekte der intellektuellen Phantasie"[136] sind, aus denen die Metaphysik hervorgegangen ist: Die primitive Gegenwart ist gleichsam rein, gegenstandslos, raum- und zeitlos sowie als Idealität fähig zur Entfaltung in die Realität. Sie ist nicht erlebbar, denn wer in jenem Zustand ist, kann sich diesem nicht bewusst werden, geschweige denn über ihn schreiben. Von einer ähnlichen Schwierigkeit gegängelt, wie sie schon Heideggers Versuch einer Seinserfassung begleitet hatte[137], verbleibt die primitive Gegenwart in einer bloßen *Grenzbegrifflichkeit*, die aus der Anstrengung resultiert, die Erlebnisse in ihrer Ausgesetztheit gegenüber dem unwillkürlichen Plötzlichen

---

127 Rentsch, Konstitution, S. 28f.
128 Schmitz, Gegenwart, S. 159.
129 Ebd., S. 167.
130 Ebd., S. 196.
131 Ebd., S. 204.
132 Ebd., S. 479
133 Ebd., S. 224.
134 Schmitz, Das Göttliche und der Raum, S. 429.
135 Ders., Person, S. 281.
136 Ders., Leib, S. 578.
137 Heidegger, Sein und Zeit, § 45–§ 53.

zu beschreiben. Hier zeigt sich die Auswirkung des kritizistischen Defizits von Schmitz.[138] Die Vernachlässigung der Frage, was über das menschliche Erleben ausgesagt werden kann, ohne dabei die Alltagssprache und damit die menschliche Welt zu verlassen, lässt Wittgensteins Motto laut werden: „Wovon man nicht sprechen kann, darüber muß man schweigen."[139]

Die Interexistenzialanalyse der Gegenwart hat gezeigt: Schmitz begreift die Gegenwart als Phänomen des plötzlichen leiblichen Betroffenseins. In diesem erschöpft sich das leiblich spürende Erleben, dem allein die methodische Betrachtung gilt. Schmitz begeht den Fehler, dem isolationistischen Leibfokus der eigenen Methodik zu weit zu folgen. Es ergibt sich ein Neo-Reduktionismus des instantan-leiblichen Erlebens, das mit seinem nunmehr ontologischen Charakter den anderen Leib abblendet. In der metaphysisch anmutenden Terminologie von primitiver Gegenwart, Entfaltung, absolutem Ort oder Appräsenzdimension äußert sich Schmitz' Versuch, den Neoreduktionismus mit einer vermeintlichen Ganzheit zu kompensieren. Dies scheitert gleichsam an den Grenzen der Sprache: Eine dem Alltag ferne Egologie kann nicht durch eine dem Alltag ebenso ferne Neo-Metaphysik behoben werden. Also reicht die Leibphänomenologie von Schmitz hinsichtlich der Gegenwart nicht an die interexistenzielle Verfasstheit der menschlichen Welt heran, und der Anspruch auf Holismus wird vorerst nicht eingelöst.

2.2 Der Leib

Wie von Schmitz bereits in den Angst- und Schmerzanalysen angedeutet worden ist, spezialisiert sich die Gegenwart in der *Enge des Leibes*.[140] Damit rekurriert er ferner auf jene räumliche Bedeutung von Gegenwart, wie sie noch bei Kant zu greifen ist.[141] Gemäß dem Schema zur Darlegung der Appräsenzdimension ist die Leibesenge also ein *absoluter Ort*. Dieser ist im scholastischen Sinne unteilbar ausgedehnt, hat prädimensionales Volumen und besteht in räumlicher Orientierungslosigkeit. Das heißt, er liegt noch vor der Dimensionierung des Raumes und ist derart geschlossen, dass sich kein Teil isolieren lässt. So biegen Angst und

---

138 Siehe S. 23 in dieser Arbeit.

139 Wittgenstein, Tractatus, S. 85.

140 Schmitz, Leib, S. 3. „Angustia", das lateinische Wort für Angst, bedeutet in erster Linie Enge.

141 Kant, Immanuel: Träume eines Geistersehers (= Weischedel, Wilhelm (Hrsg.): Immanuel Kant. Werkausgabe, Bd.2, Zweiter Teil), Frankfurt am Main 1988, S. 928f.

Schmerz den Menschen im extremen Betroffensein unmittelbar zum absoluten Ort zurück, ohne dass er erst herausfinden muss, wo diese Erlebnisse stattfinden, geschweige denn, ob es seine sind. Der Gegenspieler der Leibesenge ist die *Weite*.[142] Sie ist der Hintergrund, vor dem sich der absolute Ort abhebt.

Enge und Weite sind bei Schmitz Gegensätze, welche das leibliche Erleben umschließen. Als ihr Zusammenspiel sind die *Leibesregungen* zu begreifen, deren Grundbestimmung die Dreiheit *Engung-Richtung-Weitung* ist. Engung heißt die Tendenz zur Enge, wie im Falle von Angst oder Schmerz. Weitung dagegen ist als „Weg!"-Richtung in die maßlose Weite zu verstehen, wie sie sich in der Erleichterung zeigt.[143] Die Begrifflichkeit von Engung als zentripetale und Weitung als zentrifugale Bewegung orientiert sich an Jacob Böhmes herber Begierde und bitterem Stachel, wobei das eigenleiblich Spürbare aus dem Begriff des inneren Sinns von Maine de Biran herausgelesen wird.

Zumeist treten Engung und Weitung in *Konkurrenz* und *Antagonismus* auf, und in dieser Gestalt nennt sie Schmitz *Spannung* und *Schwellung*.[144] So wird das Einatmen als spannendes Einziehen der Luft und schwellendes Ausdehnen der Brust empfunden. Erst die Richtung des Ausatmens vermittelt die Enge an die Weite. Das Einatmen ist ein Beispiel für die *Intensität* als simultanes Konkurrieren von Spannung und Schwellung. Während sich hier Spannung und Schwellung also gleichzeitig anstacheln, stellt der *Rhythmus* einen sukzessiven Antagonismus dar, wie er im Fall geschlechtlicher Wollust herrscht: Dem Gesetz folgend, „daß der Unterliegende durch die Niederlage wächst"[145], gewinnt mal die Schwellung, mal die Spannung die Oberhand, bis die Schwellung im Orgasmus siegt, woraufhin sofort wieder die Spannung wächst. Der Verband von teils intensivem, teils rhythmischem Verhältnis zwischen Spannung und Schwellung ist die *leibliche Ökonomie*. Die ständige Präsenz von intensiven Konkurrenzen und rhythmischen Antagonismen ruft eine grundsätzliche *Labilität* hervor: Schon durch kleinste Anstöße kippen den Leib absperrende Ängste oder Schmerzen in raumgebende, öffnende Wollust und vice versa.[146] Allerdings wird die Wollust im Orgasmus-Beispiel ihrem Kontext des Geschlechtsverkehrs entrissen, obwohl dieser als *Zeugung*

142 Schmitz, Leib, S. 74.

143 Ebd., S. 98.

144 Ebd., S. 89.

145 Ebd., S. 120.

146 Der Begriff der Wollust bezieht sich für Schmitz nicht auf das Geschlechtliche, sondern meint eine allgemein weitende Tendenz im komplementären Verhältnis zu Angst und Schmerz.

die Verbindung von Interexistenzialität und Leiblichkeit markiert.[147] Hinzu kommt die Konnotation der Schwellung, welche eigentlich mehr zum Körperlichen als zu einem leiblichen Grundbefinden in Schmitz' Sinne tendiert.

Die Leibesregungen gelten als Eigenschaften der *Leibesinseln.* Mit diesem Begriff markiert Schmitz diffus strahlende und unteilbar ausgedehnte Erlebnisherde. In Erinnerung an die Gegenden des archaischen Dynamismus werden Kopf, Brust, Sonnengeflecht, Herz und Zwerchfell genannt.[148] Angesichts der Einheit des Leibes erfordert die Vielheit der Leibesinseln eine Begriffskombination aus dem reinen, absolut-örtlichen Leib einerseits und dem reinen, relativ-örtlichen Körper der Anatomie, Physiologie und Medizin andererseits. Diese Kombination ist *der körperliche Leib*, dessen Leibesinseln jeweils sowohl absolut als auch relativ-örtlich zu fassen sind: Jeder Regungsherd ist unteilbar ausgedehnt und kann doch in Beziehung zur Lage eines anderen Herdes gesetzt werden. Die unzähligen und reich nuancierten Leibesregungen drängen sich zunächst als Größen eines scheinbar regellosen Spiels auf. Das Maß, in dem sich die Leibesinseln vom Gesamtgebilde abheben, schwankt beständig. Im *Bild des Wassers* erscheint der körperliche Leib als „ein Gewoge verschwommener Inseln"[149], welche sich in einem „unablässigen Fluten"[150] befinden.

Doch mit dieser literarisch anmutenden Metasprache, welche abermals dem Versuch einer Kompensation des Reduktionismus entspringt, verwickelt sich Schmitz in einen schwerwiegenden Widerspruch: Die Bildlichkeit des Wassers steht traditionell zumeist für jenes Innenleben, gegen welches sich das System der Philosophie richtet. Dies lässt sich mit folgenden Zitaten belegen:

> Sie werden satt von den reichen Gütern deines Hauses, und du tränkst sie mit Wonne wie mit einem Strom. Denn bei dir ist die Quelle des Lebens [...][151]
>
> Des Menschen Seele / Gleicht dem Wasser: / Vom Himmel kommt es, / Zum Himmel steigt es, / Und wieder nieder / Zur Erde muß es, / Ewig wechselnd.[152]

147 Rentsch, Heidegger und Wittgenstein, S. 269.

148 Schmitz, Leib, S. 293f.

149 Ebd., S. 151.

150 Ebd., S. 26.

151 Ps 36, 9–10.

152 Goethe, Johann Wolfgang von: Gesang der Geister über den Wassern, in: Korff, Hermann August (Hrsg.): Goethe. Gedichte, Leipzig 1949, S. 115, V. 1–7.

Nach Hans Blumenberg (1920–1996) liegt mit dem Wogenden, Flutenden und Strömenden sogar eine *absolute Metapher* vor.[153] Doch Schmitz scheint diese Bildlichkeit als ein bloßes Illustrationsmittel anzusehen, welches er problemlos mit neuem Inhalt anfüllen kann. Unteilbare Ausdehnung, prädimensionales Volumen und räumliche Orientierungslosigkeit zusammenfassend, formuliert er das leibliche Spüren als ein Tauchen in tiefem Meer, wo sich Oberfläche und Grund nur gelegentlich und äußerst vage abzeichnen.

Schmitz verteidigt seine leibliche Wirklichkeit gegen die körperliche und hält die „Übung eines neuen Sehens"[154] für erforderlich, um eine Topographie des Leibes auf Augenhöhe mit der Anatomie des Körpers zu gewinnen. Gewissermaßen als erste Sehübung setzt er die Beobachtung eines Zusammenhangs an, der zwischen Engung und Weitung einerseits und Versinken und Hervortreten andererseits besteht: Weitung korreliert mit *Leibinselbildung*, Engung mit *Leibinselschwund.* Um die neue Optik zu präzisieren, entlehnt Schmitz der Neurologie von Henry Head (1861–1942) die Begrifflichkeit des Protopathischen und Epikritischen. Die *epikritische Tendenz* ist ortsfindend und weist recht regelmäßig auf die Engung hin. Ortsverschwemmend vollzieht sich die *protopathische Tendenz*, welche weniger zuverlässig auf die Weitung verweist. So kann ein Schmerz nicht nur epikritisch-stechend, sondern auch im protopathischen Sinne dumpf wühlend zu spüren sein.[155]

Mit dem Begriff des körperlichen Leibes ist die Leibeseinheit gegenüber der Leibinselvielfalt stabilisiert worden. Für die Behauptung der Einheit gegenüber der ozeanischen Inseldynamik steht der Begriff der *Grausamkeit.* Er besagt „das Unterdrücken eines Strebens, dem keine Gelegenheit zum Ausweichen gelassen wird"[156]. Der Leib erhält seine Einheit, indem die Weitung von der Engung bekämpft wird. Nach dem Motto „Nimm dich zusammen!" übt der Leib also Grausamkeit gegen sich selbst, indem er seine zerstreuten Leibesinseln an die Gegenwart bindet.

Grausamkeit, Unterdrücken, Ausweichen und Bekämpfen – Hier macht sich ein *Kampfgestus* bemerkbar, der im Rekurs auf das herakliteische Diktum „polemos pater panton" (πολεμός πατήρ παντῶν, dt. Der Krieg ist der Vater aller

153 Blumenberg, Hans: Schiffbruch mit Zuschauer. Paradigma einer Daseinsmetapher, Frankfurt am Main 1993, S. 82.

154 Schmitz, Leib, S. 283.

155 Ebd., S. 143–151.

156 Ebd., S. 325.

Dinge)[157] für das gesamte System der Philosophie kennzeichnend ist. Doch seine Interexistenzialbedeutung bleibt unberücksichtigt. In Wirklichkeit treffen Menschen auf Menschen. Noch dem Selbstgespräch laufen die Anderen unter diversen soziokulturellen Aspekten immer schon voraus, so dem an sich selbst gerichteten Imperativ des Zusammennehmens der strenge Vater oder das Militär. Es gibt also keine subjektive Praxis.[158]

Die Ambivalenz der primitiven Gegenwart, einerseits den Menschen in entfalteter Gegenwart zu individuieren, andererseits sein Sich-Finden in orientierungslosen Extremzuständen zu vernichten, bedeutet auf leiblicher Ebene eine *zweifache Negativität*: Erstens muss er Grausamkeit gegen sich selbst üben, um sich als einheitlicher körperlicher Leib gegen das Verschwimmen in die Weite zu behaupten, zweitens verzehrt er sich als reiner Leib nach Identität und Verschiedenheit, sobald ihn die primitive Gegenwart auf den absoluten Ort zurückbiegt. Hier droht der Mensch außer Kraft gesetzt zu werden, dort spürt er die Engung bloß als „dumpfen Druck"[159]. Es gilt, gegen die isolationistische Zementierung von Schmitz' Methodik zu zeigen, dass selbst dieser Leib die Signatur eines situativen Zentrums der menschlichen Praxis trägt. Hierfür werden die eigens geprägten Termini Störbarkeit, Doppelseitigkeit und Ausweglosigkeit zur Grundlage genommen. Die *Störbarkeit* bezieht sich auf die leibliche Ökonomie als labiler Verband von intensiver und rhythmischer Korrelation zwischen Spannung und Schwellung. Diese sind keine statischen Hypostasen, sondern dynamische Tendenzen.[160] Sie treten unter der Voraussetzung in Kraft, dass sie vom jeweiligen Gegenspieler in ihrer Richtung gestört werden. Die wechselseitige Angewiesenheit von Engung und Weitung ist ohne die Störbarkeit dieser Tendenzen nicht zu denken. Dies gilt sowohl für jede einzelne Leibesregung als auch für das Leibganze:

> Die Einheit des Leibes ist niemals stationär und fertig da, sondern setzt sich in einem Zwiespalt – im Widerstand einer engenden Tendenz gegen eine weitende – immer erst durch.[161]

Die *Doppelseitigkeit* bedeutet, dass jede Leibesregung stets nach zwei Seiten hin erfolgt: Enge und Weite. An die doppelseitige Auseinandersetzung mit den Regungen ist das Bewusstsein gebunden, welches verloren geht, sobald eine der

---

157 Diels, Hermann/Kranz, Walther (Hrsg.): Die Fragmente der Vorsokratiker, Bd.1, Hildesheim 1992, S. 162, Fr. 53. Im Original: Πόλεμος πάντων μέν πατήρ ἐστι […]

158 Rentsch, Konstitution, S. 159.

159 Schmitz, Leib, S. 73.

160 Ebd., S. 326.

161 Ebd.

Tendenzen Engung und Weitung aus ihrem Verband herausfällt, so in der Ohnmacht bei Schreck oder Schlaf.[162] Im Rückgang auf das Schema der Appräsenzdimension fällt auf der Seite der Weite das Fremde auf. – Die Tendenzen sind einander fremd und treten als solche in ein antagonistisches Verhältnis. Das heißt, dass die Ergriffenheit durch das Fremde jeder Leibesregung eigen ist. Im Blick auf die Grausamkeit wird die *Ausweglosigkeit* deutlich: Die Engung lässt der Weitung keinen Ausweg. Im Sinne des von Schmitz viel zitierten Ringkampfes[163] bleibt es für Engung und Weitung bei einem Unentschieden, denn ihre Siege sind jeweils nur der Auftakt zum erneuten Erstarken des Gegners. Im Rahmen gelebter Gegenwart unterdrückt Engung Weitung, und Weitung wehrt sich ohne Ausweg gegen Engung. Diese Unentschiedenheit in Dichte bedeutet für einen Leib, welcher der Vereindeutigung entstammt, jene Vieldeutigkeit, die auf Dauer nicht zu tragen ist und auf das Mitgetragen-Sein durch den Anderen verweist.

In diesem Sinne stellt das folgende Schema den Schmitz'schen Leib als Verschränkung von anthropologischer Negativität und kommunikativer Praxis dar und leistet eine erste Vorarbeit für das im Anschluss an Schmitz und Thomas Fuchs vorzustellende Konzept:

Leiblichkeit	Negativität	Praxis
Störbarkeit	Labilität	Offenheit
Doppelseitigkeit	Fremdheit	Ergriffenheit
Ausweglosigkeit	Unentschiedenheit	Entscheidung

2.2.1 Interexistenzialität und Leiblichkeit

Hermann Schmitz geht bei seinen Leibanalysen von der Enge als einer räumlichen Spezialisierung der Gegenwart aus: „Leiblich ist das, dessen Örtlichkeit absolut ist."[164] Dem Gegensatz von Enge und Weite entsprechend, besteht jede leiblich spürbare Regung in der Dreiheit von Engung, Richtung und Weitung. In Bezug auf die intensive Konkurrenz und den rhythmischen Antagonismus von Engung und Weitung operiert Schmitz mit den Begriffen Spannung und Schwellung. Angst und Schmerz auf Seiten der Spannung erfahren ihr Komplement in der schwellenden Wollust, die allerdings von ihrem leiblich-interexistenziellen Sexualaspekt

162 Schmitz, Leib, S. 121.
163 Ebd., S. 120. Schmitz, Liebe, S. 135f.
164 Ders., Leib, S. 6.

abgekoppelt wird. Die leibliche Ökonomie als Gesamtverband der gegenläufigen Tendenzen ist in sich schwankend. Leibesregungen werden als Eigenschaften der Leibesinseln verstanden. Gemäß der Definition „Körperlich ist das, dessen Örtlichkeit relativ ist.“[165] stabilisiert zunächst der Begriff des körperlichen Leibes die Leibeseinheit gegenüber der Leibinselvielfalt. Mit der Wassermetapher sucht Schmitz die Dynamik der Regungsherde zu untermalen: Sie schwinden durch Engung und treten durch Weitung hervor. Doch im Sinne der Blumenberg'schen Metaphorologie bringt das Wasser eine Erfahrungsweise mit sich, die der Introjektion selbst entstammt. Gewissermaßen fällt Schmitz hier auf die Körper-Seele-Dichotomie als seinem Sachgegner herein, indem er eine eigentlich absolute Metapher heranzieht. Als zusätzliche Orientierungshilfe im eigenleiblichen Spüren nennt er die protopathische und die epikritische Tendenz. Der eigenen ozeanischen Dynamik setzt der Leib schließlich die Grausamkeit entgegen, um seine Einheit zu erhalten. Wurzelnd in der Ambivalenz der Gegenwart, ist die leibliche Negativität eine doppelte. Der an der Grausamkeit zutage tretende Kampfgestus bleibt jedoch ohne wirklich-situative Einbettung.

Das Ergebnis seiner Analysen formuliert Schmitz ferner mit der Struktur, den Kategorien und dem Alphabet der Leiblichkeit. Die Struktur ist ähnlich einer chemischen Formel zu verstehen, und die Kategorien verhalten sich wie die Bausteine der Formel. Gemäß der Dreistadienmethode wird mit der absoluten Örtlichkeit zunächst der Phänomenbereich eingegrenzt. Das strukturierende Charakteristikum des eigenleiblich Spürbaren gliedert sich zweitens in die Kategorien, deren Aufreihung das Alphabet der Leiblichkeit ergibt: Enge, Weite, Engung, Weitung, Richtung, Spannung, Schwellung, Intensität, Rhythmus, Ökonomie, protopathische und epikritische Tendenz, Leibinselbildung und -schwund. Die letzten beiden Elemente gehören streng genommen zugleich dem dritten Stadium an, in welchem das leibliche Spüren von den Kategorien aus rekombiniert wird: Leibinselschwund korreliert mit Engung und Leibinselbildung mit Weitung. Die Kategorien verhalten sich zu einer Regung wie Buchstaben zum gesprochenen Wort.[166] Gegen die Verfestigung der hier nochmals ausgeführten Methode zur Autonomisierung des einen Leibes ist geltend zu machen, dass seine Störbarkeit, Doppelseitigkeit und Ausweglosigkeit über die Negativität des Labilen, Fremden und Unentschiedenen eine Kommunikationspraxis der Offenheit, Ergriffenheit und Entscheidung mitkonstituieren. Eine solche Interpretation und Vorstufe zum eigenen Konzept

165 Schmitz, Leib, S. 6.

166 Ebd., S. 169f. Privative Weitung und privative Engung sind für das Thema dieser Arbeit irrelevant.

am Ende der Arbeit verhält sich diametral zu Schmitz' Festhalten an einer vermeintlich subjektiven Praxis: Er schreibt, dass unser leibliches Befinden in sich dialogisch und der Antagonismus die Grundlage aller dialogischen Verhältnisse sei.[167] Darüber hinaus sind noch drei Kritikpunkte zu nennen: Erstens ist bereits der Verdacht laut geworden, dass Schmitz mit dem Leib als Gegenkonzept zum Körper-Seele-Dualismus eine neue Aufspaltung des Menschen hervorrufen könnte.[168] Dieser Verdacht erhärtet sich nun:

> Ich habe in der primitiven Gegenwart, die sich zum absoluten Ort des körperlichen Leibes im Ganzen entfalten kann, etwas aufgewiesen, das zwar dem Menschen wesentlich – sogar in gewisser Weise der Kern seines Wesens – ist, aber weder dem reinen Körper noch auch [...] der Seele [...] angehört.[169]

Der körperliche Leib, in welchem der Körper nur noch als Attribut für die Lage- und Abstandsbeziehungen der Regungsherde vorkommt, ist für Schmitz das Forum, in welchem sich das Ganze des Menschen erschöpft. Die Abgrenzung dieses phänomenalen Leibes von dem materiellen Körper erfolgt durch die nahezu dogmatisch oft wiederholte *Negation von Organempfindungen*:

> Der Glaube an Organempfindungen führt also auf den logischen Widerspruch, daß etwas zugleich teilbar und unteilbar ausgedehnt sein müßte. Das kann freilich nicht geschehen.[170]

Dabei ordnet Schmitz die Teilbarkeit den körperlichen Organen und die Unteilbarkeit den leiblichen Empfindungen zu. Wenn auch „Leibesinseln und Körperteile [...] dem relativen Ort nach gewöhnlich überein[stimmen]"[171], wird der Körper in bloßer Zufälligkeit zurückgelassen:

> Die am eigenen Leib spürbaren gesetzmäßigen Zusammenhänge der Gliederung des Leibinselgefüges betreffen nicht bloß die Verteilung der Leibesinseln auf Körpergegenden, sondern auch die Korrespondenzen zwischen den Leibesinseln, ohne daß ein solches Entsprechungsverhältnis im reinen Körper oder im Körperschema vorgezeichnet sein müßte.[172]

---

167 Schmitz, Unerschöpflicher Gegenstand, S. 135.

168 Siehe S. 23 in dieser Arbeit.

169 Schmitz, Leib, S. 63.

170 Ebd., S. 55. So auch mehr oder weniger direkt auf den Seiten 284, 292, 299, 301, 303, 316 und 330. Schmitz, Der leibliche Raum, S. 56.

171 Ders., Leib, S. 66.

172 Ebd., S. 293.

Die Abspaltung des Körperlichen stellt die Kehrseite der Zielstellung von Schmitz dar, die Subjektivität aus dem alten dualistischen Muster zu befreien. Doch ein hermeneutischer Holismus muss auch dem Körperlichen seinen Platz zuweisen, und dies ist sicherlich nicht mit einem Verweis auf die medizinische Anatomie getan. Oder sollte das eigenleibliche Spüren etwa eine Art unkörperlichen Leibesstoff zum Gegenstand haben? Wohl kaum. Denn damit wäre ein Rückfall in eine Kategorie verbunden, die stark an das metaphysische Konzept der intelligiblen Materie in Aristotelismus und Neuplatonismus erinnerte. Für Schmitz jedenfalls bleibt der Leib das autonome Ganze im Sinne der herakliteischen Formel „metaballon anapauetai" (μεταβάλλων ἀναπαύεται, dt. Sich wandelnd ruht es aus).[173]

Doch im Zuge der Abspaltung des Körpers wird die Möglichkeit übergangen, zumindest *Teilsynthesen zwischen Leib und Körper* zu erschließen.[174] Dazu wären die Fälle einer Entsprechung zwischen leiblichem Spüren und körperlichem Vorgang nicht als Zufall abzutun, sondern als Leitfaden zum Erspüren eines Leibkörpers, der über die Hautatmung und den Stoffwechsel mit der Umgebung eine situativ-soziokulturelle Einbettung erfahren würde. – Im Anschluss an Fuchs wird dies noch von Relevanz sein.

Der zweite Kritikpunkt nimmt Bezug auf die *Unterscheidung von Innen und Außen.* Diese sucht Schmitz zwar zu überwinden[175], bleibt ihr aber mit dem äußerlichen Körper und dem eigenleiblichen Spüren nach Art des inneren Sinns von de Biran verhaftet. Denn schon die Introjektion als psychoanalytischer Terminus enthält jene Trennung: „Hineinwerfen" ist ihr deutscher Wortlaut. Die Herkunft dieses Begriffes leitet zum dritten Kritikpunkt über, der *Anknüpfung an empirische Wissenschaften.* Schmitz übernimmt nicht nur die Introjektion aus der Psychoanalyse Sigmund Freuds (1856–1939) und Sándor Ferenczis (1873–1933), sondern führt auch Pathologien, Drogenvergiftungen und sonstige Extremzustände an, um gewisse Höhepunkte leiblicher Tendenzen zu belegen.[176] Damit begeht er den fundamentalen szientistischen Kategorienfehler[177], welcher darin besteht, die Empirie für die Leiblichkeit heranzuziehen, obwohl diese eine Möglichkeitsbedingung jeglicher empirischer Forschungen ist. Die Leiblichkeit, gleichursprünglich mit der Gemeinsamkeit, lässt sich nur als ein „Dass" aufweisen und nicht im Sinne eines „Wie" begründen.

173 Werhahn, Neue Phänomenologie, S. 81. Diels/Kranz, Fragmente, S. 170, Fr. 84a.
174 Übersehene Teilsynthesen befinden sich in: Schmitz, Leib, S. 91, S. 177 und S. 318.
175 Ders., Rechtsraum, S. 413 und S. 657.
176 Ders., Leib, S. 177f., S. 214 und S. 269ff.
177 Rentsch, Konstitution, S. 36f.

Die Interexistenzialanalyse der Leiblichkeit hat ergeben: Der bereits in der Methodik von Schmitz' Gegenwartsanalysen angelegte Neo-Reduktionismus des Leibes führt zu einem Neo-Dualismus von innerlich-phänomenalem Leib und äußerlich-materiellem Körper. Diesen kann die Metasprache des Fließens, Strömens und Wogens schon allein deshalb nicht beheben, weil sie im Sinne der Metaphorologie Blumenbergs eine Vorstellungsweise mit sich bringt, die im Innenleben und damit im Körper-Seele-Dualismus selbst verankert ist. Der Schmitz'sche Leib verharrt in seiner methodisch-hypertrophen Autonomie: Eine Regung wie die der Wollust erfährt keinerlei situativ-sexuelle Erdung, und die Interexistenzialbedeutung der agonalen Ausdrucksweise bleibt unbestimmt. Darüber hinaus begeht Schmitz im Rückgang auf empirische Untersuchungen den fundamentalen szientistischen Kategorienfehler. Also bleibt seine Leibphänomenologie fern von Interexistenzialität. Für das eigene Konzept in Anschluss an Schmitz und Fuchs ist festzuhalten: Leibliche Störbarkeit, Doppelseitigkeit und Ausweglosigkeit sind über die Negativität des Labilen, Fremden und Unentschiedenen als konstitutiv für eine Kommunikationspraxis der Offenheit, Ergriffenheit und Entscheidung geltend zu machen. Eine Approximation des Holismus soll auch durch die Berücksichtigung der Teilsynthesen zwischen Leib und Körper geleistet werden.

2.3 Der leibliche Raum

Platon betrachtete den Raum als mathematisches, stets stofferfülltes Feld („chora“, χώρα), auf dem sich die Vermittlung zwischen Sein und Werden vollzieht. Den Höhepunkt der antiken Raumspekulation markiert Aristoteles, der den Raumbegriff Platons ablehnte und ihm eine empirische Wendung zum Ort („topos“, τόπος) verlieh, worunter er die Grenze des einschließenden Körpers verstand.[178] Erst im 14. Jahrhundert wurde die aristotelische Raumvorstellung eines additiven Gebildes von Orten durch die Entdeckung des Tiefenraums abgelöst. Zwischen Spätantike und 18. Jahrhundert stand die Raumproblematik in Verbindung mit theologischen Debatten, sodass der Raum auch als Ausdruck der Allgegenwart Gottes galt. Zeit und Raum bezogen erst Newton und Gottfried Wilhelm Leibniz (1646–1716) aufeinander. Im Anschluss an Husserl wurde versucht, den physikalischen Raum durch vorwissenschaftliche Lebenswelterfahrung vorzubereiten. Heidegger sah die räumliche Verfasstheit des In-der-Welt-seins in seiner

178 Platon, Timaios, S. 85f. Aristoteles: Physik, übers. von Hans Günter Zekl, Erster Halbband, Hamburg 1987, S. 169.

Entfernung und Ausrichtung: Das Dasein zeigt „eine wesenhafte Tendenz auf Nähe“[179] und schlägt bei jeder Näherung eine Richtung in die entsprechende Gegend ein. Bei Merleau-Ponty stellt die Räumlichkeit ein systematisches Ganzes von Bewegungsrichtungen dar. Sein heißt hier Orientiertsein, womit Aristoteles ein neuer Sinn zukommt. An diese Begriffsgeschichte knüpft Hermann Schmitz insofern an, als er die Raumerfahrungen mit dem *Terminus des leiblichen Raumes* umschreibt. Darunter ist ein aus der Leibesstruktur durch Spezialisierung und Verflechtung von Kategorien gewonnener Raum zu verstehen, dessen Formen Weite-, Richtungs- und Ortsraum lauten.[180]

Stellte die Leiblichkeit in gewissem Sinne noch eine Spezialisierung der Räumlichkeit dar[181], so ist es nun der leibliche Raum, welcher wiederum aus Leibeskategorien kombiniert wird. Inspiriert von der Behandlung des Raumes bei Karlfried Dürckheim (1896–1988)[182], legt Schmitz zunächst die einfachste Form des leiblichen Raumes dar, den *Weiteraum*. Dieser Begriff entstammt dem der Weite bei Rothacker[183] und geht noch hinter die Raumerfahrung im Sinne von Richtung und Ort zurück. Der Weiteraum beschreibt einen absoluten Ort inmitten der ungegliederten Weite. Er wird anhand des Klimas, des Schalls, der Dunkelheit und des unverstellten Aufblicks zum wolkenlosen Himmel exemplifiziert.[184] Es fehlen jegliche Abstände, sodass der Leib ganz eingebettet ist. Schmitz unterscheidet zwischen *dem artikulierten und dem unartikulierten Weiteraum*. In diesem hebt sich der absolute Ort von der Weite ab, aber nicht vice versa. Ein Beispiel hierfür ist das Rückfeld beim Gehen.[185] Der artikulierte Weiteraum formt sich hingegen durch die beiderseitige Abhebung von absolutem Ort und Weite, wie im Orgasmus, der das Überwiegen der weitenden Schwellung gegenüber der engenden Spannung markiert und somit in prädimensionale Tiefe dringt.[186] Doch die von Schmitz angeführten Beispiele befinden sich gleichsam in situationsloser Schwebe. Dabei sind es doch die Anderen, die mit uns ein bestimmtes Klima teilen, zu uns sprechen oder hinter uns stehen.

Gemäß dem Schema zur Appräsenzdimension entfaltet sich die Gegenwart vor dem Hintergrund der Weite zum absoluten Ort des Leibes. Der stetige Wechsel

---

179 Heidegger, Sein und Zeit, S. 105.
180 Schmitz, Der leibliche Raum, S. 30.
181 Ebd., S. 24.
182 Dürckheim, Karlfried: Untersuchungen zum gelebten Raum, Frankfurt am Main 2005.
183 Rothacker, Anthropologie, S. 123.
184 Schmitz, Der leibliche Raum, S. 47–52.
185 Ders., Unerschöpflicher Gegenstand, S. 281.
186 Ders., Leib, Raum und Gefühle, S. 48f.

vielfältiger Individuationsvorgänge in der maßlosen, unartikulierten Weite weist auf deren „Einzigkeit“[187] hin. Mit dieser wird die Frage virulent, wie eine Regung, die als Blick oder Stimme tendenziell leibliche Weite bedeutet, noch über den Leib in die räumliche Weite hinausgehen kann. Dieser „leiblich-räumliche[n] Doppeldeutigkeit“[188] begegnet Schmitz mit seinem *Hauptsatz der Lehre vom Raum*:

> Die maßlose Weite des Raumes ist die eigene Weite jedes menschlichen oder tierischen Leibes.[189]

Das heißt: Der Weiteraum ist insofern *apriori* gegeben, als dass unser Wissen von ihm aus den Elementen des eigenleiblichen Spürens bezogen wird. Doch einer solchen Vereinseitigung der leiblichen Apriorität gegenüber der Räumlichkeit ist entgegenzuhalten, dass diese in gleichem Maße konstitutiv für das leibliche Erleben ist.[190] Erfolgte die Abspaltung des Körpers besonders infolge der Negation von Organempfindungen[191], so bilden nun der Hauptsatz der Lehre vom Raum und das darin enthaltene Weiteraum-Apriori ein Philosophem, mit dem Schmitz die *Abgrenzung vom Physiologismus* zu erreichen sucht. Dieser besagt, dass die fünf Sinnesorgane (Augen, Ohren, Nase, Mund und Haut) die einzigen Werkzeuge der Vermittlung zwischen Wahrnehmen und Wahrgenommenem sind. Doch für Schmitz erschöpft sich das Phänomen nicht im bloßen Körpervorgang, sondern wird von den Körperteilen lediglich bedingend begleitet.[192] So verhält sich die Wahrnehmung zum Sinnesorgan wie ein Wandgemälde zur Chemie der Wand.[193] Eng verbunden mit der Abgrenzung von der physiologistischen Position ist Schmitz' *Negation des Innen-Außen-Dualismus*, bildet doch der Naturalismus als allgemein-physiologistische Erklärung von Lebenserfahrung die Nahtstelle zwischen Introjektion des Selbst und Reduktion der Welt. In dieser Problematik wendet sich Schmitz besonders gegen Kant, dessen Werk er als einen Höhepunkt der Subjekt-Objekt-Spaltung und eine Mystifikation des Physiologismus darstellt.[194] Für den Leib hat die Sinneswahrnehmung letztlich nur die „Funktion“, die Weite zu Sinnesfeldern mit Dimensionen und Abständen auszubauen. Bei seiner Distanzierung vom Physiologismus übergeht Schmitz allerdings die konstitutive

---

187 Schmitz, Der leibliche Raum, S. 203.
188 Ebd., S. 194.
189 Ebd., S. 206.
190 Rentsch, Heidegger und Wittgenstein, S. 274f.
191 Siehe S. 49 in dieser Arbeit.
192 Schmitz, Wahrnehmung, S. 5.
193 Ebd., S. 18.
194 Ebd., S. 19.

Bedeutung der körperlichen Sinne für die leibliche Wahrnehmung. Hier zeigt sich der neue Leib-Körper-Dualismus und konterkariert zugleich den Anspruch auf eine Überwindung der Hypostasen Innen und Außen.

Um den Neo-Reduktionismus und -Dualismus auszugleichen, zieht Schmitz für die Verbindung von leiblicher und räumlicher Weite die parapsychologischen Vorgänge des Fernschauens und Fernwirkens heran, womit abermals eine fundamentale Verkehrung der Konstitutionsverhältnisse verbunden ist.[195] *Fernschauen* ist „Kenntnisnahme von entfernten Vorgängen ohne Übermittlung durch physikalische Signale oder vorbereitende Informationen, aus denen der entfernte Vorgang erschlossen werden könnte."[196] Das *Fernwirken* als Einfluss, der im Zwischenraum ohne sinnliche Wahrnehmbarkeit übertragen wird, gliedert sich in Telepathie und Psychokinese. Diese betrifft die Bewegung unbelebter Objekte, jene den Einfluss auf Menschen oder Tiere. Hier wird suggeriert, dass der andere Mensch infolge des leiblichen Spürens auch ohne Begehung des Zwischenraums gefunden und getroffen wird, denn wie alle Objekte befindet er sich laut Schmitz in ein und derselben Weite.[197] Doch der Parapsychologie vorgängig ist die wirkliche Einbettung des Einzelnen in die Gemeinsamkeit von Sprache, Welt und Leben. Vom Baby im Mutterleib bis zum Leichnam im Sarg führt kein Weg hinter die Interexistenzialität, denn jeder Weg ist durch sie ermöglicht.

Während Schmitz mit dem Weiteraum besonders die Leibeskategorie der Weite ausbuchstabiert, gewinnt er aus der Richtungskategorie die zweite Form des leiblichen Raumes, den *Richtungsraum*. Vorbereitet durch die Artikulation des Weiteraums, stellt der Richtungsraum eine kompliziertere Weise des leiblichen dar: In ihm „gibt es den absoluten Ort als räumliche Gestalt der leiblichen Enge, ferner die Weite, wovon dieser absolute Ort sich abhebt, und schließlich die Richtung, die aus der Enge in die Weite führt."[198] Entsprechend ihrer leiblich vermittelnden Rolle zwischen Enge und Weite präsentiert sich die Richtung hier zwischen absolutem Ort und prädimensionaler Tiefe. Als Beispiel für den Richtungsraum dient der Aufblick zum Himmel während des Liegens unter einem Baum.[199] Indem der Blick dem Baum nach oben in den Himmel folgt, schlägt er eine Richtung ein, welche die sonst ungegliederte Weite zur oberen Gegend wandelt. Die Individuation der Weite zu *Gegenden* erfolgt durch die Relation

---

195 Parapsychologie wird hier im weitesten Sinne unter die empirischen Wissenschaften gezählt.

196 Schmitz, Der leibliche Raum, S. 208f.

197 Ebd., S. 212.

198 Ebd., S. 43.

199 Ebd., S. 54f.

des chaotischen Mannigfaltigen zur Enge, von der jede Richtung wegführt. Unter einer Gegend versteht Schmitz keinesfalls einen Ort, sondern höchstens eine Andeutung möglicher Orte. Die obere Gegend im angeführten Beispiel wird durch die Richtung nach oben aus der Weite herausgeschält, ohne dass hier Grenze, Lage oder Abstand festzustellen wären. Der vage Charakter der Gegenden rückt den Richtungsraum in eine instabile Lage zwischen Viel- und Eindeutigkeit:

> Er kann selbst in chaotischer Mannigfaltigkeit untergehen, wenn die individuierende Leistung der Richtungen mißglückt. Diese bilden dann ein chaotisches Mannigfaltiges.[200]

So gelangt Schmitz zu der Unterscheidung von *eingerichtetem und uneingerichtetem Richtungsraum*. In diesem können die Richtungen nicht differenziert werden, wie im Falle des Schwindels.[201] In jenem kommen den Richtungen Identität und Verschiedenheit zu. Der Begriff der Gegend aber wird hier dem Innerweltlichen[202] enthoben und in die metaphysisch anmutende Begrifflichkeit der Appräsenzdimension eingefügt. Auch die Richtung als etwas räumlich Ausgedehntes, das in Unbestimmtes verläuft, büßt ihre alltagssprachliche Konnotation ein. Es werden folgende *Richtungstypen* unterschieden: leiblich spürbare Richtungen, Richtungsbahnen leiblicher Richtungen, leiblich-geometrische und objektiv-geometrische Richtungen. *Leibliche Richtungen*, wie Blick, Atem oder Gebärde, sind unteilbar ausgedehnt, weisen aus der Leibesenge in die Weite und haben ein *unumkehrbares Gefälle*; in der maßlosen Weite gibt es keine Wendepunkte. Selbst nicht spürbar, bilden die *Richtungsbahnen* Orientierungspfade leiblich spürbaren Verhaltens: Die Bahnen des Schreitens, Greifens, Blickens oder Tastens sind hier zu nennen. Nach rechts, links, oben, unten, vorne und hinten weisen *leiblich-geometrische Richtungen*. Dieser Richtungstyp stellt eine geometrische Abstraktion der ersten beiden Typen dar, die primär ungeraden Linien folgen, und markiert so ein Randphänomen des Richtungsraums. Schließlich sind *objektiv-geometrische Richtungen* dem spürbaren Leib völlig enthoben und halten sich mit geometrischer Fixierung an gerade und gekrümmte Linien und Flächen. Als bekannteste Vertreter dieses Typs nennt Schmitz die vier Haupthimmelsrichtungen Norden, Süden, Osten und Westen.[203]

Im Übergang vom Richtungs- zum *Ortsraum* rückt der Typus leiblicher Richtungen wieder in den Mittelpunkt: Die an sich unumkehrbaren Richtungen des Blickens und Zeigens werden von ihren lokalisierten Objekten teilweise abgebrochen, sodass

---

200 Schmitz, Der leibliche Raum, S. 43.

201 Ebd., S. 220.

202 Heidegger, Sein und Zeit, S. 102f.

203 Schmitz, Der leibliche Raum, S. 55–57.

diese *partielle Terminierung* zur Grundlage der umkehrbaren Verbindungen zwischen den Objekten wird. – Der Gegenstand als Wortsinn des Objektbegriffs (lat. obicere - entgegenstellen) tritt hier deutlich hervor. Also ist der Ortsraum jene Form des leiblichen Raumes, zu der relative Orte mit Lage- und Abstandsbeziehungen zählen.[204] Der eine Teil leiblicher Richtungen, der am Objekt gestoppt wird, trägt entscheidend zur Ausbildung des Ortsraumes bei. Doch der andere Teil, welcher dem unumkehrbaren Gefälle gemäß über den *Richtungsterm* hinausgeht, bleibt stets dem Richtungsraum zuzuordnen. So erfolgt die Konzentration auf die Umgebung nicht im Sinne mathematischer Stellen, sondern in Gestalt leiblicher Ziele:

> Substrate der Konstruktion eines Systems relativer Orte [...] sind primär nur als Blick-Greif- Schreitziele oder dergleichen zugänglich, also sozusagen als Zwischenfälle, die im Verlauf leiblicher Richtungen eintreten, als Terme, worauf diese stoßen.[205]

Wie jede leibliche Richtung an ihrem Term zugleich „vorbeiquillt"[206] und sich partiell in Weite verliert, führt Schmitz besonders am Beispiel des Blickes aus: Der verträumte Blick verhält sich zum ganzen Gesichtsfeld wie der gesammelte Blick zum seitlichen Gesichtsfeld.[207] Der Andere als Blickender und Angeblickter, als Greifender und Ergriffener bleibt dabei allerdings unbestimmt.

Weite-, Richtungs- und Ortsraum bestimmen die *Struktur* des leiblichen Raumes. Sie folgen einer Hierarchie steigender Komplexität, beginnend mit dem Weiteraum als einfachster Form. Der Ortsraum ist insofern in den Richtungsraum eingebettet, als er einer Richtungsterminierung entspringt und so als Zwischenfall vom Gefälle der Richtungen abhängt, aber nicht vice versa. Der Richtungsraum geht wiederum auf den Weiteraum zurück, denn aus der Enge in die Weite erstrecken sich alle leiblich spürbaren Richtungen. Die leibliche Raumstruktur mit ihren Schichten und Übergängen wird im folgenden Schema dargestellt:

Schicht	Vorbereitung der nächsten Schicht	Übergang zur nächsten Schicht
Weiteraum	Artikulation	Richtung
Richtungsraum	Einrichtung	Terminierung
Ortsraum		

204 Schmitz, Der leibliche Raum, S. 45.
205 Ebd., S. 74.
206 Ebd., S. 77.
207 Ebd.

Angesichts der Betrachtung von leiblichen Richtungen und deren Zielen stellt sich die Frage nach der Bewegung, deren Rekonstruktion durch Schmitz im folgenden Kapitel behandelt wird.

2.3.1 Das motorische Körperschema

Das Forum der *Bewegung* sieht Schmitz primär im Richtungsraum, denn die „Flüssigkeit aller freien Gliederbewegung ist dadurch bedingt, daß die Richtungen, in der wir unsere Glieder dabei führen, schon im leiblichen Richtungsraum festgelegt werden können, also ohne Beteiligung der Lage- und Abstandsbeziehungen, die erst im Ortsraum vorkommen."[208] Zur richtungsräumlichen Verankerung des motorischen Verhaltens greift Schmitz den Terminus des Körperschemas auf, welcher auf Paul Schilder (1886–1940) zurückgeht:

> Als Körperschema bezeichne ich das Raumbild, das jeder von sich selber hat. Man darf annehmen, daß dieses Schema in sich enthalte die einzelnen Teile des Körpers und ihre gegenseitige räumliche Beziehung zu einander.[209]

Diese Definition wird präzisiert, sodass unter dem *Körperschema* ein vorbegriffliches Wissen von Gestalt und Gliederung des eigenen Körpers zu verstehen ist. Es speist sich aus einer Verbindung zwischen Leibinseln und optisch-taktilen Vorstellungsbildern: Das Sehen und Tasten des eigenen Körpers ergänzt teils die gespürte Inselstruktur, teils verdeckt es sie mit Selbstverständlichkeit. Im Kern jenes Wissens liegt also ein in sich korrelierendes System räumlicher Orientierung am eigenen Körper, dessen Glieder sich damit auch in Dunkelheit unmittelbar finden können.[210] Wie bereits bei der Introjektion geschehen[211], übernimmt Schmitz mit dem Körperschema einen Terminus der Psychoanalyse und sucht dessen Gehalt nach Maßgabe seiner Phänomenologie zu ändern. Doch sowohl das Körperschema als auch die Introjektion sind schon allein ihrem wörtlichen Sinn nach Vertreter

---

208 Schmitz, Der leibliche Raum, S. 62.

209 Zit. nach: Ders., Leib, S. 25.

210 Schmitz, Der Leib im Spiegel der Kunst, S. 11 und S. 13f.

211 Für Schmitz bedeutet Introjektion die philosophiegeschichtliche Verlagerung des Erlebens in eine fiktive Innenwelt. Siehe S. 11 in dieser Arbeit. In der dualistisch geprägten Psychoanalyse Freuds und Ferenczis hingegen wurde dieser Terminus in einem ontogenetischen Rahmen gebraucht. Freud, Sigmund: Massenpsychologie und Ich-Analyse, S. 120 und S. 125. Ders., Der Untergang des Ödipuskomplexes, S. 399, in: Freud, Anna (Hrsg.): Gesammelte Werke, Bd.13, Frankfurt am Main 1999. Ferenczi, Sándor: Introjektion und Übertragung, Bremen 2012.

des Körper-Seele-Dualismus. Von diesem kann sich das System der Philosophie auch nicht durch ein vermeintlich vorbegriffliches Leibwissen lösen, setzt doch ein Ausdruck wie das Vorbegriffliche die Sprachlichkeit je schon voraus.

Das körperschematische Wissen kennt zwei Grundbestimmungen: Als *perzeptives Körperschema* ist es eine bildhaft-ortsräumliche Vorstellung von der Gestalt des eigenen Körpers. Als *motorisches Körperschema* hingegen bedeutet es die zwanglose und sichere Eigenbewegung, bei der Ausmaß, Anordnung und Festigkeit der Körperteile auch ohne anschauliche Vergegenwärtigung präsent sind.[212] Während die Räumlichkeit des perzeptiven Schemas als „Räumlichkeit irgend eines Vorstellungsbildes"[213] nicht weiter problematisiert wird, wirft Schmitz bezüglich der Räumlichkeit des motorischen Körperschemas die Frage auf: „In welchem Raum befindet sich das Gewußte dieses Wissens?"[214] Er nimmt den Richtungsraum als Antwort vorweg und argumentiert wie folgt: Die Suche nach einem letzten Bezugsort des als selbstverständlich erachteten absoluten Unten und Oben der Glieder gelangt weder bei Édouard Claparède (1873–1940), Jakob von Uexküll (1864–1944) noch bei Schmitz selbst zu einem befriedigenden Ende:

> Ich sehe mich weder dazu in der Lage, mit Sicherheit einen letztinstanzlich maßgebenden Nullpunkt für das gesamte normale, primitive Körperschema bei ungestörtem leiblichem Befinden dem relativen Ort nach zu bestimmen, noch dazu, die Existenz eines solchen letzten Anhaltspunkts der Orientierung zu bestreiten [...][215]

Dieses Eingeständnis der *Unauffindbarkeit des Nullpunkts der Orientierung* führt zum Ausschluss des Ortsraums, mit dessen umkehrbaren Objektverbindungen der letzte Bezugsort der Gliederbewegung leicht zu bestimmen wäre. Das Paradox, dass der „Ichort"[216] einerseits das Zentrum von allen die Körperteile durchlaufenden Richtungen ist, andererseits aber nicht aufgefunden werden kann, erlaubt nur noch den Gedanken einer einseitig zentrifugalen Orientierung. Und diese kann allein der Richtungsraum mit seinem unumkehrbaren Gefälle leisten. Also lautet das Ergebnis: „Das motorische Körperschema ist richtungsräumlich, nicht ortsräumlich gegliedert."[217] Es gilt aber, diesem soziokulturellen Defizit, mit welchem das Ich bei Schmitz notwendig im Dunkeln bleiben muss, die folgenden Beispiele

---

212 Schmitz, Der leibliche Raum, S. 240.

213 Ebd.

214 Ebd.

215 Schmitz, Der leibliche Raum, S. 243.

216 Ebd., S. 244. Der absolute Ort ist das individuierte Hier des Ich. Siehe das Schema zur Appräsenzdimension auf S. 39 in dieser Arbeit.

217 Schmitz, Der leibliche Raum, S. 245.

entgegenzuhalten: Das Streicheln des Babys an Kopf und Füßen, das erste aufrechte Gehen an den Händen der Eltern oder die Wegbeschreibung durch einen Passanten. Wie sollte orientierte Bewegung hier allein aus dem eigenen Leib heraus generiert sein?

Für das motorische Körperschema wird das *Bild der Partitur* herangezogen. Der „Ichmittelpunkt"[218] verhält sich zu den Körperteilen wie ein unsichtbarer Dirigent zu einem Orchester mit wechselnder Besetzung. Unter Akzeptanz eventueller Ergänzungen der richtungsräumlichen durch die ortsräumliche Orientierung differenziert Schmitz das Werk jenes Ich-Dirigenten weiter aus: Anders als *die sensorisch gebundene Eigenbewegung* ist die *freie Eigenbewegung* dem beständigen Fokus auf einen sinnlich wahrgenommenen Gegenstand enthoben. Zum Beispiel ist das Gehen zwar auf die Wahrnehmung des Bodens angewiesen, doch rückt derselbe nicht in den Mittelpunkt des Interesses wie die Skulptur für einen Bildhauer. Die freien Eigenbewegungen werden in *planvolle und planlose freie Eigenbewegungen* unterteilt. Während erstere unzähligen subtilen Zwängen unterliegen, erfolgen die planlosen Bewegungen als „Auswirkungen der Impulse leiblicher Richtung in den durch das motorische Körperschema vorgezeichneten Bahnen"[219]. Besonders deutlich wird diese Bewegungsart an der *Gebärde*, in welcher sich der Leib frei entfaltet. Doch mit der Metaphorik von Dirigent und Orchester erreicht Schmitz abermals keine Behebung seiner reduktionistisch-dualistischen Übersteigerung der Methode, sondern bleibt im Gegenteil der Tradition verhaftet, wo das Bild einer unsichtbaren Seele hinter den sichtbaren Körpervorgängen häufig Verwendung gefunden hat.[220]

Das motorische Körperschema stellt eine Spezialisierung des Richtungsraums dar, die nicht nur das Sich-Zurechtfinden des eigenen Leibes anleitet, sondern auch eine Fortsetzung der Leiblichkeit in der Gebärde vorzeichnet.[221] Hier bietet sich die Gelegenheit, eine weitere Vorstufe des Ergebniskonzepts dieser Arbeit zu betreten. Folgende Textstelle erinnert zunächst an die Herkunft der Richtung, wie sie auch für das motorische Körperschema zu konstatieren ist:

> [...] Richtungen gehen aus der Enge des Leibes in unbestimmte Weite hervor, aus der sie Gegenden herausschälen, und sind keiner Umkehrung fähig. Sie durchlaufen die eigenen Glieder, denen sie mögliche Bahnen der Bewegung vorzeichnen, und setzen

218 Schmitz, Der leibliche Raum, S. 246.

219 Ebd., S. 262.

220 Ficino, Marsilio: Über die Liebe oder Platons Gastmahl, übers. von Karl Paul Hasse, Hamburg 1984, S. 105.

221 Schmitz, Der leibliche Raum, S. 248 und S. 266.

> dadurch diese Glieder, die für das eigene Spüren je eigene absolute Orte besitzen, zur Weite in die Beziehung, aus diesen absoluten Orten auf vorgezeichneten Bahnen hervorgehen zu können.[222]

Es bleibt die Enge des Leibes als räumliche Konkretion der primitiven Gegenwart, aus welcher die Richtungen in Weite führen. Sensorisch ungebundene Eigenbewegungen ergeben sich aus „Impulse[n] leiblicher Richtung“[223], die nicht wesentlich von jenem „Weg!“-Impuls verschieden sind, der jede Leibesregung einleitet, und dessen Zentrifugalität in Angst oder Schmerz sein Maximum erreicht. Der mit Störbarkeit, Doppelseitigkeit und Ausweglosigkeit umschriebene Interexistenzialcharakter des Leibes lässt sich also insofern ergänzen, als das Negativ-Moment *„Weg von der Enge!“* ein Konstituens des zwischenräumlichen *Weges zum Anderen* ist. Die leibliche Verklammerung der faktischen Negativität der Enge mit einer Praxis des Sich-Aufeinanderzubewegens lässt sich besonders treffend mit der Aufschlüsselung des englischen „Away“ in „A way“ formulieren.[224]

2.3.2 Interexistenzialität und leiblicher Raum

Die leibliche Räumlichkeitserfahrung kann nach Schmitz drei Formen annehmen: Weite-, Richtungs- und Ortsraum. Dabei wird der Raum insofern auf den Leib reduziert, als dieser ein Apriori für die Erfahrung von jenem darstellt. Hierfür werden Fernschauen und Fernwirken, Größen der Parapsychologie, angeführt, womit sich der fundamentale Fehler einer Vertauschung der Konstitutionsverhältnisse wieder einschleicht; keine empirische Disziplin kann etwas Konstitutives zur Räumlichkeit beitragen, da diese jeder Verwissenschaftlichung vorgängig ist.[225] Der Richtungsraum wird entgegen der Sprachlichkeit zu einem vorbegrifflichen Bewegungswissen in Gestalt des motorischen Körperschemas spezialisiert, wobei dieser Ausdruck der dualistisch geprägten Psychoanalyse entstammt. Allerdings lässt sich die Negativität des einseitigen Fluchtimpulses weg von der Enge mit einem räumlichen Weg zum Anderen und vom Anderen zu mir verbinden.

---

222 Schmitz, Der leibliche Raum, S. 248.

223 Ebd., S. 262.

224 Dieser sprachliche Aufweis ist inspiriert von dem Lied „Away“ der Musikgruppe „Neurosis“, zu hören an neunter Stelle auf dem Album „Times of Grace“, erschienen 1999.

225 Schmitz, Der leibliche Raum, S. 34 und S. 253. Wie sich der leibliche Raum mit Drogenvergiftungen und anderen medizinisch-psychologischen Versuchsreihen belegen lassen soll, ist mir unklar. Denn die Räumlichkeit konstituiert erst jegliche empirische Wissenschaft, aber nicht vice versa.

Des Weiteren sind folgende Kritikpunkte zu nennen, deren erster auf die Abspaltung des Körperlichen zurückweist.[226] Diese hebt Schmitz scheinbar wieder auf, indem er die leibliche Richtung in Bezug zu den körperlichen Gliedmaßen setzt. Doch gleichzeitig wird das Philosophem einer geradezu ontologisch verhärteten Leib-Körper-Trennung beibehalten, sodass sich über den verkörperlichten Richtungsbegriff ein äußerst prekäres Spannungsfeld eröffnet. Einerseits ist zu lesen, der Leib sei entgegen dem Körper flächen- und grenzenlos.[227] Andererseits wird dieses Proprium, welches Schmitz die Gleichsetzung von leiblicher und räumlicher Weite erlaubt, durch folgende Formulierungen konterkariert: „Aufenthalt im Weiteraum“[228], „Eigenart und kategoriale Fügung des den Leib umgreifenden Raumes“[229], „ohne den Zwischenraum zu betreten“[230], „Überbrückung des Abstands im Raum“[231] und „in ebenso konkret räumlichem Sinn“[232]. Aufenthalt, Umgreifen, Zwischenraum, Abstand und Konkretion implizieren jene Abgrenzung, welche nur die Haut des Körpers leisten kann. Das *Spannungsfeld zwischen der Abspaltung des Körperlichen und der richtungsräumlichen Wiederaufnahme des Körpers* äußert sich schließlich in solchen diffusen Umschreibungen: „die spürbar beteiligten Körperteile“[233], „des eigenen phänomenalen Körpers“[234] und „organische Fortsetzungen des motorischen Körperschemas“[235]. Körperteile sind aber nicht spürbar, sondern dem eigenleiblichen Spüren nur als Leibinseln des körperlichen Leibes zugänglich, so der bisherige Duktus von Schmitz’ Analyse. Ein phänomenaler Körper stellt vor dem Hintergrund der Schmitz’schen Definition sogar eine contradictio in adiecto dar.[236] Und die organische Fortsetzung eines leiblichen Bewegungswissens ist ohne metaphysische Spekulationen gänzlich undenkbar.

Am repräsentativsten für dieses Spannungsfeld ist das Eingeständnis von Schmitz, dass der Übergang von Leibesregungen wie dem Blick zur körperlichen

---

226 Siehe S. 50 in dieser Arbeit.
227 Werhahn, Neue Phänomenologie, S. 22.
228 Schmitz, Der leibliche Raum, S. 54.
229 Ebd., S. 33.
230 Ebd., S. 210.
231 Ebd., S. 212.
232 Ebd., S. 244.
233 Ebd., S. 246.
234 Ebd.
235 Schmitz, Der leibliche Raum, S. 266.
236 Ders., Der Leib, S. 25 und S. 55. Zwischen Organen und Körperteilen sehe ich keinen Unterschied.

Bewegung insofern phänomenologisch rätselhaft bleibt, als die Mitnahme von Körperteilen durch Leibinseln noch nicht geklärt ist.[237] Die prekäre Mittelposition „des optisch-motorischen Lebens“[238] zwischen Leib und Körper geht unter anderem auf den begriffsgeschichtlichen Aspekt zurück, dass die Bedeutung des motorischen Körperschemas selbst zwischen ganzheitlicher und partieller Betrachtungsweise schillert: Ab 1900 wandten sich Psychiatrie und Neurophysiologie der Körperwahrnehmung zu und sahen darin ein Exemplar für eine nicht-additive Zusammensetzung der Bewusstseinselemente sowie für die Gesamtheit der Körperempfindungen und -vorstellungen. Doch von ihrem neurologischen Bezug auf die Gehirnareale rückte die Erarbeitung des Begriffs vom Körperschema dabei nicht ab.[239] Insgesamt ist also festzuhalten, dass die Materie in der Phänomenologie von Schmitz immer noch keinen sicheren Platz hat.

Der zweite Kritikpunkt problematisiert erneut die Unterscheidung von Innen und Außen[240], welcher Schmitz trotz seines Strebens nach Überwindung der Introjektion auf eigentümliche Weise verhaftet bleibt. Im Kontext der Räumlichkeit wendet er sich zunächst gegen Kants einseitig äußerliche Raumbestimmung, wobei allerdings nur die Kritik der reinen Vernunft konsultiert wird. Kants vorkritische Auseinandersetzung mit den Raumgegenden kommt nicht zur Geltung, obwohl sie unter anderem zu dem Ergebnis kommt, dass die Realität des Raumes „dem innern Sinne anschauend gnug ist“[241]. Sodann spielt Schmitz mit seiner Kant-Kritik weiterhin der Introjektion in die Hände:

> Offenbar hat Kant seine Idee des Raumes konzipiert, indem er nach draußen blickte, nicht etwa, indem er leiblich spürend gleichsam in sich hineinhorchte und dabei die Weite des Leibes entdeckte.[242]

Es scheint, als bliebe diese Innerlichkeit die Domäne des Leibes, wenn Schmitz schreibt, der Körper sei „irgendwie in Äußerlichkeit abzurücken[...]“[243]. Der

237 Werhahn, Neue Phänomenologie, S. 27. Schmitz, Leib, Raum und Gefühle, S. 31.

238 Ders., Der leibliche Raum, S. 291.

239 Artikel „Körperschema“, in: Ritter, Joachim (Hrsg.): Historisches Wörterbuch der Philosophie (= Historisches Wörterbuch der Philosophie in 13 Bänden, Basel 1971–2007, Bd.4), Basel 1976, S. 1134. Schmitz, Unerschöpflicher Gegenstand, S. 289.

240 Siehe S. 50 in dieser Arbeit.

241 Kant, Immanuel: Von dem ersten Grunde des Unterschiedes der Gegenden im Raume (= Weischedel, Wilhelm (Hrsg.): Immanuel Kant. Werkausgabe, Bd.2, Zweiter Teil), Frankfurt am Main 1988, S. 1000.

242 Schmitz, Der leibliche Raum, S. 33.

243 Ebd., S. 228.

leiblichen Innerlichkeit entspricht der sogenannte Ich-Ort.[244] War es unter dem ersten Kritikpunkt die Verkörperlichung des Richtungsbegriffs, die das Leib-Körper-Spannungsfeld eröffnete, so ist es nun also die Verräumlichung des Ich-Begriffes, mit welcher sich das *Verhaftet-Bleiben gegenüber der Introjektion* fortsetzt. Zwar scheint die Trennung von Innen und Außen dem Ich in seiner absoluten Örtlichkeit fremd zu sein, denn „[d]ieser Ort wird [...] von dem freilich ganz unbestimmt gelassenen anderen [...] ohne räumliche Orientierung unterschieden."[245] Doch das Ich des Menschen, „das ja durchaus räumlich ist"[246], wird an anderer Stelle beschrieben, „wenn es sich bei einem lebhaft gerichteten Vollzug ganz in ein peripheres Glied verlegt [...]. Auch bei solcher Identifizierung mit einem Glied oder einer Leibesinsel bleibt aber die [...] Orientierung [...] richtungsräumlich; das Ich befindet sich auch dann an einem absoluten Ort im Zentrum eines Gefüges von Richtungen, die in die Weite ausstrahlen."[247]

Eine Verlagerung des Ich in einen Körperteil bedeutet aber eine körperliche Grenze, womit das Ich weiterhin dem Innen zugeordnet werden muss. Das Außen ist gleichsam der Radius der Richtungen, die vom inneren Zentrum ausstrahlen. Schließlich führt die Gleichsetzung von Ich und Körperteil zu dem Widerspruch von unteilbarem Leib und teilbarem Körper, wie er bereits unter dem ersten Kritikpunkt behandelt worden ist.

In einem engen Zusammenhang mit der eigentümlichen Perpetuierung der Introjektion steht der dritte Kritikpunkt. Im Rückbezug auf die Unauffindbarkeit des Nullpunkts der Orientierung[248] ergibt sich ein *Defizit an menschlicher Selbstreflexivität.*[249] Es besteht darin, dass das unumkehrbare Richtungsgefälle eine rückläufige Erhellung des Ich-Raumes unmöglich macht, und dass die permanente Ausstrahlung der leiblichen Richtungen keine Selbstdistanzierung zulässt. Selbst im Falle des Einschlafens verschreiben sich zumindest die Regungen ihrer Richtung in die Weite. Die irreversible und permanente Gerichtetheit des Leibes steht einer Relativierung des Ich so „merkwürdig hartnäckig"[250] im Weg, dass Schmitz zu einem quasi-fatalistischen Verständnis neigt: Der Leib bedeute „das Schicksal

---

244 Schmitz, Der leibliche Raum, S. 244.

245 Ders., Gegenwart, S. 208.

246 Ders., Der leibliche Raum, S. 228.

247 Ebd., S. 247.

248 Siehe S. 58 in dieser Arbeit.

249 Selbstreflexivität ist hier als absolute Metapher im Rahmen der menschlichen Existenz zu verstehen. Ansonsten würde ein solcher Terminus nur allzu schnell dem Spiegelkabinett eines isolierten Bewusstseins verfallen.

250 Schmitz, Der leibliche Raum, S. 250.

[…], zwischen Enge und Weite in der Mitte zu stehen und weder von dieser noch von jener ganz loszukommen“[251]. Das Unverfügbare der Ausstrahlung erinnert Schmitz an die unfreiwillige Heilung einer Frau durch Jesus, wobei jene dessen Gewand berührt und damit in seinen leiblichen Wirkungskreis gerät.[252] Schmitz beschreibt dies als „einen fremden Zugriff, der ihn nicht körperlich erreicht“[253], den Jesus aber „als Ausfluß von Kraft aus sich leiblich spürt, ohne ihn wahrgenommen zu haben“[254]. Statt solch literarischer Ausführungen sind Beispiele aus Alltagssituationen zu nennen, um sich einer soziokulturellen Einbettung beziehungsweise Erhellung des Ich anzunähern: der strenge Blick und die mahnende Stimme der Eltern bei einem Fehler des Kindes, der Ruf, den ein Jugendlicher in seiner Clique hat, die Verführung durch eine Frau, die Wahl zwischen Kindern und Karriere, vor welche beide Seiten eine Mutter stellen, oder ein Gespräch beim Psychologen.

Die Initiative zum Selbstverhältnis scheint dem Menschen vollends entrissen, wo sich die Rothacker'sche Vorprägung im Sinne einer graduellen Tier-Mensch-Differenz zu einer biologisierenden Tendenz auswächst. So werden Kleinkinder in Analogie zum Tier gesetzt, Sprechchöre mit tierischem Schwarmverhalten verglichen, potenzielle Sprecher einer Gattung zugewiesen, Nebenmenschen als Klasse eingegrenzt und Situationen des chorischen Sprechens als rudimentär bezeichnet.[255] Aus der fatalistischen und der biologisierenden Tendenz ergibt sich ein Richtungsgefüge mit vitalistisch-instinktivem Charakter, der es dem Menschen unmöglich macht, sich selbst zu adressieren. So bleibt bei Schmitz zunächst unklar, worüber sich ein heranwachsendes Kind überhaupt erheben kann.[256]

Die Interexistenzialanalyse des leiblichen Raumes hat folgendes zu Tage gefördert: Der Neo-Reduktionismus äußert sich in einer Ableitung der Räumlichkeit aus der Leiblichkeit. Dem ist entgegenzuhalten, dass der Raum als Möglichkeitsbedingung des Sich-Zeigens von etwas im gleichen Maße irreduzibel ist wie der Leib, welcher den Erfahrungsweisen der Phänomene vorgängig ist. Auf räumlicher Ebene induziert die Hypostasierung der sich exklusiv auf den Leib richtenden Methodik eine Verfestigung der weiten, gerichteten und örtlichen Erfahrungsmodi zum

---

251 Schmitz, Leib, S. 340.

252 Mk 5, 25–34.

253 Schmitz, Hermann: Die Aufhebung der Gegenwart (= System der Philosophie, Bd.5), Bonn 1980, S. 25.

254 Ebd.

255 Schmitz, Aufhebung der Gegenwart, S. 39, S. 43 und S. 65. Ders., Das Göttliche und der Raum, S. 501.

256 Ders., Leib, S. 319.

Weite-, Richtungs- und Ortsraum. Diese Spur seines Neo-Reduktionismus sucht Schmitz mit einer kryptisch-parapsychologischen Schreibweise im Blick auf den Weiteraum und mit der Dirigent-Orchester-Metapher hinsichtlich des Richtungsraums zu überdecken. Doch in diesem Fall bleibt Schmitz dem Körper-Seele-Dualismus verhaftet, zumal das Ich, der bildliche Dirigent des Körperorchesters, verräumlicht wird. Und im Falle des Weiteraums sitzt Schmitz dem fundamentalen szientistischen Kategorienfehler auf. Die infolge der Bewegungsproblematik notwendig gewordene Reintegration des Körperlichen bringt den tradierten Dualismus in Gestalt des Körperschemas mit sich, wofür Schmitz' Vorbegrifflichkeit jenes Schemas keine Therapie bieten kann. – Es führt kein Weg hinter die Sprache. Die Verkapselung des Ich zum Auge eines Sturms ausstrahlender Richtungen wird mit einem outrierten Fatalismus und Biologismus unterlegt. Stattdessen ist eine situativ-soziokulturelle Einbettung des leiblichen Ich vorzunehmen, um dessen Selbstzugang zu gewährleisten. Schließlich lässt sich die leiblich-interexistenzielle Verzahnung von Negativität und Praxis durch die konstitutive Bedeutung des „Weg!"-Impulses (von der Enge) für die Bewegung der Menschen untereinander ergänzen. Letzteres sei zum eigenen Konzept vorweggenommen. – Interexistenzialität und Holismus werden von Schmitz' Raumanalysen nicht erreicht.

2.4 Der Gefühlsraum

Der Begriff des Gefühls hatte in Antike und Mittelalter keinen eigenständigen Status. Sowohl Gemütszustände wie Lust und Unlust als auch Gemütsbewegungen wie Liebe, Hass oder Furcht wurden mit den Ausdrücken „pathos" (πάθος) und „passio", ferner „affectus" und „affectio" umschrieben.[257] Noch in der Neuzeit fand das Gefühl zunächst keine eindeutige Verwendung: Bei Descartes steht das „sentiment"[258] für Leidenschaften wie Freude oder Zorn und für Empfindungen wie Hunger oder Durst. Im 18. Jahrhundert kam es zu einer genaueren Begriffsreflexion, sodass zwischen moralischer und ästhetischer Bedeutung unterschieden wurde. Besonders Alexander Gottlieb Baumgarten (1714–1762) prägte das Verständnis des ästhetischen Gefühls, das Schönheit vergegenwärtigt und als Lust an der Vollkommenheit das moralische Gefühl fördert. Kant dagegen grenzte die dem Gefühl vom „inneren Sinn"[259]

257 Artikel „Gefühl", in: Ritter, Wörterbuch der Philosophie, Bd.3, Basel 1974, S. 82.

258 Descartes, René: Die Leidenschaften der Seele, übers. von Klaus Hammacher, Hamburg 1996, S. 43 und S. 49.

259 Kant, Kritik der Urteilskraft, S. 68.

entspringende Lust am Schönen von einer objektiv gedachten Vollkommenheit der Welt ab und setzte die Gefühle Lust und Unlust allein in Beziehung zum Subjekt, das auf diese Weise gewissermaßen sich selbst fühlt. Die psychologische Reflexion des Gefühls im 19. und 20. Jahrhundert wurde von Johannes Nikolaus Tetens (1736–1807) vorbereitet, der eine Dreiteilung der Seelenvermögen in Verstand, Gefühl und Wille entwarf. Wilhelm Wundt (1832–1920) wies mit seiner Unterscheidung von „Partial-Gefühlen" und „Total-Gefühl"[260] auf übergreifende psychische Zusammenhänge voraus. Als Möglichkeitsbedingung des Gefühls konzipierte Theodor Lipps (1851–1914) das reale Ich, während Felix Krueger (1874–1948) eine transphänomenale psychische Struktur annahm und damit die Ganzheit des Seelenlebens betonte. Und bis zur Stunde ist das Gefühl unter die Begriffe mit der undeutlichsten Verwendung einzuordnen. An diesen kurzen Abriss der Begriffsgeschichte lässt sich Hermann Schmitz wie folgt anschließen:

> Gefühle gelten als ausgezeichnet subjektive, höchst persönliche Vorkommnisse im Leben des Menschen. Worin besteht diese Subjektivität? Die überlieferte, übliche Meinung antwortet mit der Introjektion: Gefühle seien etwas Innerliches, das der Seele oder dem Bewußtsein des von ihnen betroffenen Menschen angehöre.[261]

So breit das Spektrum an Gefühlsdeutungen auch ist, sind doch die meisten der im obigen Abriss aufgeführten Denker Vertreter der Dichotomie von Körper und Seele. So verdinglichten sie auch die Gefühle zu Seelenkomponenten im Inneren des Menschen. Welche andere Antwort auf die Frage nach der Subjektivität der Gefühle Schmitz geben wird, ist umso interessanter, zumal einerseits der leibliche Raum ein Subjektivitätsdefizit gezeigt hat und andererseits der Gefühlsraum die Introjektion endgültig widerlegen soll.[262] Die Öffnung des traditionellen Seelenkokons der Gefühle beginnt für Schmitz mit dem dargelegten Rückgang vom Ortsraum zum Richtungs- und Weiteraum. Über seine leibliche Bestimmung hinaus bekommt der Richtungsbegriff eine gefühlsmäßige Bedeutung. Es wird zwischen leiblicher und *Gefühlsrichtung* unterschieden:

> Zu dieser Räumlichkeit gehört nämlich wesentlich der Richtungscharakter der Gefühle [...], die aus ungewisser Weite über den Menschen kommen, ihn ergreifen und mit sich ziehen. So etwas gibt es nicht bei den leiblichen Richtungen. Diese führen aus der Enge des Leibes in die Weite.[263]

260 Zit. nach: Artikel „Gefühl", in: Ritter, Wörterbuch der Philosophie, Bd.3, S. 94.
261 Schmitz, Gefühlsraum, S. 403.
262 Siehe S. 27 in dieser Arbeit.
263 Schmitz, Der leibliche Raum, S. 32.

Während also leibliche Richtungen der primitiven Enge entspringen, entbehren die gefühlsmäßigen Richtungen jeglicher Quelle. So trägt der Richtungsraum gewissermaßen januskôpfigen Charakter: Die leibliche Seite blickt aus der Enge in die Weite, die gefühlsmäßige empfängt die Weite in der Enge. Mit „dieser Räumlichkeit" meint Schmitz die *Räumlichkeit der Gefühle*, welche im Gegensatz zum Richtungsraum nicht das Forum der von Enge in Weite gerichteten Regung, sondern der abgründigen Erregung ist.[264] Diese *Abgründigkeit* gestaltet sich nach Art der *Atmosphäre*, sodass Schmitz zu folgender Definition gelangt:

> Gefühle [sind] ortlos ergossene Atmosphären […], die einen Leib, den sie einbetten, in der Weise des affektiven Betroffenseins heimsuchen, wobei dieses die Gestalt der Ergriffenheit annimmt.[265]

Jener Raum, in dem sich die Gefühle als Atmosphären ausbreiten, ist der *Gefühlsraum*. Obwohl er ebenso wie der Richtungsraum ein und dieselbe maßlose Weite zum Hintergrund hat, ist er durch seine Abgründigkeit scharf vom Richtungsraum abzugrenzen. Insgesamt lauten die Eigenschaften des Gefühlsraumes Gerichtetheit von Weite in Enge, Unteilbarkeit und Abgründigkeit. In diesem Sinne ist es zu verstehen, wenn Schmitz schreibt, dass „der Raum, in dem sich die Gefühle ausbreiten, […] sehr wohl ein Weiteraum oder ein Richtungsraum sein kann."[266] Einen Ortsraum der Gefühle kann es nicht geben, sind diese doch geschlossen und ohne Ort. Während der Körper im Terminus des körperlichen Leibes einer Differenzierung des Leibinselgefüges dient, taucht die Seele in den sogenannten „seelischen Gefühlen"[267] als Signatur der Ortlosigkeit wieder auf. Doch mit der Abgründigkeit handelt sich Schmitz erneut eine absolute Metapher ein[268], die mit dem tradierten Innenleben unlösbar verbunden ist. Darüber geben folgende Textstellen, in denen auch das Wasserbild vorkommt[269], Auskunft:

> Deine Fluten rauschen daher, und eine Tiefe ruft die andere; alle deine Wasserwogen und Wellen gehen über mich.[270]
>
> Ein Meister, der am allerbesten von der Seele gesprochen hat, sagt, daß das gesamte menschliche Wissen niemals darein eindringt, was die Seele in ihrem

---

264 Schmitz, Gefühlsraum, S. 359.
265 Ebd., S. 343.
266 Ebd., S. 192.
267 Schmitz, Der Leib im Spiegel der Kunst, S. 9.
268 Blumenberg, Hans: Paradigmen zu einer Metaphorologie, Frankfurt am Main 1998, S. 53 und S. 75.
269 Siehe S. 44f. in dieser Arbeit.
270 Ps 42,8.

Grunde sei. [...] Wissen wir doch nichts von dem, wo die Kräfte aus der Seele in die Werke ausgehen [...] Was die Seele in ihrem Grunde sei, davon weiß niemand etwas.[271]

Da ruhest du in wahrer Verlorenheit deiner selbst. „Abyssos abyssum invocat“: ein Abgrund ruft es dem anderen zu: Der geschaffene Abgrund lockt mit seiner Tiefe und mit der Einschau in sein eigenes Nichts den unerschaffenen Abgrund in sich hinein; und da fließt der eine Abgrund in den anderen Abgrund, und es wird da ein einiges Eins.[272]

Und wenn du lange in einen Abgrund blickst, blickt der Abgrund auch in dich hinein.[273]

Seinen Reduktionismus und Dualismus kann Schmitz mit dieser Metasprache also nicht kompensieren, rekurriert sie doch auf die Seele und damit strukturell immer auch auf den Körper. Vielmehr bahnt sich über die Leib-Körper-Spaltung hinaus ein neuer Dualismus zwischen Leib und Gefühl an.

2.4.1 Eine Struktur in Analogie zum leiblichen Raum

Schmitz' Alphabet der Leiblichkeit stellt eine *analytische Klassifikation* dar: Enge, Weite, Engung, Weitung, Richtung, Spannung, Schwellung, Intensität, Rhythmus, Ökonomie, protopathische und epikritische Tendenz, Leibinselbildung und -schwund sind Grundelemente des Leibes, deren kombinatorische Möglichkeiten den Nuancenreichtum der Leibesregungen bestimmen. Entgegen der bloß *generischen Klassifikation* zieht die analytische Art der Unterteilung nicht nur eine statische Grenze zwischen Arten und Gattung, sondern berücksichtigt auch die Dynamik möglicher Übergänge zwischen den Arten. So geht Schmitz im Blick auf die Gefühle ebenfalls analytisch vor. Im Bereich des Leibes wird die Gattung der Leibesregung generisch in ganz- und teilheitliche Regungen gegliedert, wobei das analytische Leibesalphabet zugleich die Wandlungen dieser Regungen einschließt. Dem entspricht die Unterscheidung der Gattung des Gefühls in die Arten reine Stimmung, reine Erregung und intentionales Gefühl. Die Dynamik der Übergänge umfasst hier ein Gefühlsalphabet.[274] Mit der analytischen Klassifikation lehnt sich

271 Hochheim, Eckhart von: Predigt 7, in: Haug, Walter (Hrsg.): Bibliothek des Mittelalters, Bd.20, Frankfurt am Main 1993, S. 93 und S. 95.

272 Tauler, Johannes: Vom gottförmigen Menschen. Eine Auswahl aus den Predigten, Stuttgart 1961, S. 77.

273 Nietzsche, Friedrich: Jenseits von Gut und Böse, in: Schlechta, Karl (Hrsg.): Friedrich Nietzsche. Werke in drei Bänden, Bd.2, München 1994, S. 636.

274 Schmitz, Gefühlsraum, S. 346f.

Schmitz an das Beschreibungssystem der Gefühle von Wilhelm Wundt an, der darin die Dimensionen Lust-Unlust, Spannung-Lösung und Erregung-Beruhigung unterschied. Gegenüber Max Scheler hingegen grenzt er sich ab, denn dieser ist mit der Einteilung von sinnlichen, vitalen, seelischen und geistigen Gefühlen auf der bloß generischen Ebene stehengeblieben. Beide Autoren kritisiert Schmitz dahingehend, dass sie bei ihren Klassifizierungsversuchen auf die leiblichen Regungen zurückgreifen, die für ihn streng von den abgründigen Erregungen zu trennen sind.[275] Allerdings drängt sich hier die Frage auf, wie Schmitz in der Lage sein kann, einen Gegenstandsbereich zu rubrizieren, der seiner Herkunft aus der Weite gemäß per se über keinerlei Prädikation verfügt.[276] Der Umstand, dass dennoch eine Klassifikation vorgenommen wird, bietet gleichsam ein Korrektiv gegen die asituative Metasprache der Abgründigkeit: Die soziokulturelle Bestimmung und Vermittlung der Gefühle läuft jeder entsprechenden Theoriebildung immer schon voraus, so von der Erziehung Schmitz' bis zu seiner Anknüpfung an die Analysen Wundts, einem Autor mit protestantisch inspiriertem wissenschaftlichem Vorgehen.

Wie sich der Weiteraum dem leiblichen Raum einfügt, so verhält sich im Fortgang der Analyse die *reine Stimmung* zum Gefühlsraum: Sie bildet die Urschicht aller Gefühle, indem sie Weite präsentiert. Ihre Grundbestimmungen sind *Zufriedenheit* und *Verzweiflung*. Diese verdeutlicht leere Weite, jene präsentiert erfüllte Weite. Die reinen Stimmungen Zufriedenheit und Verzweiflung kennen noch keine Richtung, sondern gehen nur mit der Weite, deren prädimensionale Tiefe die Tiefe der Gefühle ist, in das Gefühlsalphabet ein.[277] Schmitz exemplifiziert die reine Stimmung der Verzweiflung auf folgende Weise: Im frühchristlichen Mönchtum beschrieb Johannes Cassianus (360–435) die „acedia" (ἀκηδία) als „Ekel oder Bangigkeit des Herzens"[278]. In der mystischen Tradition ist sie als „Nacht der Seele"[279] nachweisbar. Das „sentiment du vide"[280] (dt. Gefühl des Leeren) des Philosophen Henri Frédéric Amiel (1821–1881) wird besonders hervorgehoben. Die leere Weite präsentierende Verzweiflung manifestierte sich ferner bei einer Patientin des Psychiaters von Gebsattel, die von der Leere als einer allumfassenden

275 Schmitz, Gefühlsraum, S. 347.

276 Soentgen, Jens: Die verdeckte Wirklichkeit. Einführung in die Neue Phänomenologie von Hermann Schmitz, Bonn 1998, S. 111.

277 Schmitz, Gefühlsraum, S. 263.

278 Zit. nach: Ders., S. 232.

279 Zit. nach: Ebd., S. 222.

280 Zit. nach: Ebd., S. 220.

Macht überwältigt wurde. Diese Beispiele betreffen vornehmlich Fälle der Enttäuschung, die das leere Gefühl mit Ziellosigkeit, Ekel und Schwunglosigkeit auftreten lassen. Diese Leere ist nach Schmitz nicht sentimental im Sinne fehlender Hoffnung zu verstehen, sondern muss als unerfüllte Weite ernst genommen werden. So erscheint sie als natürliches Erlebnisklima, das so unberechenbar kommt und geht wie das Wetter, in der „schrillen Öde“[281] des Geographen Friedrich Ratzel (1844–1904) und in einer von Karl Philipp Moritz (1756–1793) erlebten Abenddämmerung. Nicht nur im Blick auf ein solches Klima des Erlebens wird die Orientierung am Weiteraum deutlich[282], sondern auch bezüglich der Erfahrung eines Abgrundes, welcher für Schmitz letztlich in die prädimensionale Tiefe des leiblichen Raumes führt. Für die Zufriedenheit als Gegenstück der Verzweiflung gibt Schmitz folgende Beispiele: Bei Jean-Jacques Rousseau (1712–1778) ist von einem reinen Gefühl des Daseins zu lesen, das eine ganzheitliche, ungegliederte und qualitätslos dichte Dauer ist. Das Rousseau'sche „contentement“ und „paix“[283] (dt. Zufriedenheit und Frieden) durchzieht auch das Arkadien in Goethes Faust; seine Bewohner sind unter widrigen Lebensumständen zufrieden. Auch hier verfehlt also eine sentimentale Lesart, etwa nach Art von Wunschlosigkeit oder -erfüllung, die Zufriedenheit als ein die erfüllte Weite präsentierendes Gefühl, das gerade wegen seiner Richtungslosigkeit zeitgleich mit gerichteten Gefühlen wie Sehnsucht bestehen kann. Das Fehlen jeglicher Richtung, von dem auch die Erfülltheit religiöser Andacht und die Zufriedenheit in einem Brief der Mystikerin Jeanne Marie Guyon (1648–1717) geprägt sind, grenzt diese reine Stimmung streng vom Glück im Sinne lebhafter Freude ab:

> Die Heiterkeit des reinen erfüllten Gefühls ist offenbar nicht hebend oder gehoben, im Gegensatz zur Freude, sondern ungerichtete, erfüllte Ruhe.[284]

Doch die in diesen Beispielen deutlich vorherrschende literarische Schreibweise Schmitz' darf nicht über seinen Neo-Reduktionismus und -Dualismus hinwegtäuschen. Im gleichen Maße, wie die Raumanalysen auf leiblicher Ebene die Räumlichkeit verfehlen[285], steht Schmitz hinsichtlich der reinen Stimmungen – man beachte die metaphysische Konnotation dieser Reinheit – in diametralem Verhältnis

281 Zit. nach: Schmitz, Gefühlsraum, S. 225.
282 Siehe S. 52 in dieser Arbeit.
283 Zit. nach: Schmitz, Gefühlsraum, S. 247.
284 Schmitz, Gefühlsraum, S. 253.
285 Siehe S. 60 in dieser Arbeit. Es gibt keinen unbestimmten Weiteraum. Raum ist immer schon zwischen, über und unter den Menschen.

zu Heideggers Befindlichkeit und Stimmung, die durch Wittgenstein eine situative Einbettung erfahren haben:

> Die Befindlichkeit ist eine existenziale Grundart, in der das Dasein sein Da ist.[286]
>
> Ich sage „Ich fürchte mich", der Andere fragt mich: „Was war das? Ein Schrei der Angst; oder willst du mir mitteilen, wie dir's zumute ist; oder ist es eine Betrachtung über deinen gegenwärtigen Zustand?" – Könnte ich ihm immer eine klare Antwort geben? Könnte ich ihm nie eine geben?[287]

Wir sind primär zufrieden oder verzweifelt in sozialer Verbindung mit den Anderen, nicht im Zuge des Hineingeratens in ein unpersönliches Gefühlsklima. So kann ein Mensch zufrieden sein mit seiner familiären Situation oder gesellschaftlichen Stellung, oder aber verzweifeln an einer Trennung oder Kündigung.

Als zweite Art der Gattung des Gefühls gibt Schmitz die *reine Erregung* an, welche im Gefühlsraum jene Schicht einnimmt, die im leiblichen der Richtungsraum innehat. Der Übergang von den reinen Stimmungen zu den reinen Erregungen findet infolge des Hinzukommens der Richtung statt. So sind Erregungen zwar gerichtet, aber noch ohne Ziel. Das *Bild des Windes* aufgreifend, schreibt Schmitz den Erregungen eine sogenannte Windnatur zu, die sich an der abgründigen und gerichteten Überwältigung des Menschen zeigt.[288] Und wieder liegt ein Bild vor, dessen Wurzeln fest mit tradierter Innerlichkeit verbunden sind[289]:

> Da machte Gott der Herr den Menschen aus Erde vom Acker und blies ihm den Odem des Lebens in seine Nase. Und so ward der Mensch ein lebendiges Wesen.[290]
>
> Als er dieses geredet, umschloß ihn das Ende des Todes; / Aber die Seel' aus den Gliedern entflog in die Tiefe des Aïs, / Klagend ihr Jammergeschick, getrennt von Jugend und Mannkraft.[291]

Unter Bezugnahme auf die Richtung werden *einseitige und allseitige Erregungen* unterschieden. Einseitig gerichtet sind die Freude, die das leibliche Befinden nach oben hebt, und die Trauer, die niederdrückend empfunden wird. Der Freude

286 Heidegger, Sein und Zeit, S. 139.

287 Wittgenstein, Ludwig: Philosophische Untersuchungen, in: Werkausgabe, Bd.1, Frankfurt am Main 2006, S. 510.

288 Schmitz, Gefühlsraum, S. 274.

289 Blumenberg, Schiffbruch, S. 9.

290 Gen 2,7. Das Alte Testament kennt zwar streng genommen noch keinen Körper-Seele-Dualismus, wird aber angesichts von Schmitz' verallgemeinerndem Kampfprojekt gegen das Materie-Geist-Dichotom überhaupt angeführt.

291 Homer: Ilias und Odyssee, S. 545, V. 853–855.

und der Trauer entsprechen die Spezialfälle Euphorie und Schwermut. Für das nach allen Seiten gerichtete Gefühl führt Schmitz die von Amiel geschilderte frühjährliche Aufbruchsstimmung an.[292] Die allseitigen Erregungen gliedert er wiederum in *zentrifugale und zentripetale allseitige Erregungen*, deren Zentrum der absolute Ort des Leibes ist. Von diesem weg streben Euphorie, Sehnsucht und Erwartung, und auf diesen hin sind Bangnis und Grauen gerichtet. Mit Zentrifugalität und Zentripetalität wird zugleich die dritte Differenzierung der Erregung vorgenommen: *unumkehrbare und umkehrbare allseitige Erregungen*. Diese sind sowohl zentrifugal als auch zentripetal, was mit der mystischen wechselseitigen Sympathie belegt wird. Jene hingegen sind entweder bloß zentrifugal oder bloß zentripetal wie die ärgerlich-peinliche Erregung, welche unumkehrbar auf das leibliche Zentrum eindringt.[293] Den ebenso von literarischen Exempeln gestützten Erregungsanalysen Schmitz' sind insofern dringend alltagssprachliche Fälle entgegenzuhalten, als hier die Richtung hinzukommt, welche in Räumlichkeit und Gestimmtheit immer schon mitläuft. Die Freude auf die Heimkehr der Partnerin, die Trauer über den Verlust eines geliebten Menschen oder die Bangnis in der Erwartung einer Bewertung durch den Lehrer: Erst solche Gefühlssituationen sind primäre Aspekte der menschlichen Welt. Diese kann sich nicht in der Frühlingserfahrung eines verstorbenen Philosophen erschöpfen, geschweige denn in mystischer Kontemplation.

Getreu dem Motto „Alles Seelische heraus!" folgt Schmitz seinem anachronistischen Projekt gegen die Introjektion sogar so weit, dass er selbst noch der Euphorie, Sehnsucht und Erwartung ein atmosphärisches Eintreffen aus unbestimmter Weite künstlich vorlagert:

> Die gerichteten Gefühle oder Erregungen gehen nicht, wie leibliche Richtungen, aus der Enge des Leibes hervor und haben überhaupt keine umschriebene, aus der Weite abgehobene Richtungsquelle, nicht einmal dann, wenn ihre Gerichtetheit zentrifugal ist, d. h. von der Enge des Leibes her nach allen Seiten in die Weite führt. Auch solche zentrifugal gerichteten Gefühle ergreifen nämlich den Leib an seiner Enge mit einem Schwung, der seinerseits abgründig ist; dies ist ihre Windnatur, die sie mit allen übrigen Erregungen teilen.[294]

Die Überwältigung des Leibes durch die Erregungen lässt für Schmitz die Frage laut werden, wie sich das leibliche Befinden gegenüber der Windnatur positioniert. Jede *leibliche Aneignung* vollzieht sich in den *Dimensionen des Erleidens und des*

292 Schmitz, Gefühlsraum, S. 277.
293 Ebd., S. 278.
294 Ebd., S. 359.

Verhaltens. Das Erleiden oszilliert zwischen Anfechtung und Überwältigung, und das Verhalten mündet in Preisgabe oder Widerstand.[295] Auch hier ist die Analyse von der strikten Trennung zwischen Regung und Erregung, Leiblichkeit und Gefühl, durchzogen. Die Aneignung meint keinesfalls ein Einfließen des Gefühls in einen privaten Innenraum, denn dies hieße Introjektion. Vielmehr ist bereits den obigen Stimmungsbeispielen von Schmitz zu entnehmen, dass für ihn Gefühle überpersönliche und gleichgültig ergossene Atmosphären sind, die als objektive Bestandteile der Umgebung den ergreifen, der in sie hineingerät. Dabei spürt der Mensch das Gefühl lediglich in Form der leiblichen Regung, sodass die herkömmliche Rede von den Gefühlen im Menschen obsolet erscheint.[296] Während die Regungen dem Leib derart inhärent sind, dass sie sich in ihrem Entstehen zwar sofort beobachtbar, aber gegenüber dem Verhalten völlig gleichgültig zeigen, überwältigen die leibfremden Erregungen das Befinden und erzwingen unversehens die Preisgabe:

> [D]er Angreifer steht gleichsam schon in der Zitadelle, wenn die Auseinandersetzung beginnen kann.[297]

Indem er auf diese Art die anfängliche Ergriffenheit und die folgende Aufarbeitung des Gefühls darstellt, verbindet Schmitz seine kämpferische Schreibweise mit dem *Bild der Festung* und verwickelt sich damit – was geradezu endemisch für seine Metasprache ist – erneut in das Innenleben, welches er zu überwinden sucht. Folgende Textstellen bringen diese Burgmetapher der Seele zu ihrer historischen Geltung[298]:

> Unsere Seele ist wie eine Burg, die ganz aus Diamant oder einem sehr klaren Kristall besteht und in der es viele Gemächer gibt, gleichwie im Himmel viele Wohnungen sind.[299]
>
> Unsere Seele ist ein königlicher Palast / in welcher viel Wohnungen des Höchsten sind: der Leib ist die Mauren / welche wir auszuzieren bemühet sind / der Hüter dieser Burg ist die Furcht Gott zu erzürnen[.][300]

---

295 Schmitz, Gefühlsraum, S. 139.

296 Ders., Rechtsraum, S. 135. Ders., Unerschöpflicher Gegenstand, S. 303f.

297 Ders., Gefühlsraum, S. 141.

298 Blumenberg, Paradigmen, S. 94.

299 Zit. nach: Schwarzer, Anneliese (Hrsg.): Teresa von Avila. Gott zwischen den Kochtöpfen, Wuppertal 1992, S. 8.

300 Harsdörffer, Georg Philipp: Nathan und Jotham. Geistliche und weltliche Lehrgedichte, Nürnberg 1659, Gedicht 123, Z. 1–5.

Deshalb kann auch diese Metaphorik den Neo-Reduktionismus nicht therapieren, der sich als Dualismus von Leib und Gefühl fortsetzt. Die rigorose Einhaltung und Übersteigerung der phänomenologischen Methode verbietet es dem Kieler Philosophen, die Interexistenzialbedeutung des Erleidens und Verhaltens zu benennen. Diese liegt nicht im Gefühl, sondern im Anderen. Deutlich wird die Demaskierung des Atmosphärischen als der Andere anhand der *Korrelation* zwischen dem bereits hervorgehobenen praktischen Charakter des Leibes einerseits und den von Schmitz hypostasierend rekonstruierten Propria des Gefühls andererseits. Unter Rückbezug auf das Leiblichkeitsschema[301] werden folgende Zusammenhänge deutlich:

Wo die leibliche Dreiheit von Störbarkeit, *Labilität* und Offenheit einer überwältigenden Gefühlsmacht begegnet, da ist es in Wirklichkeit der Andere, dessen Überwältigung ohne die Oszillationsbewegung leiblicher Ökonomie unmöglich wäre. Die *Gerichtetheit von Weite in Enge* als zweite Eigenschaft der Windnatur ist wiederum zu verbinden mit der zweiten Dreiheit von Doppelseitigkeit, *Fremdheit* und Ergriffenheit. Nur insofern der Leib den permanenten Antagonismus der sich fremden Tendenzen Engung und Weitung kennt, kann er sich von den leibfremden Gefühlsrichtungen ergreifen lassen, welche primär das Fremde des Anderen bedeuten. Leibfremd sind Gefühle für Schmitz ja hinsichtlich ihrer ortlosen Herkunft aus der Weite. Drittens steht die Trias von Ausweglosigkeit, *Unentschiedenheit* und Entscheidung in Zusammenhang mit der gefühlsmäßigen *Abgründigkeit*. Wird ein Gefühl in seiner atmosphärisch-abyssalen Gestalt manifest, so kann sich ihm der Betroffene nicht gänzlich entziehen, sondern muss eine Entscheidung herbeiführen, sei es Preisgabe oder Widerstand, Öffnung oder Verschluss. – Rückt uns nicht der Andere auf eben solch ein imperativisches Feld, das nicht ohne dezidierte Stellungnahme verlassen werden kann?

Allerdings darf die Identifizierung des Schmitz'schen Gefühls mit dem wirklichen Anderen keine Perpetuierung des Betroffenheitsgestus in modifizierter Form einleiten. In diesem Fall wäre der Andere schlicht auf den hypostasierten Standpunkt des Gefühls gesetzt, und die Fragmentierung der Lebenswelt würde sich als Umkehrung der (passiven) Egologie Schmitz' fortschreiben. Doch Überbestimmungen des Du, wie sie bei Martin Buber (1878–1965) oder Emmanuel Levinas (1906–1995) vorliegen[302], sind insofern verfehlt, als die Gemeinsamkeit der menschlichen Welt eine wechselseitige Konstitution von Ich und Du, Mensch

301 Siehe S. 47 in dieser Arbeit.

302 Buber, Martin: Ich und Du, Stuttgart 1995, S. 71. Levinas, Emmanuel: Humanismus des anderen Menschen, Hamburg 1989, S. XI und S. XV.

und Mitmensch, impliziert. Obwohl Schmitz die Gefühle tendenziell zu „pseudotranszendent-platonischen Ideen“[303] verdinglicht, suggeriert er mit folgender Textstelle eine wechselseitige Balance zwischen dem leiblichen Befinden und der Atmosphäre:

> Das affektive Betroffensein von Gefühlen hat also einen spannungsreichen, dialogisch-dynamischen Charakter, und das Gefühl ist dabei nicht Zustand, sondern Gegenspieler des Betroffenen. [...] So entwickelt sich im affektiven Betroffensein eine zarte und intime Partnerschaft zwischen Mensch und Gefühl, die für das affektive Betroffensein von leiblichen Regungen nicht ebenso bezeichnend ist.[304]

Doch Dialog, Partnerschaft und Intimität sind nicht zu vereinbaren mit einer Gefühlsmetasprache, die Abgründigkeit, Wind und Burgeroberungen umfasst. Sie verweisen vielmehr auf jene wechselseitige Konstitution zwischen den Menschen, welche Schmitz nicht leistet. Denn seinen alltagsfernen Dualismus von Leib und Gefühl kann er nicht mit einer Metaphorik beheben, welche Relationalität und Personalität im Sinnhorizont der Seelenvorstellung festhält. Der an obiger Stelle deutlich gewordene Versuch von Schmitz, das Dialogische post festum seiner wirklichen, konstitutiven Bedeutung zuzuführen, scheitert wiederum an dem bereits verfestigten Neo-Reduktionismus. Die absurde Formulierung einer Partnerschaft zwischen Mensch und Gefühl zeigt am deutlichsten, dass er gewissermaßen gegen die Grenzen der Sprache anrennt.

Den roten Faden einer Strukturierung des Gefühlsraumes wiederaufgreifend, wendet sich die Interexistenzialanalyse nun der dritten Gefühlsklasse zu, welche *das intentionale Gefühl* beinhaltet. Der Übergang von reinen Erregungen zu intentionalen Gefühlen vollzieht sich nach Schmitz durch das Hinzutreten eines Ziels der Gerichtetheit. Die Atmosphäre als abgründige Gestalt der Erregungen birgt bereits einen „Druck zur Zentrierung“[305], der sich aus der Stoßrichtung von Weite in Enge ergibt. Anhand der allseitig-zentrifugalen Erregung des Erwartungsgefühls wird diese Tendenz näher beschrieben. So präzisiert sich die extrem vieldeutige Atmosphäre des Erwartens nach der zentrifugalen Seite hin zur Sehnsucht und nach der zentripetalen Seite hin zur Bangnis. Diese geht weiter in *Furcht* über, und Sehnsucht wird zu *Wunsch* und *Hoffnung*. Seiner literarischen Schreibweise abermals folgend, belegt Schmitz die Bangnis, die genauer als Erwartung und ungenauer als Furcht ist, mit dem Grimm'schen Märchen vom Räuberbräutigam: Der Ehemann und sein Haus bilden jene Objekte, an denen sich die

303 Soentgen, Verdeckte Wirklichkeit, S. 109.
304 Schmitz, Gefühlsraum, S. 144.
305 Ebd., S. 306.

Bangnis der Müllerstochter zunächst sammelt, um infolge des plötzlichen Rufs zur Umkehr schließlich Furcht anzunehmen.[306] Während hier noch eine gewisse Folgerichtigkeit herrscht, wird einem Monolog in Goethes Faust entnommen, dass die Erregungen sogar eine eigene Tendenz zur Zentrierung verfolgen: Aus einer zunächst völlig furchtlosen Verschüchterung Fausts wird mit einem Mal Erschütterung, als er plötzlich die Sorge bemerkt.[307] Diese schlagartige Präzisierung der Bangnis zur Furcht beschreibt Schmitz so:

> Die übermäßig werdende Gespanntheit der Erregungen, die in atmosphärischer Diffusion den Gefühlsraum durchziehen, entlädt sich in blitzartiger Objektfindung.[308]

Indem er diese literarischen Beispiele im Rahmen seines Leib-Gefühl-Dualismus in Anspruch nimmt, entreißt Schmitz sie gleichsam ihrem ganzheitlichen Umfeld. Goethe sowie die Gebrüder Jacob (1785–1863) und Wilhelm Grimm (1786–1859) hatten stets Situationen im Blick, wie sie auch unseren Alltag formen. Hier ist es in erster Linie der Ehemann selbst, in dessen Gegenwart die Ehefrau ein unbehagliches Gefühl verspüren kann, oder die Furcht vor dem Vorgesetzten, die der plötzlichen Erinnerung an eine vergessene Aufgabe entspringt.

Im Fortgang seiner Analyse zieht Schmitz eine Grenze zwischen seinem Intentionalitätsbegriff und dem Franz Brentanos sowie Edmund Husserls: „[D]aß Gefühle nicht intentionale Akte im Sinne der Brentanoschule sind[…]“[309], liegt für ihn in der Ausrichtung der zielgerichteten Gefühle vom Objekt zum Subjekt begründet. Wie bereits in der Kritik an Schmitz' tendenziöser Geschichtsdarstellung formuliert worden ist, vereinseitigt das System der Philosophie die Aktpsychologie zu einer Position, die im Ausgang vom Subjekt ausschließlich Bewusstseinsakte annimmt. Doch Brentano untersuchte auch passive Akte, und Husserl schrieb von der passiven Synthesis:

> Was uns im Leben sozusagen fertig entgegentritt als daseiendes bloßes Ding […], das ist in der Ursprünglichkeit des *es selbst* in der Synthesis passiver Erfahrung gegeben. Als das ist es vorgegeben den mit dem aktiven Erfassen einsetzenden geistigen Aktivitäten.[310]

---

306 Grimm, Jacob und Wilhelm: Der Räuberbräutigam, in: Rölleke, Heinz (Hrsg.): Brüder Grimm. Kinder- und Hausmärchen, Stuttgart 2009, S. 209–213, S. 210f.

307 Goethe, Johann Wolfgang von: Faust. Der Tragödie zweiter Teil, Berlin und Weimar 1980, S. 405.

308 Schmitz, Gefühlsraum, S. 305.

309 Ebd., S. 320.

310 Husserl, Meditationen, S. 112.

> Alles zusammengefaßt werde ich sagen, ich erfasse mich [...] als gegenwärtig und gleichzeitig bzw. später und in verschiedenem Maße später seiend als gewisse äußere Objekte, die mir [...] in verschiedenen modis praeteritis gegeben sind.[311]

Der Schmitz'sche Intentionalitätsbegriff kennt zwei Grundbestimmungen, den *Verdichtungsbereich* und den *Verankerungspunkt*. Diese Termini stammen aus der Gestaltpsychologie von Wolfgang Metzger (1899–1979), wo der Verdichtungsbereich die anschauliche Sammelstelle des Gestaltgepräges (z. B. gezackter Umriss eines Blattes) und der Verankerungspunkt der Aufbaupunkt des Ganzen ist (z. B. Ansatz am Stiel des Blattes).[312] Ganz zu schweigen von dem bereits mehrmals festgestellten fundamentalen szientistischen Kategorienfehler[313], setzt Schmitz jene gestalttheoretischen Operatoren im Rahmen seines metasprachlich übermalten Leib-Gefühl-Dualismus auf folgende Weise ein: Verdichtung und Verankerung umschreiben die Konstellation, unter der eine Erregung vollends zum intentionalen Gefühl wird. So lässt sich die Erregung als ein atmosphärisches Feld verstehen, dessen Zentrum die höchste Dichte einer „raumerfüllenden Masse"[314] markiert. Dieses Extrem an atmosphärischer Sättigung gabelt sich nun in besagten Verdichtungsbereich und Verankerungspunkt. In diesem baut sich das Ziel des intentionalen Gefühls auf, und von jenem strahlen die Erregungen in Richtung Subjekt aus. Mit der Verdinglichung des Atmosphärischen zu einem *Stoff*, von dessen Quantität die Intentionalität der Gefühle abhängt, erreicht der Dualismus von Leib und Gefühl seinen Höhepunkt.[315] Dabei entfremdet Schmitz die Begriffe Verdichtungsbereich und Verankerungspunkt zunehmend ihrer Genese aus der Gestaltpsychologie, die sich in der zweiten Hälfte des 19. Jahrhunderts als holistische Gegenbewegung zur reduktionistischen Elementenpsychologie etablierte und die optische Wahrnehmung zum Hauptthema hatte. Ihr Wegbereiter, Christian von Ehrenfels (1859–1932), hatte unter dem Einfluss von Ernst Mach (1838–1916) die aristotelische Holismus-Tradition mit dem Terminus der *Übersummativität* fortgeführt: Das Ganze ist anders als die Summe seiner Teile.[316] Von Ehrenfels'

---

311 Brentano, Psychologie, Bd.3, S. 39.

312 Ertel, Suitbert/Kemmler, Lilly/Stadler, Michael (Hrsg.): Gestalttheorie in der modernen Psychologie. Wolfgang Metzger zum 75. Geburtstag, Darmstadt 1975, S. 95.

313 Siehe S. 51 und S. 65 in dieser Arbeit.

314 Schmitz, Gefühlsraum, S. 321. Doch der Raum muss nicht erst gefüllt werden, sondern ist eine Möglichkeitsbedingung des Sich-Zeigens überhaupt.

315 Ebd., S. 249 und S. 358. Was unter einem nicht-physikalischen Stoff zu verstehen ist, bleibt unklar.

316 Lück, Helmut: Geschichte der Psychologie. Strömungen, Schulen, Entwicklungen, Stuttgart 2002, S. 70f. und S. 78ff.

Schriften, ferner das Werk „Vom Sinn der Sinne“ des Psychiaters Erwin Straus, sind hervorragende Beispiele für ganzheitliche Beschreibungen ohne Verdinglichung oder Metasprache.

Doch statt seine Analysen von letzteren zu lösen, wendet Schmitz Verdichtung und Verankerung nahezu obstinat weiter auf literarischer Ebene an, wo diese genuin ganzheitlichen Termini vor der Folie des Leib-Gefühl-Dualismus nicht einmal den Anschein eines situativen Ganzen erwecken können. So sammelt sich im Märchen vom Räuberbräutigam die Atmosphäre der Bangnis um den Ehemann und sein Haus, bis sie als Furcht ihren Verdichtungsbereich an der Räuberbande und ihren Verankerungspunkt in der Aussicht der Müllerstochter auf Mord findet. Bei Goethe verdichtet sich die Furcht schlagartig am Sorgedämon und verankert sich in Fausts Aussicht auf tiefere Verstrickung. Wie weit Schmitz' literarische Ausdrucksweise geht, zeigt ein Ausschnitt aus dem im weitesten Sinne der Unterhaltungsliteratur angehörenden Roman „Brennen muss Salem“ von Stephen Edwin King (geb. 1947), dessen Inhalt Schmitz folgerichtig abnicken müsste:

> Als sie sich Jerusalem's Lot näherten, formte sich eine beinahe greifbare Wolke der Furcht in Jimmys Buick, und die Gespräche erstarben.[317]

Der Verdichtungsbereich der Furcht ist hier die Stadt Jerusalem's Lot, und ihr Verankerungspunkt liegt in der Tatsache, dass dort Vampire hausen. Im Fahrzeug erscheint den Protagonisten die Furcht, welche in ihrer atmosphärischen Gestalt als Wolke beschrieben wird, beinahe greifbar, das heißt in Form von Leibesregungen vermittelt. Wie bei der Angst entkommen die Regungen der Enge nicht, die jegliche Gespräche verstummen lässt.

Neben den Goethe und den Gebrüdern Grimm entnommenen Beispielen stehen zwei weitere, die Schmitz zwar aus dem Alltag gibt, dessen situative Ganzheit aber nicht erreichen kann. Dort bilden der Zahnarzt und sein Bohrer den Verdichtungsbereich und die Aussicht auf Schmerz den Verankerungspunkt der Furcht. Die Trauer des Verlassenen ist in der tatsächlichen Abwesenheit der Geliebten verankert und verdichtet sich an der nunmehr trostlosen Stadt.[318] Hier wird der primäre Holismus insofern verfehlt, als sich der Betroffene und das Gefühl wie Teile verhalten, aus denen sich die Situation aufbauen ließe. Doch ein Situationsgeschehen lässt sich in seiner Ganzheit genauso wenig aufspalten wie die geschlossene optische Gestalt eines Blattes. Subjektivität, Objektivität, Widerfahrnisse oder

317 King, Stephen Edwin: Brennen muss Salem, übers. von Peter Robert, München 2010, S. 520.

318 Schmitz, Gefühlsraum, S. 318f.

Handlungen sind allenfalls Aspekte der Situation, dem Geschehen aber kommt das Primat zu.[319]

Schmitz sucht die *zweigliedrige Struktur* intentionaler Gefühle, bestehend aus Verdichtungsbereich und Verankerungspunkt, in eine Verdinglichungskritik zu expedieren, indem er ein alogisches und akausales Verhältnis zwischen den Gliedern formuliert.[320] Verdichtung und Verankerung bilden kein Paar aus Ursächlichem und Erwirktem. Die Überwältigung durch Furcht geschieht mit Verdichtung und Verankerung, aber auch die Furcht selbst hat ihre größte Dichte an einem bestimmten Objekt, während sich ihr Ziel am Subjekt verankert. Allerdings ergibt sich aus der Abgrenzung von einem Ursache-Wirkungs-Verhältnis allein noch kein ganzheitliches Gefühlsgeschehen, denn dazu bedürfte es einer Integration des Leibes, dessen Betroffensein Schmitz aber strikt vom Gefühl separiert. So konterkariert der Dualismus von spürbarem Leib- und stofflichem Gefühls-Ding Schmitz' Versuch einer Verdinglichungskritik.

Die Hauptgedanken, welche sich infolge seiner Intentionalitätsanalyse ergeben haben, hält Schmitz wie folgt fest: Das Einstrahlen der Gefühlsrichtung von dem Objekt auf das Subjekt, die mit einer bestimmten Konstellation von Stimmungen und Erregungen hervorgerufene Zentrierung des Gefühls an einem intentionalen Objekt und schließlich, „daß die daran beteiligten Erregungen [...] abgründig sind, wenn sie auch durch das Zentrum so organisiert und gesammelt werden, daß sie dem Subjekt von dort her entgegentreten."[321]

Diese *Konstanz der Abgründigkeit*, wie sie bereits im Kontext zentrifugaler allseitiger Erregungen deutlich geworden ist[322], lässt erneut erkennen, dass mit der Atmosphäre eigentlich der Andere gemeint ist.[323] Denn sei es die Bangnis der Müllerstochter, der Faustfigur oder der Vampirjäger: Die andauernde Atmosphäre, in deren Gestalt die Vieldeutigkeit eines Weite-Abgrunds ohne Richtungsquelle Ausdruck findet, bringt immer schon die Latenz einer plötzlichen Entladung in das Eindeutige mit sich. Diese Beobachtung stimmt mit dem Schmitz'schen Zentrierungsdruck[324] darin überein, dass die Gefühlsrichtung von der Weite in die Enge zugleich die Richtung von chaotischer Mannigfaltigkeit zur Individualität ist.[325]

---

319 Rentsch, Heidegger und Wittgenstein, S. 5f.

320 Schmitz, Leib, Raum und Gefühle, S. 64.

321 Ders., Gefühlsraum, S. 314.

322 Siehe S. 72 in dieser Arbeit.

323 Siehe S. 74 ebd.

324 Siehe S. 75 ebd.

325 Nicht einmal eine Definition der Weite ist möglich, da sie keinerlei Abhebungen kennt. Sie ist das Proto-Phänomen des Chaos. Schmitz, Leib, S. 1.

Und so vollzieht sich die (emotionale) Inanspruchnahme des Anderen häufig im Modus der Überraschung: Eine Mutter wacht wegen des Schreiens ihres Kindes auf. Ein Schüler wird unversehens von seinem Lehrer aufgerufen. Oder ein Mitarbeiter möchte gerade sein Büro verlassen, da eilt ein Vorgesetzter mit einer letzten Aufgabe für ihn herbei.

Zuletzt werden Gefühlsraum und leiblicher Raum in ihrem analogen Verhältnis dargelegt. Schmitz macht folgende Gegenüberstellungen: Die Stimmungen verhalten sich zu den Erregungen wie die Stille zum Schall.[326] Dieser führt zu einer Verhältnisanalogie, in welcher die Melodie als gestaltpsychologisches Exemplar der Ganzheit nachwirkt[327]: Der Gefühlsraum verhält sich zum leiblichen Raum wie der Raum des Hörens zum Raum des Sehens und Tastens.[328] Dementsprechend liegen die Hauptunterschiede des Gefühlsraumes zum leiblichen Raum in der leibfremden Tiefenstaffelung und der „seelischen" Ortlosigkeit, die einer vollständigen Anwendung der Analogie auf den Ortsraum im Weg steht. Nur die Gabelung in Verdichtungsbereich und Verankerungspunkt wird von Schmitz tentativ auf einer Ebene mit der Richtungsterminierung im leiblichen Raum angesiedelt. Also lautet das Gefühlsalphabet: Weite, Tiefe, Flachheit, Gerichtetheit, Verdichtungsbereich, Verankerungspunkt und Zentrierung. Die Grundzüge der Ergriffenheit durch ein Gefühl werden mit „erfüllt-leer, tief-flach, hebend-niederdrückend"[329] angegeben. Liebe, Neid, Trauer, Bewunderung, Zorn, Schwermut oder Heiterkeit sind jeweils entweder von Erfülltheit oder von Leere gezeichnet. Zur Tiefe neigen Liebe, Glück, Trauer und Ehrfurcht, zur Flachheit Neid, Bewunderung und Ärger. Wieder verschafft ein Schema den Überblick:

Gefühlsraum	Übergang: emotional/leiblich	Leiblicher Raum
Stimmung		Weiteraum
	Richtung	
Erregung		Richtungsraum
	Zentrierung/Terminierung	
Intentionales Gefühl		(Ortsraum)

Allerdings unterstützt Schmitz' Konstruktion einer Analogie zwischen leiblichem Raum und Gefühlsraum keine ganzheitliche Beschreibung, sondern verweist

326 Schmitz, Gefühlsraum, S. 247.

327 Metzger, Wolfgang (Hrsg.): Allgemeine Psychologie (= Handbuch der Psychologie, Bd.1, Erster Halbband), Göttingen 1974, S. 877.

328 Schmitz, Gefühlsraum, S. 358f.

329 Ebd., S. 353.

vielmehr auf die Kluft zwischen Betroffensein und Atmosphäre. In Wirklichkeit befinden wir uns je schon immer in leiblich und stimmungsmäßig gestalteten Situationen. Die Interexistenzialanalyse des Gefühlsraumes wendet sich nun wieder stärker dem leiblichen Befinden unter dem Einfluss der Gefühle zu. Diese Art der Formulierung liegt gewiss fernab der Alltagssprache, doch entspringt sie der Motivation, Schmitz' Trennung von Leib und Gefühl weiter zu verfolgen.

2.4.2 Das affektive Betroffensein

Der Begriff des affektiven Betroffenseins kam in der bisherigen Rekonstruktion bereits zweimal vor: Als Explikation des Daseins in primitiver Gegenwart sowie als die Art und Weise, wie das Gefühl den Leib erfasst.[330] Ein solches Nebeneinander von Dasein und Betroffenheit deutet die entscheidende Rolle an, welche dem affektiven Betroffensein bei dem Schmitz'schen Projekt einer Überwindung der Introjektion und einer Neubestimmung von Subjektivität zukommt.[331] Der Kieler Philosoph setzt bei dem *Bewusstseinsbegriff* an. Obzwar dieser als „der eigentliche Proteus der Philosophie"[332] gilt, werden seine Grundzüge gemäß der Verdeckungsgeschichte des Leibes wie folgt rekonstruiert: Das Bewusstsein wird zu einem inneren Apparat verdinglicht, dessen Teile mit den bewussten Objekten in der Außenwelt korrespondieren. So besitzt jedes bewusste Objekt in diesem Apparat mindestens einen Repräsentanten. Dieser fällt nur dann mit den von ihm vertretenen Objekten zusammen, wenn diese selbst Teile des Bewusstseins sind. Als traditionelle Repräsentanten nennt Schmitz unter anderem die intentionalen Akte der Psychologie Brentanos[333] sowie die „impressions" (dt. Eindrücke) und „ideas" (dt. Vorstellungen)[334] des Empirismus von David Hume (1711–1776):

> So wird z. B. jedem Klang, der sich einem Subjekt als wirklich bewusst aufdrängt, ein Akt oder eine Funktion des Hörens oder eine Gehörsempfindung im Bewußtsein dieses Subjekts zugeordnet [...].[335]

---

330 Siehe S. 39 und S. 67 in dieser Arbeit.

331 Siehe S. 27 ebd.

332 Cassirer, Ernst: Philosophie der symbolischen Formen, Bd.3, Darmstadt 1994, S. 57.

333 Brentano, Franz: Psychologie vom empirischen Standpunkt, Bd.1, Hamburg 1973, S. 124f.

334 Hume, David: Eine Untersuchung über den menschlichen Verstand, übers. von Raoul Richter, Hamburg 1984, S. 18.

335 Schmitz, Gefühlsraum, S. 7.

Neben dem Brentano'schen Akt des Hörens und der Gehörsempfindung im Sinne Humes nennt Schmitz noch den optischen und den thermischen Eindruck, das Wunschbild und diverse Wertungen als Beispiele für solche Inhalte, die sich nicht als Phänomene aufdrängen, sondern nur unter Zuhilfenahme der Repräsentationshypothese konstruiert werden. Sie nennt er *primäre Inhalte des Bewusstseins*:

> Dahin gehören die meisten Akte, Empfindungen, immanenten Bilder usw., von denen die herkömmliche Bewußtseinstheorie zu erzählen weiß.[336]

Dagegen werden jene Inhalte angeführt, welche als Phänomene im strengen Sinn[337] diesen traditionell-subjektiven Rahmen des Bewusstseins sprengen, indem sie sich dem Menschen unwillkürlich als Ganzes aufzwängen und ihr Dasein somit auch unabhängig von einer Innenwelt behaupten. Die Rede ist von Gedanken und Gefühlen, die *sekundäre Inhalte des Bewusstseins* darstellen. In dieser Rekonstruktion kehrt der tendenziöse Charakter wieder, wie er der Verdeckungsgeschichte des Leibes eigen ist.[338] So wird Hume in seinen holistischen Ansprüchen übergangen, die sich unter anderem mit der ganzen „Stärke und Lebendigkeit des ursprünglichen Gefühls"[339] belegen lassen. Erneut stellt Schmitz Brentano als einseitigen Vertreter eines Bewusstseinsapparates dar, obwohl dieser Psychologe in der aristotelischen Tradition ebenso von unteilbaren Empfindungsakten wie auch passiven Akten schrieb.[340] Parallel zur Engführung dieser Autoren wird die Begrifflichkeit von primären und sekundären Inhalten des Bewusstseins der Aktpsychologie von Franz Brentano selbst entnommen. Diese besagt hierin folgendes:

> Jedes Bewußtsein, primär auf was immer für ein Objekt gerichtet, geht nebenher auf sich selbst. Im Vorstellen der Farbe also zugleich ein Vorstellen dieses Vorstellens.[341]

Nach dieser Auffassung stellt die Richtung des Bewusstseins auf die Farbe also eine primäre psychische Beziehung dar, die von der sekundären psychischen Beziehung des Bewusstseins zu sich selbst begleitet wird. Indem Schmitz nun aber versucht, das aktpsychologisch Sekundäre neu als das Atmosphärische zu bestimmen, sitzt er der *Selbstreflexivität* als einer absoluten Metapher auf.[342] So verstrickt er sich in umso stärkerem Maße in die Introjektion, als er folgende Definition gibt:

---

336 Schmitz, Gefühlsraum, S. 7.
337 Siehe S. 28 in dieser Arbeit.
338 Siehe S. 20f. ebd.
339 Hume, Untersuchung, S. 17.
340 Siehe S. 22f. und S. 76f. in dieser Arbeit.
341 Brentano, Franz: Deskriptive Psychologie, Hamburg 1982, S. 22.
342 Rentsch, Heidegger und Wittgenstein, S. 261.

> Die Auffassung der sekundären Inhalte des Bewußtseins als Glieder oder Inhalte des Bewußtseins im subjektiven Sinn und damit als Bestandteile der Innenwelt eines Subjektes bezeichne ich als Introjektion.[343]

Das Kommuniqué dieser Textstelle lautet: Introjektion ist der Irrtum, das Atmosphärische habe in primären Akten oder Empfindungen Platz. Das traditionelle Bewusstseinsverständnis setzt den Körper-Seele-Dualismus mit der Dichotomie von bewusstem Objekt und subjektivem Vorgang fort, sodass ganzheitlich-atmosphärische Gefühle in innerlich-mentale Rekonstruktionen zerteilt werden. Doch Schmitz selbst kann keine Auflösung der Innen-Außen-Trennung erreichen, denn mit der Selbstreflexivität liegt nun ein weiterer Stolperstein vor, über den er auf die Seele und damit auf den tradierten Leib hereinfällt.[344]

Nach dieser also nur scheinbaren Abgrenzung von der Introjektion kommt es im Zuge der Analyse zu einer weiteren Reminiszenz an die Gestaltpsychologie, die schon im Kontext der intentionalen Gefühle Pate stehen musste[345]:

> So habe ich [...] gezeigt, daß bei schlichter Wahrnehmung keineswegs ein von dem wahrgenommenen Objekt verschiedener Wahrnehmungsakt des Subjekts der Wahrnehmung angetroffen werden kann.[346]

Mit der schlichten Wahrnehmung ist „das Phänomen der schlichten optischen Gestaltwahrnehmung"[347] gemeint, dessen Ganzheit mit der Teilung in Subjekt und Objekt verfehlt wird. Zweifelsohne trifft dies auf die Gestalttheorie zu. Doch die erneute Indienstnahme dieser Disziplin erinnert zusammen mit den parapsychologischen Anleihen[348] an einen Eklektizismus, welcher der Introjektion alles Verfügbare entgegenhält und dabei die eigene Nähe zum Dualismus überspielt. Eine Phänomenologie des Leibes darf sich nicht aus der Empirie speisen, untersucht sie doch die Grundfesten der menschlichen Welt.

Bevor sich Schmitz an die Neubestimmung der Subjektivität wagt, legt er noch folgende Denkblüten gewisser Erben der Introjektion dar: So schreibt Karl

---

343 Schmitz, Gefühlsraum, S. 8.

344 Der Leib der älteren deutschen Philosophietradition ist der von Schmitz ausgegrenzte Körper. So steht unter dem Stichwort „Leib" in Walch, Johann Georg: Philosophisches Lexicon, Leipzig 1775, S. 2243: „Ist ein aus gewissen Theilen zusammengesetztes und nach einer besondern Art gestaltetes Wesen, welches zu empfinden und sich zu bewegen tüchtig ist."

345 Siehe S. 77f. in dieser Arbeit.

346 Schmitz, Gefühlsraum, S. 7.

347 Ders., Der leibliche Raum, S. 278.

348 Siehe S. 60 in dieser Arbeit.

Jaspers (1883–1969) von einer „realen Innerlichkeit des Erlebens“[349] und Henri Ey (1900–1977) von der „Möglichkeit für ein Individuum, sich ein Weltmodell einzukörpern“[350]. Bei Salomon Maimon (1751–1800) und Paul Natorp (1854–1924) droht das Bewusstsein in einer Undefinierbarkeit verloren zu gehen, welche an die Ortlosigkeit der Seele erinnert.[351] Im ersten Schritt betont Schmitz das *Bewusstsein im subjektiven Sinne.* Dazu greift er in die Sprachphilosophie aus: Der Satz „Ich bin traurig.“ enthält den strikt ichbezogenen Ausdruck „Ich“, der eine Identität des Sprechers mit sich selbst gewährleistet. Dagegen stellt der Satz „Hermann Schmitz ist traurig.“ insofern eine Verarmung dar, als er der Nuance entbehrt, dass sich die Trauer allein mir aufdrängt. Diese subjektive Tatsache ist höchstens von einem Menschen aussprechbar, während der objektive Sachverhalt der Trauer eines Hermann Schmitz von jedem Menschen beschrieben werden kann. Der Satz „Ich bin traurig.“ ist nicht vollständig objektivierbar, denn ein anderer Sprecher wäre gezwungen, damit auch einen anderen Sachverhalt zu treffen „als den, den ein Ausspruch des Satzes ‚Ich bin traurig‘ in meinem Mund beschreibt.“[352] Der subjektive Sinn des Bewusstseins liegt für Schmitz also im *Bewussthaben subjektiver Tatsachen.* Diese sind Sachverhalte des affektiven Betroffenseins, die sich ausschließlich strikt ichbezogen sowie strikt okkasionell wiedergeben lassen und sich so der vollständigen Objektivierung entziehen. Es gilt entgegen dieser Analyse festzuhalten, dass bereits eine solche Isolierung des einzelnen Sprechers von der Sprachgemeinschaft die Interexistenzialbedeutung von Sprachlichkeit verfehlt. Der Sprecher des Satzes „Ich bin traurig.“ hat jeden darin vorkommenden Ausdruck in der Gemeinschaft gelernt, das heißt im Kreis seiner Eltern und seiner Lehrer. Die mit den Anderen gemeinsame Sprache bedingt die Möglichkeit unseres Selbstzuganges, sodass ein Bewusstsein im subjektiven Sinne als contradictio in adiecto betrachtet werden muss.

Der *Begriff der subjektiven Tatsache* ist für Schmitz ein entscheidendes Novum seiner Philosophie, denn er markiert den Bruch mit der überlieferten Dichotomie von subjektiv-beliebiger Perspektive und objektiv-bestimmter Allgemeingültigkeit. Subjektivität verhält sich nunmehr zu Objektivität wie die Welt zu einer Erzählperspektive.[353] Jedoch ist die Perspektive des Einzelnen niemals beliebig zu verstehen. Vielmehr ist sie je schon immer über soziokulturelle Kontexte

---

349 Zit. nach: Schmitz, Gefühlsraum, S. 20.
350 Zit. nach: Ebd., S. 22.
351 Schmitz, Gefühlsraum, S. 25f.
352 Ebd., S. 51.
353 Ders., Liebe, S. 101.

vermittelt und insofern leiblich und sprachlich bestimmt. Die besagte Verhältnisanalogie subjektiviert die Praxis mit nahezu solipsistischem Anklang; Schmitz selbst stellt den *Solipsismus* seines Systems nicht in Abrede.[354] Er lässt ein literarisches Beispiel für die subjektive Tatsache folgen: In der Erzählung „frei nach Dürrenmatt"[355] besucht ein Kunstkenner einen Dichter, der seine Absicht kundtut, einen Menschen aus dem Fenster zu stürzen, um anhand der Reaktion des Betroffenen sein Wissen über die menschliche Natur zu vertiefen. Plötzlich merkt der Besucher an der Beschreibung jenes Menschen, dass er selbst es ist, der aus dem Fenster geworfen werden soll. Aus dem objektiven Sachverhalt, dass jemand mit diesen und jenen Eigenschaften der Betroffene ist, wird mit einem Schlag die subjektive Tatsache, welche sich in stummem Schock äußert. Ein weiteres Beispiel gibt der Schmitz-Rezipient Jens Soentgen (geb. 1967)[356]: In der Bibel lässt König David seinen Knecht Uria in der Schlacht sterben, nachdem er dessen Frau Batseba geschwängert hat. Der Prophet Nathan schildert zunächst im Gleichnis, wie der Reiche das Lamm des Armen schlachtet, woraufhin er zu David sagt: „Du bist der Mann!"[357] Damit wandelt sich der objektive, im Gleichnis geschilderte Sachverhalt mit einem Mal zu der subjektiven Tatsache, dass es um David selbst geht. Er hat sich wie der Reiche im Gleichnis verhalten. Soentgen führt in diesem Zusammenhang die Hermeneutik von Hans Lipps (1889–1941) an[358], nach der eine Begrifflichkeit im Sinne von Perspektive oder Standpunkt das plötzliche Umschlagen der Situation nur verwässern würde.

Die Interexistenzialanalyse dieser Beispiele aber ergibt kein Kippen der Situation in eine Dichotomie von privater Betroffenheit und öffentlicher Gefühlsgenese – in beiden Fällen ist es wohl die Furcht –, sondern einen Wechsel des konkreten Situationsverständnisses auf der Basis einer allgemeingültigen *Situationalität.* Das heißt, deren Aspekte wechseln im Sinne von Widerfahrnis, Subjektivität und Objektivität. Der Betroffene wird in keinem Fall zu einem geschlossenen Subjekt-Ding, um dessen Sprache sich die übrige Sprachgemeinschaft ohne Teilnahmsmöglichkeit versammelt. In einer sprachlich verfassten Wirklichkeit ist das Denken und Fühlen des Einzelnen immer schon über die Gemeinsamkeit mit den Anderen vermittelt. Darüber hinaus lassen jene Beispiele das Situations- als

354 Schmitz, Aufhebung der Gegenwart, S. 161.

355 Ders., Unerschöpflicher Gegenstand, S. 8.

356 Soentgen, Verdeckte Wirklichkeit, S. 55.

357 2 Sam 12,7.

358 Lipps, Hans: Die menschliche Natur (= Hans Lipps. Werke, Bd.3), Frankfurt am Main 1977, S. 47.

Sinnapriori deutlich werden, dessen *Negativität* der Unverfügbarkeit konstitutiv für die menschliche Praxis ist. Die Situationen vollziehen sich je schon in Formen der Sprachlichkeit und Leiblichkeit, deren Sinn uneinholbar und ungesichert bleibt. Also motiviert die Möglichkeit des Missverstehens das Verstehen, die Möglichkeit der Fremdheit das Vertrautwerden.[359] Der Mythos von Ödipus liefert einen weiteren Aufweis für diese Uneinholbarkeit von Sinn.

Im zweiten Schritt seines Projekts einer fundamentalen Umdeutung von Subjektivität folgt Schmitz dem Leitfaden der subjektiven Tatsachen und betont den mit ihnen verbundenen neuen Sinn von *Bestimmtheit*. Dieser liegt in der totalen Abhängigkeit der Bestimmtheit vom Subjekt, welches die Sachverhalte als Tatsachen bewusst hat. Es gibt hiernach keine an sich schon bestimmten Tatsachen mehr, womit gleichsam ein Seitenhieb gegen die Introjektion erfolgen soll. Denn diese setzt alle Tatsachen als an sich bestimmt voraus und konzediert ihnen mit der Seele einen Innenraum, den sie prägend besetzen. Als Beispiel für die psychologistische „Bestimmtheit der Tatsachen, die an sich bestehen und daher keinem Subjekt besonders gelten soll“[360], geht Schmitz auf den Ausspruch Heraklits ein, den Wachenden sei die Welt gemeinsam, aber jeder Schlafende habe seine eigene.[361] Diese Suche nach Subjektivem wird insofern obsolet, als sich nun Bestimmtheit aus Betroffenheit heraus generiert. Die Rede von einer Sache, die mir oder für mich bewusst ist, wird durch die Formulierung abgelöst, dass ein Sachverhalt für mich als Tatsache bestimmt ist.[362] Entsprechend der Signatur der Wirklichkeit, die da lautet: „Mea res agitur“[363], sind Subjektivität und Objektivität nicht mehr im Sinne von Sein und Schein gespalten, sondern werden gegeneinander durchlässig. Ein objektiver Sachverhalt bleibt für Schmitz nur solange auf Distanz, bis er sich instantan als subjektive Tatsache aufdrängt und genau auf diese Weise seine Bestimmung erhält. An dieser Stelle ist es von größter Wichtigkeit, diese Umkehrung der Konstitutionsverhältnisse zu korrigieren: Das Subjekt ist von der Bestimmtheit abhängig und nicht vice versa. Man erinnere sich entgegen

---

359 Rentsch, Konstitution, S. 182f. Damit geht auch das Leiblichkeitsschema auf S. 47 in dieser Arbeit überein.

360 Schmitz, Gefühlsraum, S. 60.

361 Diels/Kranz, Fragmente, S. 171, Fr. 89.

362 Schmitz, Gefühlsraum, S. 59.

363 Siehe S. 38 in dieser Arbeit. Schmitz entlehnt die Sätze „Tua res agitur.“ und „Mea res agitur.“ den Werken von Horaz und Seneca. Horatius Flaccus, Quintus: Brief 18, in: Färber, Hans (Hrsg.): Horaz. Sämtliche Werke, München 1993, S. 485–493, S. 490, Z. 84. Seneca, Lucius Annaeus: Apokolokyntosis, übers. von Wilhelm Schöne, München 1957, S. 24, Abschn. 6.

Heraklit nur all der Mitmenschen, welche in unseren Träumen immer wieder eine maßgebliche Rolle spielen!

Drittens geht die Schmitz'sche Analyse auf das *Selbstbewusstsein* als Voraussetzung von Bestimmtheit ein. Gegen das platonische Seelengefieder polemisierend[364], gliedert Schmitz das Selbstbewusstsein in drei Elemente: die Identität von Subjekt und Objekt eines Bewussthabens, die Anerkennung der eigenen Identität mit dem Objekt durch das Subjekt des Bewussthabens und die Identität des Subjekts mit einem solchen Objekt, dessen Identität mit ihm dieses Subjekt auch anerkennt. In Erinnerung an das biblische Exempel von David und Nathan entspricht dem ersten Element des Selbstbewusstseins dieser zornige Ausspruch Davids: „[D]er Mann ist ein Kind des Todes, der das getan hat!"[365] Der König als Subjekt hat das Objekt des Mannes im Gleichnis bewusst und ist insofern mit diesem identisch. Das zweite Merkmal erfüllt Nathan mit dem Hinweis an David, dass dieser selbst der Mann im Gleichnis sei, worauf der König das Identitätsverhältnis anerkennt. Bezüglich der beiden „Flügel"[366] des Selbstbewusstseins – Subjekt-Objekt-Identität und deren Anerkennung – besteht noch die Gefahr der Selbsttäuschung. Denn werden sie gegeneinander vereinseitigt, kann laut Schmitz bei besagter Identität noch nicht einmal von Selbstbewusstsein die Rede sein, und die Anerkennung kann durchaus auf etwas abzielen, womit das Subjekt gar nicht zusammengehört. Erst an der Schnittstelle der Elemente wird gewiss, dass die Identität tatsächlich vorliegt.

Nach dieser Applikation der *dreigliedrigen Selbstbewusstseinsstruktur*, wie sie sich analog auch im Blick auf die Erzählung von Friedrich Dürrenmatt (1921–1990) durchführen ließe, wird der rote Faden der subjektiven Tatsache wiederaufgegriffen. Dass das Selbstbewusstsein des immerzu betroffenen Menschen als Voraussetzung jeglicher Selbstzuschreibung betrachtet wird, bedeutet für Schmitz nicht nur die Auflösung einer introjektionistisch-perfektischen Bestimmtheit der Objekte (zum Beispiel als transzendent), sondern auch die Lösung von dem cartesianischen „Cogito"[367], das als zweifelndes Denken jahrhundertelang ein fundamentum inconcussum der Bewusstseinsanalyse gewesen ist. Getreu seinem Philosophem

364 Platon: Phaidros, übers. von Otto Apelt (= Platon. Sämtliche Dialoge, Bd.2), Hamburg 1998, S. 63.

365 2 Sam 12,5.

366 Schmitz, Gefühlsraum, S. 63.

367 Descartes, René: Die Prinzipien der Philosophie, übers. von Artur Buchenau, Hamburg 1992, S. 2, Z. 41-S. 3, Z. 2.

vom erschreckenden Leib[368] rückt Schmitz das Selbstbewusstsein letztlich in die Sphäre des Betroffenseins. Doch zwischen den Zeilen der Neuen Phänomenologie ist nach wie vor zu konstatieren, dass es zu keiner Loslösung vom Standpunkt Descartes' kommt. Dessen „Cogito" eines isolierten Subjekts wird von Schmitz gleichsam durch ein „Terreor" ersetzt. Inmitten von distanzierten und beliebigen objektiven Sachverhalten steht der egologisch-evidente Umgang des Leibsubjekts mit seiner permanenten Betroffenheit. Zwar ist die Verdinglichungskritik an der Introjektion gerechtfertigt: Es gibt keine Teildinge wie Körper oder Seele, aus denen sich der phänomenal ganze Mensch zusammensetzen könnte. Aber Schmitz bleibt dieser Introjektion auch in seinen Bewusstseinsanalysen verhaftet, wo der fundamentale Widerspruch einer subjektiven Praxis omnipräsent ist.

Das Augenblickliche des Umschlagpunktes von Objektivität zu Subjektivität konterkariert das Bewusstseinsgefälle zwischen Mensch und Tier in einem Maße, das erneut die Biologisierung des Menschen zulässt[369], von Schmitz diesmal aber nur tentativ behandelt wird.[370] Auch dem Säugling Selbstbewusstsein zusprechend, siedelt er das plötzliche Betroffensein in der *Vorsprachlichkeit* an:

> Das Sich-anerkennen als etwas [...] vollzieht sich [...] tief unterhalb der Schicht alles Reflektierens und Formulierens in jenem dumpfen, vorbegrifflichen, praereflexiven, praeverbalen Wissen von sich, das Erich Rothacker als Innesein bezeichnet.[371]

Dieses Innesein, welches Schmitz mit denkpsychologischen Bewusstheiten gleichsetzt und mittels einer Gebetsschilderung von Cassianus untermauert[372], bezieht sich auf die primitive Gegenwart mit ihren extremen Erlebnissen von Angst und Schmerz.[373] Das ist insofern berechtigt, als solche unwillkürlichen Lebenserfahrungen in statu nascendi nicht bewusst artikuliert werden können. Demensprechend müsste Schmitz seine Analyse an dieser Stelle jedoch schlicht stoppen. Auch hier wirkt das Wittgenstein'sche Diktum[374] als Korrektiv gegen eine in sich derart widersprüchliche Formulierung wie Vorsprachlichkeit. Wir kommen nicht hinter die Sprache zurück, und der ursprüngliche Terminus des Inneseins enthält auch weniger von einer solchen Motivation. Rothacker nämlich meint damit unter

---

368 Siehe S. 37 in dieser Arbeit.
369 Siehe S. 64f. ebd.
370 Schmitz, Gefühlsraum, S. 65f.
371 Ebd., S. 64.
372 Ebd., S. 64f.
373 Ders., Person, S. 44. Siehe S. 37f. in dieser Arbeit.
374 Siehe S. 42 in dieser Arbeit.

anderem eine latente Form des Wissens um die eigene Sterblichkeit[375] und folgt somit in groben Zügen der Auffassung von Wilhelm Dilthey (1833–1911), dass das Erkennen nicht hinter das Leben zurückgehen kann.[376] Allerdings liegt dem Rothacker'schen Terminus eine allgemeine Orientierung an Freud zugrunde, sodass Schmitz mit seiner Radikalisierung des Inneseins folgerichtig dem tradierten Innenleben aufsitzt, das von der Psychoanalyse zu einem Apparat verdinglicht worden ist. Besonders deutlich wird dies an Schmitz' Ausdrucksweise, die Selbstanerkennung als etwas vollziehe sich tief unterhalb der Reflexion, worin sich erneut die absolute Seelenmetapher des Abgrunds manifestiert.[377] Dem Ausgriff in eine vermeintliche Vorsprachlichkeit bleibt entgegenzuhalten, dass Furcht und Schmerz Momente des Sich-Zeigens jener Negativität sind, die konstitutiv für die menschliche Praxis ist.[378] So vergegenwärtigen Schmerz und Furcht die Einmaligkeit und Unvertretbarkeit leiblicher Existenz[379], denen die Hinwendung zum Anderen sowie die Gemeinsamkeit von Sprache, Welt und Leben entspringen. Ich bin, darum muss ich sein (Rentsch): Durch diese Wirklichkeitsformel, welche sich mit Heidegger an den Stimmungen Furcht und Angst aufweisen lässt, erfährt das Betroffensein eine bewusste Artikulation.[380] Dass jene Extremerfahrungen in statu nascendi nicht mit Worten kommunizierbar sind, bleibt ein Aspekt der Negativität selbst, nämlich die Unmöglichkeit der Handlung.

Der vierte Schritt, den Schmitz mit dem Ziel einer neuen Subjektivität geht, ist die Bündelung aller subjektiven Tatsachen im *Sosein*, das gemäß dem Schema zur Appräsenzdimension die Explikation des Ich der primitiven Gegenwart ist.[381] Das Sosein als Klammerbegriff der Tatsachen, die für ein Subjekt gegenwärtig bestimmt sind, fügt sich aus der Sicht von Schmitz in die antimetaphysische Grundtendenz der Neuen Phänomenologie: Subjektivität bedeutet keine monologische Substanz mehr, sondern die Ganzheit der Erlebnisse. In der Substanzspekulation erkennt er die deutlichste Spur einer Missachtung des leiblichen Befindens. Das Subjekt erscheint ihm nunmehr als Ganzqualität im Sinne der Gestaltpsychologie.[382] Zwar stellt die metaphysische Substanz-Akzidenz-Dichotomie eine Verfehlung der menschlichen Welt dar, aber das System der Philosophie fragmentiert

375 Rothacker, Anthropologie, S. 176.
376 Rentsch, Konstitution, S. 134.
377 Siehe S. 67f. in dieser Arbeit.
378 Siehe S. 85f. ebd.
379 Rentsch, Negativität und praktische Vernunft, Frankfurt am Main 2000, S. 171.
380 Ders., Heidegger und Wittgenstein, S. 273f.
381 Siehe S. 39 in dieser Arbeit.
382 Schmitz, Wahrnehmung, S. 172. Ders., Liebe, S. 105.

diese ebenso, wo es die Wirklichkeit auf das Sosein reduziert und den Rest als Ödland unter einem beliebig wechselnden Gefühlshimmel zurücklässt. Rothacker selbst schreibt im Zusammenhang mit dem Sosein von dem Widerständigen und Gegenständlichen des Daseins.[383] Doch die Konturen des Leibsubjekts bei Schmitz bleiben unbestimmt, womit sich die Abspaltung des Körperlichen[384] erneut bemerkbar macht. Die Welt als grenzenloses Erlebnis-All des Einzelnen jedenfalls würde die gesamte Philosophie des Kieler Philosophen in das Fahrwasser der Mystik schicken, die er seinem Leser doch stets nur in der Funktion des Beispiels präsentiert.[385]

Der sprachliche Aspekt des Soseins liegt für Schmitz in einer *Grenze der Sagbarkeit*:

> Sämtliche Tatsachen meines Soseins sind allerdings verschieden von allen Tatsachen, die ein anderer beschreiben kann, weil zu ihnen [...] eine Nuance gehört, die sich fremder Beschreibung entzieht: daß ich es bin, der so ist. Alle Aussagen eines Menschen über das Sosein eines anderen [...] stoßen daher auf eine Grenze der Sagbarkeit, weil sie hinter dem eigentlich Gemeinten – einer subjektiven Tatsache – zurückbleiben[.][386]

Die dafür beispielhaften Sätze „Ich bin traurig." und „Hermann Schmitz ist traurig." wiederaufgreifend, gesteht Schmitz dem Menschen zwar das Wissen zu, dass sein Gegenüber von Trauer ergriffen und belastet ist. Aber die sprachliche Unvertretbarkeit der Ich-Nuance bleibt für den Besitzer jenes Wissens die besagte Grenze. In diesem Punkt ist der Subjektanalyse zuzustimmen: Die leiblich-sprachliche Existenz des Einzelnen ist für den Anderen uneinholbar. Doch die Interexistenzialbedeutung dieser Negativität geht bei Schmitz im Skotom eines Solipsismus unter, der das Subjekt als ein Mehr an Wirklichkeit einer tendenziell austauschbaren Objektivität gegenüberstellt. Dabei ist es doch gerade die *Gefahr des Missverstehens*, die den Sinn des Verstehens konstituiert, und die Grenze der Sagbarkeit, welche die Gemeinsamkeit unserer Sprachwelt evoziert.

Als fünfter und letzter Schritt in Schmitz' Projekt einer Neubestimmung der Subjektivität lässt sich die Gleichsetzung von Selbstbewusstsein und affektivem Betroffensein rekonstruieren. Zunächst werden Bewusstsein und Selbstbewusstsein miteinander verbunden. Letzteres hat im Fall meiner Trauer nicht nur mich zum Objekt, sondern auch die Brust, das Herz und die Schwere dieser Atmosphäre.

---

383 Rothacker, Anthropologie, S. 163.
384 Siehe S. 50 in dieser Arbeit.
385 Schmitz, Leib, S. 179–194.
386 Ders., Gefühlsraum, S. 69.

Das heißt, das Selbstbewusstsein als Sich-Anerkennen des Subjekts als etwas ist zugleich Bewusstsein von etwas anderem als diesem Subjekt. Im Kern dieses Gedankenganges gilt:

> [D]er Gedanke an etwas, das in Beziehung zu einem Relat steht, schließt ein [...] Bewußthaben dieses Relats in sich ein.[387]

Das Bewusstsein im subjektiven Sinn, welches Bewussthaben heißt, erstreckt sich auf Brust, Herz und Schwere, während das Selbstbewusstsein das Ich in Beziehung zu diesen Relaten fokussiert. (Selbst-)Bewusstsein wird sodann als *affektives Betroffensein* identifiziert. So gibt es für Schmitz keine unbewussten Zustände des leiblichen Befindens:

> Zugleich zeugt das Empfinden der Unmöglichkeit eines völlig unbewußten Lust- oder Leidzustandes davon, daß affektives Betroffensein [...] immer auch Selbstbewußtsein ist.[388]

Dieses setzt die leibliche Ökonomie insofern voraus, als der Mensch in Ohnmacht fällt, sobald der Bogen zwischen Enge und Weite zu einem Extrem hin reißt. Das geschieht bei heftigem Schreck von Seiten der Enge und beim Einschlafen von Seiten der Weite.[389] Die leibliche Ökonomie, verstanden als gespürtes Spannungsfeld zwischen Enge und Weite, wird von Schmitz schließlich an das affektive Betroffensein zurückgebunden:

> Jedes leiblich spürbare Verhältnis zu Enge und Engung [...] induziert aber ein affektives Betroffensein.[390]

Das Proprium des (Selbst-)Bewusstseins schlechthin liegt in diesem affektiven Betroffensein, nämlich die Unterscheidung von Dasein und Nichtsein, aus welcher der Blick für das Dieses entspringt, das als Selbigkeit und Gegenständlichkeit eine Explikation der primitiven Gegenwart darstellt. Während die Identifizierung von Bewusstsein und Selbstbewusstsein über das Bewussthaben von dem Subjekt fremden Relaten erfolgt ist, ist es nun das Moment der Eindeutigkeit, in dem sich für Schmitz (Selbst-)Bewusstsein und affektives Betroffensein vereinen lassen.

In nuce lautet das Ergebnis der fünf Schritte, wie sie hier rekonstruiert worden sind – subjektive Tatsache, Bestimmtheit, Selbstbewusstsein, Sosein und affektives Betroffensein –, also: Bewusstsein ist Selbstbewusstsein und affektives Betroffensein,

387 Schmitz, Gefühlsraum, S. 79.
388 Ebd., S. 80.
389 Siehe S. 46f. in dieser Arbeit.
390 Schmitz, Gefühlsraum, S. 82.

das von Schmitz folgende Definition erhält, in der auch seine Bedeutungen als Explikation des Daseins und als Modus der emotionalen Ergriffenheit wiederkehren[391]:

> Das affektive Betroffensein eines erlebenden Subjektes ist der Inbegriff jener Tatsachen, die zum Sosein dieses Subjektes gehören und primär subjektiv sind, in dem Sinn, daß die übrigen Tatsachen dieses Soseins jedenfalls nicht mehr subjektiv wären, wenn alle Tatsachen des affektiven Betroffenseins entfielen.[392]

Summa summarum bleibt festzuhalten, dass Schmitz das Selbstbewusstsein vor der Bestimmtheit ansetzt und somit die Konstitutionsverhältnisse verkehrt. In Wirklichkeit wird der Selbstzugang des Einzelnen je schon immer von der gemeinschaftlich bestimmten Sprache geformt. Dies gilt für den Schlaf, wo sich unsere Mitmenschen im Traum wiederfinden[393], genauso wie für das Furchtgefühl und die Schmerzregung im Wachen, das letzten Endes soziokulturell vermittelt ist. Doch bei Schmitz verblassen die Anderen gegenüber dem Erlebnis-All des Subjekts zu austauschbaren Quisquilien. Die verheißene Neubestimmung von Subjektivität findet also nicht statt. Außerdem wird das Projekt durch eine zentrale absolute Metapher zum Scheitern gebracht, mit der Schmitz gerade die Ganzheit des Bewusstseins zu demonstrieren sucht[394]: das *Licht*. Blumenberg schreibt:

> Verfolgen wir aber die Geschichte der mit dem Wahrheitsproblem am engsten verschwisterten Metapher, der des Lichtes, so expliziert sich die Frage in ihrer verborgenen, systematisch nie gewagten Fülle. Die Lichtmetaphorik ist nicht rückübertragbar[.][395]

Das heißt, mit dem Lichtbild rückt sich das System der Philosophie unweigerlich in den Horizont ältester Metaphysik. Dafür stehen im weitesten Sinne folgende Zitate:

> Nein, wer bei Vernunft ist, der würde sich sagen, daß die Störungen der Sehkraft zwiefacher Art sind und zwiefacher Ursache entstammen, nämlich erstens, wenn man aus dem Licht in die Finsternis und zweitens, wenn man aus der Finsternis in das Licht versetzt wird. Und wenn er sich nun davon überzeugt hat, daß die nämlichen Vorgänge auch bei der Seele vorliegen, so wird er, wenn er eine Seele in Verwirrung und unfähig sieht etwas zu erkennen, nicht unbedacht lachen, sondern prüfen, ob sie

---

391 Siehe S. 81 in dieser Arbeit.

392 Schmitz, Gefühlsraum, S. 93.

393 Dies lässt sich sogar mit Friedrich Nietzsche (1844–1900) bestätigen: „Quidquid luce fuit, tenebris agit[…]" (dt. Was auch immer im Licht gewesen ist, wirkt in der Finsternis.). Nietzsche, Jenseits, S. 651.

394 Schmitz, Gefühlsraum, S. 86.

395 Blumenberg, Paradigmen, S. 15.

aus einem erleuchteteren Leben hierher gekommen ist und infolge der Ungewohnheit mit Finsternis geschlagen ist oder ob sie aus einem Zustand größerer Unwissenheit in helleren Glanz kommt und von dieser größeren Helligkeit geblendet ist; und so wird er denn die eine glücklich preisen ob ihres Zustandes und ihrer Lebensgestaltung, die andere dagegen bemitleiden; und wenn er über sie lachen wollte, so würde sein Lachen hier weniger lächerlich sein als das über die, welche von oben her aus dem Lichte herabkommt.[396]

[T]ruth is a naked and open day-light[.][397]

Doch Hermann Schmitz versucht, nicht bei dem Subjekt stehen zu bleiben, sondern seine Analysen mit dem Anderen zu verbinden. Dazu ist ein Rückgang auf die Schmitz'sche Gefühlsdefinition indispensabel, nach welcher es sich um exzentrisch-ortlose *Atmosphären* handelt, die den in sie hineingeratenen Menschen affektiv betroffen machen.[398] Hierin liegt eine Objektivierung des Atmosphärischen, die Schmitz nonchalant so formuliert:

Gefühle sind nicht subjektiver als Landstraßen, nur weniger fixierbar.[399]

In Analogie zum Eintritt in die klimatisch-thermische Atmosphäre des Wetters sowie in die jahres- und tageszeitlichen Atmosphären von Frühling, Herbst, Morgen oder Abend werden das Ich und die Anderen gleichermaßen in Gefühle eingebettet. Diesen ist eine Gleichgültigkeit gegenüber den Ergriffenen eigen, die in einem von jeglicher Betroffenheit gänzlich unabhängigen Dasein besteht. Schmitz perhorresziert zwar die introjektionistische Auffassung, nach welcher Gefühle „innenweltliche Seelenzustände sind, die höchstens nach außen ‚abfärben' könnten"[400], macht aber aus ebendiesen Gefühlen außerweltliche Stoffzustände, die über das affektive Betroffensein nach innen vermittelt werden. Die Entkoppelung des Atmosphärischen von der Person, mit der jegliche possessive Rede von deinen oder meinen Gefühlen der Absurdität anheimfällt, wird im System der Philosophie anhand der überpersönlichen und der persongebundenen[401] Gefühle demonstriert.

---

396 Platon: Der Staat, übers. von Otto Apelt (= Platon. Sämtliche Dialoge, Bd.5), Hamburg 1993, S. 274.

397 Dt. Die Wahrheit ist ein nacktes und offenes Tageslicht. Zit. nach: Blumenberg, Paradigmen, S. 70.

398 Siehe S. 67 in dieser Arbeit.

399 Schmitz, Gegenwart, S. 144.

400 Ders., Gefühlsraum, S. 137.

401 Der Widerspruch von Apersonalität und Persongebundenheit innerhalb eines Satzes ist für Schmitz nur scheinbar: Das persongebundene Gefühl bleibt eine quasi-objektive Atmosphäre, auch wenn es sich phänomenal als Intimität zeigt.

Das überpersönliche Gefühl wird von dem Betroffenen als eine praeobjektive, sich ganzheitlich im Raum erstreckende Atmosphäre erfahren, die ihn mit bloß sekundärer Gewichtung ergreift. Die Propria der Praeobjektivität und Ganzheit sind wieder im Sinne der Gestalttheorie zu verstehen. Das überpersönliche Gefühl präsentiert sich derart geschlossen und kohärent, dass es die Subjekt-Objekt-Spaltung unterläuft. Seine literarische Schreibweise wieder aufwärmend, nutzt Schmitz hierfür das „Kanonenfieber"[402] als Beispiel, welches in einem Selbstzeugnis Goethes von seinem Ritt über das Schlachtfeld der Kanonade von Valmy auftaucht: Das leibliche Befinden des Autors ist mit der dort herrschenden Atmosphäre der Gefahr verschmolzen, welche sich ihm als große Hitze und braunrötliche Einfärbung zeigt. Der Einfluss, den die über dem Schlachtfeld wabernde Atmosphäre auf Goethe hat, ergießt sich von diesem wiederum in die Landschaft, welche nunmehr erhitzt und braunrötlich beleuchtet erscheint. Hierin liegt für Schmitz das entscheidende Moment der Subversion von Subjekt und Objekt, nämlich die „wechselseitige Ansteckung"[403]. Damit wird die literarische Schreibweise erneut angewandt, um die dualistische Kluft zwischen Leibsubjekt und Gefühlsobjekt zu überbrücken. Gleichsam entfremdet Schmitz das Beispiel seinem Kontext, in dem es Goethe – wie an anderer Stelle bereits bemerkt worden ist[404] – stets um ganze Situationen ging. Seine Interpretation blendet aus, dass die Schlacht als Interexistenzialmoment selbst die beschriebene Atmosphäre erzeugt. Bei dem Gedanken an reitende, marschierende, schießende und verwundete Menschen tritt abermals der Andere als das eigentlich Atmosphärische hervor. Statt der wechselseitigen Ansteckung ist die wechselseitige Konstitution zu betonen, denn nicht nur das Schlachtgetümmel beeinflusst das Befinden Goethes, sondern auch Goethe selbst trägt als situatives Element zur Atmosphäre bei. Wird aber Schmitz' Vergleich des Gefühls mit einer Landstraße tatsächlich zu Ende gedacht, hieße das, die verfeindeten Heere müssten eine entsprechende Schlachtatmosphäre erst aufsuchen. Die absurde Alltagsferne dieses Gedankenganges kritisiert auch Soentgen, indem er die rhetorische Frage stellt, ob räumliche Bewegung etwa mit dem Betreten oder Verlassen einer Atmosphäre gleichzusetzen sei. Für ihn ist der Gefühlsraum insgesamt ein Fall für Ockhams Rasiermesser.[405]

Einer Wiederannäherung an die Interexistenzialgeltung scheint *das persongebundene Gefühl* zunächst förderlicher zu sein. Es zeichnet sich jedoch durch eine

---

402 Schmitz, Gefühlsraum, S. 100f.
403 Ebd., S. 103.
404 Siehe S. 76 in dieser Arbeit.
405 Soentgen, Verdeckte Wirklichkeit, S. 106.

Konstanz des Atmosphärischen auch im Falle intimer Erfahrungsebenen aus. Während die wechselseitige Ansteckung sein zentrales Argument für das überpersönliche Gefühl ist, stellt Schmitz den atmosphärischen Grundzug persongebundener Gefühle am sozialen Gefühlskontrast heraus.[406] Dieser besteht beispielsweise zwischen der überpersönlichen Heiterkeit in einer Gruppe einerseits und der davon nur noch gesteigerten Trauer eines Einzelnen andererseits. Die Konkurrenz der entgegengesetzten Atmosphären führt zu einem für den Trauernden opaken Zwiespalt, der wiederum eine Steigerung der Trauer hervorruft. Eine Angleichung der hier aufeinander treffenden Felder ist unmöglich, da jeglicher Ansatzpunkt fehlt; die Atmosphäre verhält sich zum Betroffenen, der sie gleichsam ausstrahlt, wie Helligkeit oder Wärme zur Licht- oder Wärmequelle.[407] Das Atmosphärische ist überall ganz und nirgendwo fixierbar. Eine Reintegration der Wirklichkeit des Anderen bleibt also auch hier aus. Dabei ist zwischen den Zeilen dieser Teilanalyse umso deutlicher zu lesen, dass mit der Atmosphäre eigentlich der Andere gemeint ist: Der Status des Gefühls schwankt zwischen Autonomisierung und personaler Bindung[408], um schließlich selbst in Momenten der Intimität weiterhin auf Seiten der Verdinglichung zu verharren. Doch abgesehen von den pathologischen Daseinsformen bildet die Lebenserfahrung stets auch einen Thesaurus an Momenten der Umstimmung durch unsere Mitmenschen.

Das Schmitz'sche Kampfprojekt gegen die Introjektion spitzt sich zu: Nachdem anhand der überpersönlichen und „persongebundenen" Gestalt die apersonale Wendung des Atmosphärischen gezeigt worden ist, präzisiert Schmitz sie zu einer expliziten Trennung zwischen Gefühl und affektivem Betroffensein. Dieses trägt leiblich-örtlichen Charakter, jenes hingegen ist ortlos. Als Affekt, oder besser: Affizient[409] stellt das Gefühl das Wovon eines Betroffenseins dar, das die sonst unbewusste Atmosphäre zur subjektiven Tatsache umprägt und somit in den leiblich spürbaren Radius des „Mea res agitur" transponiert:

> Die leiblichen Regungen unterscheiden sich zwar von den Gefühlen, aber das affektive Betroffensein durch Gefühle ist stets an leibliche Regungen gebunden und von diesen vermittelt.[410]

---

406 Schmitz, Leib, Raum und Gefühle, S. 25.

407 Ders., Gefühlsraum, S. 136.

408 So werden Wehmut, Mut, Scham und Dankbarkeit als Beispiele für sogenannte resonanzgebundene Gefühle angegeben. Schmitz, Gefühlsraum, S. 146f.

409 Ebd., S. 96f. Um sich von dem seelisch konnotierten Affektbegriff abzugrenzen, folgt Schmitz dem Terminus der Affektivität von Eugen Bleuler (1857–1939), der darunter die Gesamtheit des menschlichen Gefühlslebens verstand. Bleuler, Eugen: Lehrbuch der Psychiatrie, Berlin 1983, S. 65.

410 Schmitz, Gefühlsraum, S. 153.

Die Ausdrucksweise in diesem Zitat suggeriert eine Annäherung zwischen Leib und Gefühl, indem deren dualistisches Verhältnis mit der Bindung des Betroffenseins an die Regungen scheinbar aufgeweicht wird. Doch bei genauerem Hinsehen stellt sich lediglich ein luzides Zusammengehören von Affektivität und leiblich Spürbarem heraus, dem das Gefühl nach wie vor äußerlich bleibt. Die folgende Umformulierung würde der verhängnisvollen Übersteigerung der phänomenologischen Methode gerechter werden: Da leibliche Regungen und Gefühle streng getrennt sind, muss das Betroffensein von Gefühlen erst durch Regungen vermittelt werden. So ist bei Schmitz der Sachverhalt der Trauer für mich als Tatsache bestimmt, sobald mich diese Atmosphäre leiblich spürbar niederdrückt, und ebenso im Fall der Freude, die das leibliche Befinden erleichtert und anhebt. Auch wenn der Ausdruck der Atmosphäre durchaus alltagssprachlichen Charakter trägt, rückt ihn eine solche Mittelbarkeit in weite Ferne zur menschlichen Welt. Hier folgt das Wissen von der eigenen Freude nicht erst auf das Spüren von Leichtigkeit, so als gäbe es eine Reihenfolge:

> Sie [die Stimmung] kommt weder von „Außen" noch von „Innen", sondern steigt als Weise des In-der-Welt-seins aus diesem selbst auf.[411]

In der Konsequenz wird *die leibliche Mittelbarkeit der Gefühle* zu einem Hiatus, den Schmitz auf seinem gedanklichen Rückweg zum Anderen nicht mehr überbrücken kann. Das zeigt sich besonders eindringlich an folgendem Beispiel: Im Rahmen einer Weihnachtsbescherung wird das beschenkte Kind von Freude erregt, woraufhin die Atmosphäre vom Kind auf die Eltern ausstrahlt. Sie betrifft sodann ein Gefühl der Sympathie „bezüglich auf die [...] wahrgenommene, aber nicht selbst gefühlte ‚strahlende' Freude des Kindes. Dieses Sympathiegefühl ist selbst freudig, aber doch unterschieden von der Freude des Kindes."[412] Das heißt, die Erwachsenen gewahren zwar mit leiblich spürbarer Gewissheit die Freude ihres Kindes, aber sie fühlen sie nicht. Denn das Fühlen zeichnet sich durch zweierlei Geschehnisse aus, das Wahrnehmen von Gefühlen als Atmosphären und die Ergriffenheit von denselben.[413] Jenes Kriterium erfüllen die Eltern, dieses nicht: Sie nehmen die ihrem Kind entspringende freudige Tönung des Raumes wahr, doch partizipieren dabei lediglich an zweiter Stelle. Primär bleibt die kindliche Ergriffenheit, welche als Verbindung zwischen der emotionalen[414] Ortlosigkeit und

---

411 Heidegger, Sein und Zeit, S. 136.

412 Schmitz, Gefühlsraum, S. 135f.

413 Ders., Unerschöpflicher Gegenstand, S. 302.

414 Trotz ihrer introjektionistischen Konnotation findet sich die Emotion (wörtlich: Bewegung nach außen) im System der Philosophie wieder. Schmitz, Aufhebung der Gegenwart, S. 60. Ders., Rechtsraum, S. 136.

dem leiblichen Betroffensein zu verstehen ist.[415] Sobald die Dreiheit von Gefühl, Ergriffenheit und Betroffensein in der Fortsetzung vom Leib- zum Mitsubjekt angesetzt wird, fällt also die Ergriffenheit aus, und Gefühl sowie affektives Betroffensein driften auseinander. Die Chiffre hierfür ist besagte Sympathie, die als ein *Mitgefühl* das bloß sekundäre Mitmachen an einem fremden, primären Geschehen impliziert.

Der Fortgang der Interexistenzialanalyse lässt die große Anstrengung erkennen, mit der sich Schmitz an der Kluft zwischen Leib und Gefühl abarbeitet. Sogar die absolute Metapher des Wassers wiederaufgreifend[416], beschreibt er die vom Kind ausstrahlende Freude als Wellenschlag, dessen Ausläufer die Eltern in Form der Sympathie oder Mitfreude erreichen. Deren sekundären Charakter sieht er in einem „deutlichen Bruch"[417] begründet, den Schmitz mit einer Verhältnisanalogie auszufüllen sucht, nach welcher Subjektivität und Objektivität zueinander stehen wie Wasser und Festland.[418] Im gleichen Atemzug kommt es zu unscharfen, ja widersprüchlichen Formulierungen. So sei der Mitfühlende „irgendwie gerührt"[419] und an ein „angepaßtes Gefühl"[420] gebunden. Der besagte Bruch hin zur Mitfreude ergebe sich zudem aus der „Erfahrung ihrer bloß sekundären Rolle".[421] Dabei konterkariert das Vorkommen des Wortes „irgendwie" die sonstige Genauigkeit im System der Philosophie, und ein angepasstes Gefühl stellt im Rückblick auf den sozialen Gefühlskontrast eine contradictio in adiecto dar.[422] Außerdem bleibt unklar, wie sich der Mitfühlende an zweiter Stelle erfahren kann, wo er doch zur primären Weihnachtsfreude des Kindes überhaupt „nicht selbst zugelassen"[423] ist.

Eine für Schmitz sonst so unübliche Textdiffusion wie diese deutet darauf hin, dass auch das Wasserbild die Kluft zwischen Kind und Eltern nicht aushält. Die Brechung des Gefühls zum Mitgefühl markiert vielmehr die Unmöglichkeit eines Betroffenseins des Leibsubjekts von den Gefühlen der Mitsubjekte. Dies geht auch aus Schmitz' Einteilung der Affekte in leibliche Regungen und Gefühle hervor: Inmitten von Regungen, die sich aus der Leibesenge in die Weite erstrecken,

---

415 Affektives und leibliches Betroffensein sind gleichbedeutend. Schmitz, Gefühlsraum, S. 156.

416 Siehe S. 44f. in dieser Arbeit.

417 Schmitz, Gefühlsraum, S. 154.

418 Ders., Liebe, S. 105.

419 Ders., Gefühlsraum, S. 154.

420 Ebd.

421 Ebd.

422 Siehe S. 95 in dieser Arbeit.

423 Schmitz, Gefühlsraum, S. 154.

und Atmosphären, welche die Gestalt der Abgründigkeit sind, kann dem Mitmenschen keine initiale Rolle zukommen. Bezeichnend hierfür ist ferner, dass Schmitz den Verlust – etwa eines geliebten Menschen – mit der Formulierung quittiert, durch ihn hindurch oder aus ihm hervor treffe die Enttäuschung den Menschen.[424]

Das Ausbleiben des affektiven Betroffenseins durch die Gefühle des Anderen geht also letzten Endes auf eine *zweifache Mittelbarkeit der Gefühle* zurück. Erstens muss das affektive Betroffensein des Einen leiblich vermittelt werden. Die Nahtstelle zwischen atmosphärischer Ortlosigkeit und absoluter Örtlichkeit des Leibes bildet dabei die Ergriffenheit. Es sind nicht mehr Gefühle des, sondern höchstens um den Betroffenen. Von diesem ausstrahlend oder -fließend, gelangen sie an den Anderen, der sie lediglich wahrnehmen kann. Darin liegt insofern die zweite leibliche Vermittlung, als die Wahrnehmung stets über den Leib induziert wird.[425] Bei Schmitz selbst findet die Kluft zwischen dem affektiven Betroffensein des Einzelnen und dem Mitgefühl des Anderen Ausdruck in der Gegenüberstellung einer *Sicherheit der Gebärde* und einer *Verlegenheit der Sympathie.*[426] Die leiblichen Regungen als jene Formen, in denen die Ergriffenheit von Gefühlen spürbar wird, visualisieren sich in gewissen Gebärden:

> Der Kummervolle weiß zu stöhnen und schlaff oder gebrochen dazusitzen, der Verzweifelte zu erstarren oder gellend aufzulachen usw.[427]

Doch der Freudensprung des Kindes im Beispiel äußert sich bei seinen Eltern in nichts weiter als Schmunzeln oder Lächeln. Es wird eine Verlegenheit sichtbar, die darin besteht, dass die Mitfühlenden die vom Kind ausgehende Atmosphäre zwar wahrnehmen, aber nicht fühlen können, und so eigentlich erst nach Wort und Geste suchen müssen. Sie entbehren der spontanen leiblichen Eingebung der Gebärde, da die originäre Atmosphäre angesichts der zweifachen Gefühlsvermittlung allzu viel an Kraft verloren hat, wohingegen die „Ergriffenheit von einem primären Gefühl immer auch diesem den spürbaren Leib als Feld seines Einwirkens ausliefert“[428]. Wie bereits mit dem Sprechen geschehen[429], überlässt Schmitz auch das Fühlen einem Solipsismus, nur diesmal innerhalb der Grenze der Fühlbarkeit. Doch wie es die Gefahr des Missverstehens ist, die den Sinn des Verstehens zuallererst konstituiert, so formt *die Negativität des möglichen Misslingens der*

---

424 Schmitz, Gefühlsraum, S. 97.
425 Ders., Wahrnehmung, S. 31.
426 Ders., Unerschöpflicher Gegenstand, S. 305.
427 Ders., Gefühlsraum, S. 155.
428 Ebd., S. 155f.
429 Siehe S. 90 in dieser Arbeit.

Anteilnahme jede Situation, in der wir den Anderen fühlen. Trotz intensiver Begriffsarbeit ist es Schmitz also nicht gelungen, seine Gefühlstheorie in die Wirklichkeit des gemeinsamen Lebens zurückzuführen.

2.4.3 Interexistenzialität und Gefühlsraum

Während Hermann Schmitz in seinen Analysen zum leiblichen Raum die Erfahrung von Weite, Richtung und Ort auf das eigenleibliche Spüren zurückführt, verlagert er das atmosphärische Erleben in den Gefühlsraum. Dessen Gerichtetheit verläuft im Gegensatz zum Leiblichen von Weite in Enge. Indem er dies als *Abgründigkeit* bezeichnet, greift Schmitz die absolute Metapher des Abgrunds auf und rückt seine Analyse damit unweigerlich in den Horizont der tradierten Seele. Obwohl das Atmosphärische hinsichtlich der Weite unbestimmbar bleiben müsste, wird dennoch eine Einteilung vorgenommen: Dem Weiteraum entspricht die *Stimmung* mit ihren Grundtypen Zufriedenheit und Verzweiflung. Die dafür gegebenen Beispiele sind literarischer Art und liegen fern der alltäglichen Wirklichkeit. In Analogie zum Richtungsraum stehen die *Erregungen*, welche in einseitige (Freude und Trauer) und allseitige (Euphorie, Sehnsucht, Erwartung, Bangnis und Grauen) unterschieden werden. Zur Abgründigkeit kommt die im gleichen Horizont zu verortende absolute Metapher des *Windes* hinzu, wieder gefolgt von literarischen Beispielen. Dass er die Abgründigkeit sogar zentrifugalen Gemütsbewegungen wie der Euphorie vorlagert, zeigt, wie weit sich Schmitz mit seiner Gefühlstheorie von der Wirklichkeit entfernt. Der Leib begegnet der Windnatur von Erregungen im Sinne des herakliteischen Kampfgestus mit *Erleiden* (Anfechtung und Überwältigung) oder *Verhalten* (Preisgabe oder Widerstand), was mit dem ebenfalls seelisch konnotierten Bild der *Festung* unterlegt wird. In Schmitz' absurder Formulierung einer Partnerschaft zwischen Mensch und Gefühl wird denn auch deutlich, dass mit dem Atmosphärischen eigentlich die Anderen gemeint sind. Die dritte Gefühlsart, *das intentionale Gefühl*, kann nicht in Analogie zum Ortsraum gesetzt werden, da das Atmosphärische wesentlich ortlos ist. Die *zweigliedrige Struktur* der intentionalen Gefühle (Furcht, Wunsch und Hoffnung), bestehend aus *Verdichtungsbereich* und *Verankerungspunkt*, entnimmt Schmitz der *Gestaltpsychologie* und lässt wieder Beispiele aus der Literatur folgen.

Im Rekurs auf die einleitenden Bemerkungen zur Begriffsgeschichte des Gefühls[430] soll an dieser Stelle noch deutlicher herausgestellt werden, inwieweit

430 Siehe S. 65f. in dieser Arbeit.

Schmitz mit dem Gefühlsraum an die Gestaltpsychologie anknüpft. Er legt zunächst dar, wie Hans Cornelius (1863–1947) Gefühle als Gestaltqualitäten im Sinne von Christian von Ehrenfels auffasste. Bei Felix Krueger, einem Schüler von Cornelius, sei dieses Gefühlskonzept zu Komplexqualitäten erweitert worden. Seiner tendenziösen Sichtweise folgend, positioniert Schmitz Theodor Lipps in noch größerer Nähe zur Theorie des Gefühlsraumes: Mit der Bestimmung von Gefühlen als Ichqualitäten und -zuständlichkeiten sowie der Annahme einer Stimmung und Seele des Raumes habe dieser Psychologe als entscheidender Vorreiter gegen die Introjektion zu gelten.[431] Das heißt, Schmitz erkennt in der Gestalttheorie zwar einen holistischen Gegenpol zum Dualismus der Introjektion, folgt dieser psychologischen Disziplin aber zu weit, indem er sie als Vorbereitung seiner Phänomenologie deutet. Hinsichtlich Leiblichkeit und Gestimmtheit auf einen empirischen Wissenschaftssektor zu bauen, stellt jenen Kategorienfehler dar, welcher sich endemisch durch das gesamte System der Philosophie zieht.[432] Schmitz' innovative Präsentation seiner Trennung zwischen ganzem Gefühl und graduell-leiblichem Betroffensein darf in diesem Zusammenhang nicht darüber hinwegtäuschen, dass er hierdurch nicht nur mit der holistischen Tradition einer Einzeldisziplin bricht[433], sondern mit der Ganzheit der menschlichen Grundsituation überhaupt. Auch der Übergang von der Aktpsychologie Brentanos zur Phänomenologie Husserls gerät in Schmitz' tendenziösen Fokus. Das wird an der einseitig-subjektiven Rekonstruktion der *Intentionalität* deutlich, wogegen Brentanos passive Akte und Husserls passive Synthesis anzuführen sind. In dem Bestreben, die Introjektion zu definieren, schreibt Schmitz das Atmosphärische dem aktpsychologisch Sekundären zu und lässt dabei unbeachtet, dass dessen Sinn im Horizont der *Selbstreflexivität* als einer absoluten Metapher zu verorten ist.

Das Gefühl wird nach und nach zu einer raumerfüllenden stofflichen Masse verdinglicht, innerhalb derer Schmitz' Projekt einer Neubestimmung des immerzu betroffenen Subjekts ansetzt. Doch seine fünf Schritte – Bewusstsein im subjektiven Sinne, Bestimmtheit, Selbstbewusstsein, Sosein und affektives Betroffensein – laufen insofern ins Leere, als das Bewusstsein der Bestimmtheit vorgelagert wird. Dies äußert sich besonders in der *Vorsprachlichkeit* als einer Verkehrung der Konstitutionsverhältnisse par excellence. Schließlich steht das Schmitz'sche Leibsubjekt als körperloses Erlebnisfeld einer wirklichkeitsarmen und beliebig austauschbaren Objektivität gegenüber. Zudem rückt die absolute

---

431 Schmitz, Gefühlsraum, S. 213–218.

432 Siehe S. 51 und S. 65 in dieser Arbeit.

433 Siehe S. 77f. ebd.

Metapher des *Lichts* die Bewusstseinsanalysen geradezu auf einen Gemeinplatz ältester Metaphysik. In seinem Bestreben, mit der Theorie des von Gefühlen leiblich betroffenen Subjekts an die Wirklichkeit der menschlichen Welt heranzureichen, wird die *zweifache leibliche Mittelbarkeit der Gefühle* für Schmitz zu einem unüberwindbaren Hindernis. – Eine echte Ergriffenheit durch die Gefühle „des“ Anderen bleibt aus.

Die Interexistenzialanalyse des Gefühlsraumes weist folgende Ergebnisse auf: An den neuen Reduktionismus des Leibes, den diesen begleitenden Dualismus von Leib und Körper und die Hypostasierung des leiblichen Spürens zu Weite-, Richtungs- und Ortsraum schließt sich ein neuer Dualismus von Leib und Gefühl an. Während die Abspaltung des materiellen Körpers eine Begleiterscheinung der Autonomisierung des phänomenalen Leibes darstellt, ist die Exteriorisierung der Gefühle der zentrale Schauplatz von Schmitz' Kampfprojekt gegen die Introjektion. Dieser bleibt die Neue Phänomenologie insofern verhaftet, als das ein von stofflichen und überpersönlichen Atmosphären terrorisierter Leib lediglich eine Neuauflage des traditionellen Herr-Knecht-Dualismus bildet, in welchem die Seelenvernunft über unwillkürliche Lebenserfahrungen bestimmt. Das positive Ziel der Abgrenzung von der Introjektion, nämlich eine fundamentale Neubestimmung der Subjektivität, wird folglich verfehlt: Das Schmitz'sche Leibsubjekt steht als solipsistisches Erlebnis-All einer erfahrungsarmen und beliebig austauschbaren Objektivität gegenüber. Doch in Wirklichkeit ist die gemeinsame Bestimmtheit von Sprache, Welt und Leben dem Selbstbewusstsein des Einzelnen vorgängig, und nicht vice versa. Die Bildlichkeit von Abgrund, Wind, Festung, Selbstreflexivität und Licht, die literarischen Exemplifizierungen und die Anknüpfung an die empirische Einzeldisziplin der Gestaltpsychologie stellen Schmitz' Versuche dar, die neo-dualistische Entwicklung des Gefühlsraumes zu beheben – ohne Erfolg. Denn als absolute Metaphern im Sinne Blumenbergs rücken besagte Bilder die Neue Phänomenologie unweigerlich in den Horizont ihres Sachgegners, des Dualismus von Körper und Seele. Zudem liegen die Beispiele aus der Literatur nicht nahe genug an der menschlichen Praxis, und gestalttheoretische Anleihen können für eine Phänomenologie des Leibes nur den fundamentalen szientistischen Kategorienfehler bedeuten. Außerdem bieten die immer wieder auftretenden Fatalismen und Biologismen ebenfalls keine Therapie. Bezeichnenderweise kann die dualistisch geprägte Gefühlsanalyse nicht mehr zur interexistenziell verfassten Wirklichkeit „umkehren“: Die zweifache leibliche Mittelbarkeit der Gefühle steht einer echten Ergriffenheit durch den Anderen im Weg. – Schmitz' Philosophie, deren System-Anspruch zunehmend von einem Mittel-zum-Zweck-Charakter verdrängt wird, reicht nicht an Interexistenzialität und Holismus heran.

Für das eigene Konzept im Anschluss an Fuchs bleibt festzuhalten, dass mit der Atmosphäre eigentlich der Andere gemeint ist. Am deutlichsten wird dies an Schmitz' Formulierung einer Partnerschaft zwischen Mensch und Gefühl. Unbenannt bleibt die Interexistenzialbedeutung aufgrund der ontologischen Verfestigung der phänomenologischen Methode, die mit den obigen Mitteln nicht zu beheben ist. – Schmitz schreibt gegen die Grenzen der Sprache an. Die bereits herausgearbeitete Verbindung der leiblichen Negativitätsmomente Labilität, Fremdheit und Unentschiedenheit mit den atmosphärischen Momenten Überwältigung, Richtung von Weite in Enge und Abgründigkeit soll einer Wiederannäherung an die wechselseitig konstitutive Wirklichkeit des Anderen Vorschub leisten. Dabei sind die Schmitz'schen Grenzen der Sagbarkeit und der Fühlbarkeit in Aspekte besagter Negativität zu transponieren, ohne die unsere Welt nicht möglich ist.

2.5 Die leibliche Kommunikation

Hermann Schmitz identifiziert das leiblich vermittelte Betroffensein von Gefühlen mit dem Selbstbewusstsein und gelangt so zu einer leiblichen Absättigung der Thematik. In diesem Zusammenhang führt der neue Reduktionismus des Spürens zu einem Isolationismus des Subjekts, dessen Gewissheit in einem *Terreor* anstelle des cartesianischen *Cogito* liegt. Im Blick auf die leibliche Kommunikation, mit der Schmitz die Räumlichkeit von Regungen und Gefühlen als eine gemeinschaftliche zu präsentieren sucht, stellt sich die Frage, wie weit die Neue Phänomenologie mit einem derart defizienten Subjektbegriff an die Interexistenzialität als kommunikatives Wesen der menschlichen Welt heranreichen kann. Nachdem die Analysen von Leib und Raum dahingehend Verfehlungen ergeben haben, wächst mit der Überschrift dieses Kapitels die Erwartung an Schmitz' Anspruch auf Holismus umso mehr.

Der Begriff der Kommunikation ist durchaus mit dem Gefühlsbegriff vergleichbar[434], betrachtet man das ähnlich weite *Bedeutungsspektrum*, welches von Mitteilung über Austausch bis zur Gemeinschaft reicht. Nachdem sie in der Antike als Operator auf den Gebieten der Grammatik und Rhetorik gedient hatte, erfuhr die Kommunikation im Mittelalter eine theologische Auslegung. So begreift sie Thomas von Aquin als Erschaffen und Erschaffenwerden, und Nikolaus von Kues (1401–1464) verwendet sie im Sinne einer Gemeinsamkeit der Naturen Christi und einer Teilnahme an sakralen Handlungen Andersgläubiger. Im 20. Jahrhundert

434 Siehe S. 65f. in dieser Arbeit.

nahm die Kommunikation erstmalig als genuin philosophischer Terminus eine zentrale Stellung im Denken von Karl Jaspers ein. Er versteht darunter die dialektische Entwicklung von Selbstsein und Hingabe zu einer gegenseitigen Erhellung. Damit ist Kommunikation bei Jaspers die conditio humana schlechthin. Von Søren Kierkegaard (1813–1855) wird sie als Mitteilung, von Heidegger als Mitsein, von Gabriel Marcel (1889–1973) als Partizipation, von Sartre als Sein-für-Andere und von Heinrich Barth (1890–1965) als Koexistenz charakterisiert.[435] Orientiert an der Kommunikation als Möglichkeitsbedingung menschlicher Praxis, kritisiert Thomas Rentsch die Diskurstheorie von Jürgen Habermas (geb. 1929) und Karl-Otto Apel (geb. 1922) hinsichtlich ihrer Begründung eines Gebrauchswissens und Sinnverstehens, das der Mensch je immer schon hat. Im Sinne der Sprachlichkeit sind *Theorien* der Kommunikation stets zu spät am Platz, läuft doch diese jenen konstitutiv voraus.[436] Doch von einer Theorie ist bei Hermann Schmitz die Rede:

> Dementsprechend wird [...] meine Theorie der leiblichen Kommunikation, durch die ich meine Kategorialanalysen des leiblichen Befindens und des leiblichen Raumes über das Verständnis der gleichsam monologischen, in sich webenden und wirkenden Leiblichkeit hinaus fruchtbar mache, systematischer und allgemeiner eingeführt als in meinen früheren Publikationen.[437]

Nachdem mit der Formulierung einer Theorie des Gefühlsraumes der verfehlte Nachtrag des Gefühls an den je immer schon gestimmten Menschen angedeutet worden ist[438], lässt sich die Verkehrung der Konstitutionsverhältnisse in diesen Zeilen expressis verbis festhalten. Erstens kann leibliche Kommunikation nicht theoretisch begründet, sondern höchstens als Aspekt der Interexistenzialität deskriptiv aufgewiesen werden. Diese bleibt jedem konkreten Vollzug der Wechselseitigkeit vorgängig. Zweitens stellt der an Descartes und Husserl erinnernde Weg von der Monologie in die Gemeinschaft eine direkte Folge von Schmitz' Isolationismus des Subjekts dar. Doch auch das leibliche Befinden gestaltet sich stets als ein Dasein in der Welt mit den und letzten Endes durch die Anderen, wobei sich die Räumlichkeit als sinnvoller Lebensraum nicht aus Hypostasen jenes Befindens bilden lässt. Die Verkapselung des Leibsubjekts, wie sie in Schmitz' Formulierung einer monologischen, in sich webenden und wirkenden Leiblichkeit deutlich wird, tritt noch deutlicher mit der Behauptung hervor, „daß er [der Leib] vornehmlich

---

435 Artikel „Kommunikation", in: Ritter, Wörterbuch der Philosophie, Bd.4, Basel 1976, S. 894f.

436 Rentsch, Heidegger und Wittgenstein, 263f. Ders. Konstitution, S. 28f.

437 Schmitz, Wahrnehmung, S. 11.

438 Siehe S. 100 in dieser Arbeit.

sein Schicksal in sich selbst hat […]: in seinem eigenen Blühen und Brennen, Schwellen und Spannen, Strömen und Einhalten, spröde oder weich, krampfend oder locker, sich öffnend oder verschließend[.]“[439]

Irrtümlicherweise – wenn auch folgerichtig – analysiert der Kieler Philosoph an anderer Stelle die Stufen vom Leib zur Leibergemeinschaft[440], nachdem er im letzten Buch seines Systems der Philosophie sämtliche Formen des Sozialapriorismus negiert hat.[441] Umso erstaunlicher ist, dass Schmitz im gleichen Zug von dem „leibhaftigen, uns überraschend begegnenden und unvorhersehbar jeweils neu in Anspruch nehmenden Anderen“[442] schreibt. Allerdings scheint es sich hier mehr um einen Reflex gegen die introjektionistischen Standpunkte des Physiologismus und der Projektion zu handeln, als um eine Anerkennung der wechselseitigen Konstitution unter Mitmenschen. Nachdem also sowohl die Verkehrtheit als auch die Folgerichtigkeit von Schmitz' Theorie im Rahmen einer Leibphänomenologie herausgestellt worden ist, folgt nun seine Definition der leiblichen Kommunikation selbst:

> Von leiblicher Kommunikation im Allgemeinen will ich immer dann sprechen, wenn jemand von etwas in einer für ihn leiblich spürbaren Weise so betroffen und heimgesucht wird, daß er mehr oder weniger in dessen Bann gerät und mindestens in Versuchung ist, sich unwillkürlich danach zu richten und sich davon für sein Befinden und Verhalten in Erleiden und Reaktion Maß geben zu lassen.[443]

Diesem Zitat ist abzulesen, dass das eigenleibliche Spüren ein Übergewicht gegenüber jenem „etwas“ einnimmt, das der menschlichen Grundsituation gemäß der Andere sein müsste. Die tendenziell passive Ausdrucksweise mit Betroffenheit, Heimsuchung, Bannung, Versuchung, Erleiden und Reagieren führt die Kommunikation wieder auf den Standpunkt des *Terreor* zurück. In diesem Sinne lässt sich für die mit dem Terminus der leiblichen Kommunikation umso höher gewordene Erwartungshaltung an Schmitz' Holismus-Anspruch zunächst ein Moment der Ernüchterung antizipieren: Das Leibsubjekt bleibt im Zentrum, der Weg zum Anderen muss theoretisch nachkonstruiert werden, und schon in der Kommunikationsdefinition scheint der *Kampfgestus* vor seiner Interexistenzialbedeutung stehen zu bleiben.

---

439 Schmitz, Leib, S. 601.

440 Ders. Liebe, S. 130–133.

441 Ders. Aufhebung der Gegenwart, S. 1–22.

442 Ebd., S. 22.

443 Schmitz, Wahrnehmung, S. 31f.

Mit einer solchen Einleitung in dieses Kapitel ist die weitere Interexistenzialanalyse in gewissem Maße schon präfiguriert, zumal Schmitz' Duktus bisher unverändert geblieben ist. Um allerdings auch diesmal inkonsistente Momente der Neuen Phänomenologie für das eigene Konzept fruchtbar zu machen, wird die leibliche Kommunikation als ein *Aspekt* der Interexistenzialität festgehalten. Er könnte traditionell auch als „nonverbale Kommunikation“[444] bezeichnet werden. Was in den folgenden Unterkapiteln mit Ein- und Ausleibung sowie Bewegungssuggestion und synästhetischem Charakter verhandelt wird, stellt entgegen Schmitz[445] das Spektrum *konkreter Vollzüge* jenes Interexistenzialaspekts dar. Und wie die Sprache als exemplarisches Interexistenzial immer schon den Aspekt des Nonverbalen mit sich bringt, so ist Leiblichkeit beispielsweise untrennbar mit Sexualität verbunden.[446] – Eine Sexualtheorie des Leibes wäre ebenso verfehlt wie Schmitz' Kommunikationstheorie der Gemeinsamkeit.

2.5.1 Ein- und Ausleibung

Hermann Schmitz unterscheidet zwei Typen der leiblichen Kommunikation: *Einleibung* und *Ausleibung*. Im Rückbezug auf den Schreck und das Dösen als Extreme des leiblichen Spürens von Enge und Weite[447] wird der Einleibung die Engung und der Ausleibung die Weitung zugeordnet.[448] In dieser Engführung der Kommunikation auf das eigenleiblich Spürbare äußert sich abermals der neue Reduktionismus des Systems der Philosophie. Schmitz differenziert den Typus der Einleibung in Einseitigkeit und Wechselseitigkeit. Die *einseitige Einleibung* ist die Übertragung der Enge des eigenen Leibes an einen anderen.[449] Wie bereits im Zusammenhang mit der Bewegung geschehen[450], gerät die Grundbestimmung des Leibes als ein *Befinden* erneut in Konflikt mit einer Körpergrenze, wie sie mit der Trennung von eigenem und anderem Leib impliziert wird. Dass der Leib für Schmitz in erster Linie ein eigens spürbares Gebilde ohne Hautgrenze darstellt,

444 Soentgen, Verdeckte Wirklichkeit, S. 37.
445 Besagte Vollzüge sind bei Schmitz theoretische Erklärungsweisen des Zusammengehörens: Schmitz, Aufhebung der Gegenwart, S. 74.
446 Rentsch, Heidegger und Wittgenstein, S. 281.
447 Siehe S. 46f. und S. 91 in dieser Arbeit.
448 Schmitz, Wahrnehmung, S. 97f.
449 Ders., Leib, S. 343.
450 Siehe S. 61f. in dieser Arbeit.

lässt sich mit dem Begriff der *absoluten Örtlichkeit* belegen, der eine Loslösung von außenräumlicher Orientierung besagt:

> [I]ch werde mich im Folgenden, wenn die Rede von Leiblichem ist, auf [diesen] Begriff beziehen.[451]

Bei genauerer Betrachtung ergibt sich angesichts des neo-reduktionistischen Leibraumes überhaupt keinen Platz für den Anderen. Bezeichnenderweise sucht Schmitz diese Unvollständigkeit mit der Konstruktion eines übergreifenden Leibes auszugleichen:

> Wenn [...] der leibliche Dialog [...] an Partner [...] verteilt ist, bildet sich ad hoc so etwas wie ein übergreifender Leib, in dem die Rolle der Enge [...] jeweils von einem der Partner übernommen wird; das ist Einleibung.[452]

Auffällig ist hier nicht nur, dass die in sich widersprüchliche subjektive Praxis eines leiblichen Dialoges nachträglich auf die Kommunizierenden ausgelagert wird, sondern auch, wie der Andere dabei lediglich in der Kategorie des Partners auftritt. In der menschlichen Grundsituation aber sind unsere Mitmenschen *existenzial* zu verstehen, das heißt, ein irgendwo herumstehender Mensch teilt die Welt genauso mit mir wie mein Gegenüber in der Kommunikation. Und selbst dann erschöpft sich der Mitmensch nicht *kategorial* in einer vermeintlichen Partnerfunktion zur Bildung eines übergreifenden Leibes, sondern erscheint lediglich unter einem bestimmten Aspekt der Grundsituation.[453] Also darf der Ausdruck des übergreifenden Leibes – Schmitz' deus ex machina – nicht darüber hinwegtäuschen, dass der Status des anderen Leibes vor dem Hintergrund des Reduktionismus nach wie vor in suspenso bleibt. Seinen *literarisch-kämpferischen Gestus* wieder aufwärmend, gibt Schmitz folgende Beispiele für die einseitige Einleibung: Augustinus von Hippo (354–430) beschreibt, wie schnell sein Freund Alypius von Thagaste Vergnügen am römischen Gladiatorenkampf fand, nachdem er wider Willen zu einem Besuch des Amphitheaters verleitet worden war.[454] Laut dem Kieler Philosophen stellt Alypius den Sadistenleib dar, welcher seine Enge in den Opferleib überträgt. Dieser nimmt die Enge in Form von Angst und Schmerz auf, sodass der übergreifende Leib in Alypius seinen Weitepol und im Gladiator seinen Engepol hat. Also wird die einseitige Einleibung unter den *Sadismus* subsumiert:

---

451 Schmitz, Leib, S. 53.

452 Ders., Aufhebung der Gegenwart, S. 24.

453 Heidegger, Sein und Zeit, S. 118.

454 Augustinus, Aurelius: Bekenntnisse, übers. von Wilhelm Thimme, Düsseldorf 2004, S. 232–237.

> Weil sie dem Opfer die Enge des eigenen Leibes aufdrängt, ist sadistische Lust [...] zugleich Lust am Einengen, Einschnüren, Zusammendrücken des Opfers; insofern ist ihre Urform die Lust am Würgen.[455]

In dieser Exemplifizierung von Einleibung liegt der Kampfgestus deutlich vor, welchen Schmitz der methodisch bedingten Abblendung des Anderen vorschiebt. Doch der Grundsituation gerecht werden erst Beispiele, welche wieder auf alltagssprachlicher Ebene liegen: Hier kann ich den Blick des Anderen beeindruckend, seine Stimme faszinierend oder seine Ausstrahlung sympathisch finden. Als zweites Beispiel für die einseitige Einleibung wird die *Hypnose* angeführt, welche den alltäglichen Erfahrungen von Kommunikation ebenso fern liegt wie der Sadismus. Die Brücke zu dieser Exemplifizierung schlägt Schmitz mittels einer Analogie, nach der sich Gladiator und Zuschauer ähnlich zueinander verhalten wie Hypnotiseur und Hypnotisierter.[456] Der einzige Unterschied zum Kämpfer im Kolosseum liegt in der initialen Rolle des Hypnotisierenden, der im übergreifenden Leib den Engepol des Hypnotisanden übernimmt, sodass diesem die Weite bleibt. Eingebettet in literarische Schilderungen, die bis zu Franz Anton Mesmer (1734–1815) zurückreichen[457], findet sich auch hier die kämpferische Ausdrucksweise wieder:

> [D]iese Aufspaltung gibt [...] dem Hypnotiseur Gelegenheit, sich in das gespaltene Ganze hineinzuschieben und den zu hypnotisierenden Leib gleichsam im Netz eines durch diesen Einschub sich bildenden übergreifenden Leibgefüges zu fangen.[458]

Spalten, Hineinschieben und Fangen – diesen Ausdrücken sind Fälle entgegenzuhalten, in denen gerade das *nicht-Instrumentelle* den Umgang prägt: das Schweigen unter Freunden, die tröstende Anwesenheit der Partnerin oder der aufmerksame Blick des Lehrers auf seine Schüler.

Die zweite Art der Einleibung ist die *wechselseitige*, womit Schmitz die partnerschaftliche Oszillation jener Rolle, Träger der Enge im übergreifenden Leib zu sein, bezeichnet. Einerseits sucht er sich mit diesem Terminus abermals von Introjektion und Physiologismus abzugrenzen, denen zufolge „Austausch unter Bewußthabern (Subjekten) nur durch Transport von Körpern von Gehirn zu Gehirn und (gedankenlos unterstellte) Weitergabe von dort an in oder hinter den Gehirnen befindliche Seelen in Betracht kommt[.]“[459] Andererseits wird die wechselseitige Einleibung anhand

---

455 Schmitz, Leib, S. 343.

456 Ebd., S. 342.

457 Mesmer, ein Wegbereiter der Parapsychologie, leistete laut Schmitz die entscheidende Vorarbeit zur Technik des Hypnotisierens. Schmitz, Wahrnehmung, S. 92.

458 Ebd., S. 93.

459 Schmitz, Aufhebung der Gegenwart, S. 24.

von ebenso alltagsfernen Literaturbeispielen (Ovid, Paul Valéry) demonstriert, die sie „dem erkenntnistheoretisch verbildeten modernen Menschen“[460] aber sofort verständlich machen sollen. Das Exemplar wechselseitiger Einleibung schlechthin ist der *Blickwechsel*: Die innerleibliche Konkurrenz von Engung und Weitung äußert sich als simultan-korrelatives Geben und Nehmen der Enge, wobei der übergreifende Leib gleichsam die Überdeckung des leiblichen Antagonismus von Spannung und Schwellung bedeutet. Hier wird der Mitmensch nicht nur erneut auf seine Partnerrolle reduziert, sondern auch erst nachträglich mit einer *Du-Evidenz* ausgestattet:

> Die eigene Engung und Weitung, die man leiblich spürt, teilt man auf diese Weise mit dem Partner und wird daran dessen inne, daß auch er sich spürt.[461]

An anderer Stelle heißt es sogar, die wechselseitige Einleibung scheine die notwendige und zureichende Bedingung der Evidenz des Du zu sein.[462] Doch die theoretische Begründung des Du muss angesichts der interexistenziellen Verfasstheit unserer Grundsituation ins Leere laufen. Diese Verfehlung geht auf die in ihrer Widersprüchlichkeit bereits angedeutete Annahme von Schmitz zurück, dass es einen ursprünglichen, in sich bestehenden *Leibdialog* gibt, mit dessen Auslagerung die zwischenmenschliche Kommunikation entsteht.[463] Hierzu sind folgende Textstellen von Relevanz:

> Durch diese dialogische Natur der leiblichen Ökonomie ist schon im einsamen leiblichen Befinden eine Kommunikation angelegt, die man sich am Muster des Ringkampfs verdeutlichen kann, in dem gleichsam der sonst immanent leibliche Antagonismus zwischen Partnern zum Austrag kommt.[464]
>
> Einleibung ist […] die stärkste Quelle der leiblichen Kommunikation.[465]
>
> Mit meiner These von der Fortsetzung des innerleiblichen Dialogs in der partnerschaftlichen Kommunikation will ich nur auf einen strukturellen Zusammenhang, dem gemäß eins für das andere eintreten kann, nicht auf eine zeitliche Folge hinweisen.[466]

Im ersten dieser drei Zitate visualisiert erst der *Ringkampf* eine sonst einsame Kommunikation, wobei dieser Ausdruck ebenso eine contradictio in adiecto ist wie der einer subjektiven Praxis. Das Kämpfen der Ringer bleibt bei dem

---

460 Schmitz, Aufhebung der Gegenwart, S. 24.
461 Ebd., S. 27.
462 Schmitz, Liebe, S. 133.
463 Siehe S. 106 in dieser Arbeit.
464 Schmitz, Aufhebung der Gegenwart, S. 24.
465 Ders., Leib, S. 343.
466 Ders., Aufhebung der Gegenwart, S. 30.

herakliteischen Diktum „polemos pater panton" stehen, ohne eine interexistenzielle Explikation zu erfahren. Diese ist mit Heidegger zu leisten:

> Das Mitsein bestimmt existenzial das Dasein auch dann, wenn ein Anderer faktisch nicht vorhanden und wahrgenommen ist.[467]

Das heißt, ein Ringkampf – für Schmitz der Prototyp wechselseitiger Einleibung schlechthin[468] – darf höchstens als ein agonaler Modus des konkreten Vollzugs nonverbaler Kommunikation gelten. Diese bleibt, leiblich spürbar, ein Aspekt der Interexistenzialität zu nennen, die in der Gemeinsamkeit von Sprache, Welt und Leben auch dann gilt, wenn wir nicht kämpfen. Dagegen ist die Einleibung im zweitgenannten Zitat mehr ein Beweisgrund als ein Vollzug der Kommunikation. Und um dem Vorwurf einer kausalen Verdinglichung zu wehren, nach welcher der innerleibliche Dialog die Ursache und die partnerschaftliche Kommunikation die Wirkung wäre, betont Schmitz an dritter Stelle die Kommensurabilität beider Termini. Dabei bleibt der leibinhärente Dialog jedoch unangetastet[469], indem von Dingen als Partnersurrogaten geschrieben wird, durch welche der Dialog lediglich „nicht zur Reindarstellung an und mit einem Partner, einem anderen Subjekt, wie beim Ringkampf [...]"[470] kommt.

Im Fortgang von Schmitz' Untersuchung der leiblichen Kommunikation werden einseitige und wechselseitige Einleibung unter den Begriff der *antagonistischen Einleibung* subsumiert. Es handelt sich insofern um eine asymmetrische Beziehung, als jeweils ein Leib den Engepol einnimmt und somit die Auseinandersetzung evoziert. Demgegenüber stellt Schmitz die *solidarische Einleibung* vor, welche in der symmetrischen Beziehung von mindestens zwei Partnern besteht, die sich jeweils antagonistisch in jenes *Etwas* einleiben, das bereits in der Kommunikationsdefinition[471] Verwunderung hervorgerufen hat; in der Grundsituation kommunizieren Menschen primär mit Menschen. Doch nun erhärtet sich langsam der Verdacht, Schmitz entferne sich mit jenem Etwas von der menschlichen Welt. Denn er exemplifiziert die solidarische Einleibung mittels der Willenssympathie

467 Heidegger, Sein und Zeit, S. 120.

468 Schmitz, Liebe, S. 135.

469 Dieser wird zudem als völlig invariant gegenüber sozialer Einsamkeit und Gemeinsamkeit beschrieben; in seiner Autonomie legt der Leibdialog die (wirkliche) Kommunikation lediglich nahe. Schmitz, Unerschöpflicher Gegenstand, S. 137.

470 Ders., Aufhebung der Gegenwart, S. 30.

471 Siehe S. 104 in dieser Arbeit.

bei Husserl[472], mit welcher sich eine Person leiblich spürbar an der Tötung einer Schlange durch eine andere Person beteiligt, und mittels zweier Spieler und einem Fußball sowie zweier Sänger und einem Lied.[473] Wie die Dinge als Partnersurrogate[474] bereits haben erkennen lassen, dehnt das System der Philosophie seinen Kommunikationsbegriff also im weitesten Sinne auf Gegenständliches aus. Doch es bleibt nicht bei der Extrapolation auf Fußbälle oder Lieder, denn „[es] gelten mir auch […] Menschen als Dinge, während es unter anthropologischem Gesichtspunkt, auch dem Volksmund, natürlicher scheinen könnte, sie von diesen zu unterscheiden."[475] Aus der Anwendung der einleibenden Vollzüge auf Gegenständliches zieht Schmitz den Umkehrschluss, dass auch der Andere ein bloßes *Ding* ist. Mit dieser kategorialen Gleichsetzung verfehlt er nicht nur die existenziale Bedeutung des Mitmenschen, sondern verkehrt auch abermals das Konstitutionsverhältnis: Die Lebensformen der Leiblichkeit und Sprachlichkeit sind Voraussetzungen des Interesses an Natur-, Technik- oder Kunstzusammenhängen, und nicht vice versa.[476] Doch entgegen der *Irreduzibilität des Menschen* führt der Neo-Reduktionismus Schmitz' zu einer Verdinglichung des Menschen im Wortsinn.

Seinen Gegensatz findet der Typus der Einleibung in dem der *Ausleibung*. Als Abgleiten in die Weite bedeutet sie eine Abwendung von der Enge. Zu ausleibenden Vollzügen zählt Schmitz beispielhaft die Entrückung des Mystikers Heinrich Seuse (1295–1366) im glänzenden Widerschein eines Chorgestühls, das schweifende Blicken während der Reise und die Autobahntrance.[477] Im Rekurs auf den Richtungsraum[478] lassen sich Ausleibung und Einleibung noch deutlicher gegenüberstellen: Während die einleibende Auseinandersetzung über die Terminierung und Umkehrung der fixierenden Blicke läuft, vollzieht sich die Ausleibung vollends nach Maßgabe des unumkehrbaren Gefälles leiblicher Richtungen in die Weite. Bei

472 „Ich bin als Person nicht auf die andere Person als Gegenstand gerichtet, gerichtet bin ich auf das, worauf sie als sich so und so verhaltende Person gerichtet ist. Dabei bin ich in sie versunken, in Deckung mit ihr in der Bewusstseinshabe derselben Umwelt und in der ichlichen Richtung auf ‚dieselben' thematischen Gegenstände[.]" Husserl, Edmund: Zur Phänomenologie der Intersubjektivität (= Husserliana, Bd.15, Drittes Buch), Den Haag 1973, S. 513.

473 Schmitz, Aufhebung der Gegenwart, S. 40ff.

474 Siehe S. 109 in dieser Arbeit.

475 Schmitz, Wahrnehmung, S. XI.

476 Rentsch, Heidegger und Wittgenstein, S. 259.

477 Schmitz, Wahrnehmung, S. 100ff.

478 Siehe S. 55f. in dieser Arbeit.

letzterem Typus handelt es sich dann um den gleitenden oder starren Blick. Ließen sich die Beispiele für die Einleibung zumindest noch als agonale Vollzugsmodi des Nonverbalen fruchtbar machen, so entbehrt die Ausleibung jeglicher Nähe zum alltagssprachlichen Verständnis von Kommunikation. Dass der Andere im System der Philosophie keine Existenzbedingung darstellt, zeigt sich also nicht nur an der Annahme eines dem Leib innerlichen Dialoges, sondern auch an der Betrachtung des Abschweifens in Weite als kommunikativer Vollzug. Zwar kann dem mit Heidegger entgegengehalten werden, dass uns im Chorgestühl, in der (Kultur-)Landschaft sowie der Autobahn ebenfalls der Mitmensch begegnet, nämlich als Zimmermann, Landwirt und Bauarbeiter. Aber ein weiteres Ausleibungsbeispiel von Schmitz bringt die Gleichgültigkeit seines Kommunikationsbegriffes gegenüber dem Anderen vollends zum Ausdruck: der Blick in die „Weite, die sich nach Augenschluß darbietet"[479]. Diese Exemplifizierung stört die Konsistenz des Ausleibungsbegriffes insofern nicht, als sie sich des *Hauptsatzes der Lehre vom Raum*[480] bedient, mit dem Schmitz die Räumlichkeit auf die Weite des leiblichen Spürens reduziert.

Schließlich wird das Du für die leibliche Kommunikation entbehrlich. Einleibung und Ausleibung stellen lediglich Korrelate eines gegenüber den Sozialformen invariant bestehenden Leibdialoges dar. Im metaphysisch anmutenden Ur-Gegensatz von Weite und Enge tendiert die Einleibung zu diesem, die Ausleibung zu jenem Pol. Dabei differiert der Blick nach außen im Grunde nicht von dem nach innen, denn verleiblicht ist der gesamte Raum. Die Interexistenzialbedeutung von Kommunikation, Dialog und Antagonismus bleibt weiterhin verkannt. Allerdings erhellt die räumliche Indifferenz von Augenöffnung und -schluss den Zusammenhang zwischen leiblicher Kommunikation und *Wahrnehmung*: Diese ist für Schmitz eine Spezialisierung von jener. Die Verleiblichung der Wahrnehmung, welche der menschlichen Welt ebenso fern liegt wie ein verleiblichter Raum, ist bisweilen nur angedeutet worden[481]; für das Verständnis des nun folgenden Unterkapitels ist sie von größter Bedeutung.

2.5.2 Suggestion und Synästhesie

Es konnte gezeigt werden, wie Schmitz' neuer Reduktionismus mit seiner Gleichsetzung von leiblicher und räumlicher Weite zu einer Eingliederung der

479 Schmitz, Das Göttliche und der Raum, S. 209.
480 Siehe S. 53 in dieser Arbeit.
481 Siehe S. 83 und S. 98 ebd.

Wahrnehmung in das antagonistische Gefüge leiblicher Kommunikation führt. Wo der Blick – sei es der nach außen oder der nach innen – letztlich allein die Weite aus dem eigenleiblichen Spüren gewahrt, da wird schon schlichte Wahrnehmung zu einem „Spezialfall leiblicher Kommunikation"[482]. Von dieser ist dementsprechend die Rede als einem „allgemeinen Typ der Wahrnehmung"[483] und als dem „Grundbegriff der Wahrnehmungslehre"[484]. Hermann Schmitz gibt folgende Definition:

> Wahrnehmung ist [...] Gegebenheit oder Sichpräsentieren von etwas in leiblicher Kommunikation, wobei das Gegebene in räumlichen und zeitlichen Kontext mit als wirklich Imponierendem verwoben ist [...][485]

Wahrnehmen von etwas, das für Schmitz kurioserweise auch ein Menschending sein kann[486], trägt also insofern die Signatur leiblicher Kommunikation, als dass eine Verwobenheit mit wirklich Imponierendem auf den Kampf- und Literaturgestus zurückverweist.[487] Während aus interexistenzialanalytischer Sicht die Subsumption der Wahrnehmung unter die Kommunikation eine Folge von Schmitz' Neo-Reduktionismus des Leibes darstellt, sucht der Kieler Philosoph selbst den Zusammenhang mit kausaler Stringenz abzusichern. Für dieses Bestreben steht der Begriff der *phänomenalen Kausalität*, der in erster Linie die innerleiblich erlittene Wirksamkeit von Angst, Schmerz, Wollust und anderen Gestalten des leiblichen Spürens beinhaltet.[488] Indem sich der interne Antagonismus von Spannung und Schwellung kommunizierend auslagert, tritt ebenso die dynamische Kausalität in Erscheinung, denn Kommunikation und Wirken wie Erleiden gehören „durch ihre leibliche Wurzel im Kampf"[489] zusammen. Das heißt, der herakliteisch-literarische Kampfgestus wird hier als eine *terminologische Notwendigkeit* präsentiert. Den Anschein ganzheitlicher Beschreibung nun also auch bei der Wahrnehmung erweckend, zieht Schmitz zwei Termini heran, welche die Perpetuierung des Wechselspiels zwischen Engung und Weitung in der Wahrnehmung leisten sollen: Suggestion und Synästhesie.

Als philosophischer Begriff fand die *Suggestion* (lat. suggerere - unterschieben, zufügen) in der angelsächsischen Erkenntnistheorie des 18. Jahrhunderts Verwendung, bevor sie in Deutschland zum Ende des 19. Jahrhunderts ein

---

482 Schmitz, Wahrnehmung, S. 72.
483 Ebd., S. 69.
484 Ebd., S. 72.
485 Ebd., S. 36.
486 Siehe S. 110 in dieser Arbeit.
487 Siehe S. 108f. ebd.
488 Schmitz, Wahrnehmung, S. 106.
489 Ebd.

psychologisches Modewort für jegliche Formen der Beeinflussung wurde.[490] In den Untersuchungen von Christian von Ehrenfels, Erwin Straus und Manfred Pflanz (1923–1980) geht die Wir-Bildung stets der Suggestion voraus.[491] Doch Schmitz weist diese Auffassung als unzulänglich zurück:

> Wesentlich ist ihr [der Suggestion] in allen ihren Gestalten bloß das Gefesseltsein, die bannende und führende Macht eines Schlüsselreizes, der die Empfänglichkeit Betroffener auf sich zieht und gleichsam ansaugt.[492]

Verbunden mit dem Kampfgestus, wie er sich im Fesseln, Bannen, Führen, Ziehen und der Macht äußert, hebt das bloße *Gefesseltsein* auf das affektive Betroffensein[493] ab, welches sich entgegen der Interexistenzialität ebenfalls in apersonaler und situationsloser Schwebe befindet. Diese sucht Schmitz abermals mit alltagsfernen Beispielen (Faust, Hitler, Poe) zu beheben, bevor er die bereits dargelegten Fälle einseitiger Einleibung – Sadismus und Hypnose[494] – als Suggestionen identifiziert. Um die Kluft zwischen dem isolierten Leibsubjekt und dem Anderen auszufüllen, bedient sich das System der Philosophie erneut der *Gestaltpsychologie*. So erfolgt Schmitz' erster Brückenschlag zwischen leiblichem Befinden und Wahrgenommenem über die *Bewegungssuggestion*, welche in dem sich an einer Gestalt abzeichnenden *Gestaltverlauf* liegt.[495] Eine solche Gestalt kann die langende *Gebärde* des Bittens oder die fallende Gebärde der Ergebenheit sein. – Schmitz nähert sich dem Anderen an, und doch weist die fragmentierende Betrachtung von Blick und Gebärde als „Kanäle"[496] der Wahrnehmung auf seinen isolationistischen Standpunkt des Leibes zurück. War es im Zusammenhang mit dem Gefühlsraum besonders die Gestalttheorie von Wolfgang Metzger[497], die unter Inkaufnahme eines Kategorienfehlers den Anschein der Ganzheitlichkeit erwecken sollte, so erfüllt nun die Psychologie von Max Wertheimer (1880–1943) ebendiese Funktion in der Wahrnehmung:

> Die Gestalt weist dem Blick Bahnen an und schreibt ihm Gesetze der Auffassung vor, denen er sich nur schwer und gewaltsam entziehen kann. Durch diese gesetzlich leitende Kraft gewinnt sie ein einheitliches, charakteristisches Gepräge.[498]

---

490 Artikel „Suggestion", in: Ritter, Wörterbuch der Philosophie, Bd.10, Basel 1998, S. 582.
491 Ebd., S. 583. Schmitz, Wahrnehmung, S. 76.
492 Ders., Wahrnehmung, S. 77.
493 Siehe S. 104 in dieser Arbeit.
494 Siehe S. 106f. ebd.
495 Schmitz, Wahrnehmung, S. 40.
496 Ders., Aufhebung der Gegenwart, S. 31. Ders., Liebe, S. 137.
497 Siehe S. 77 in dieser Arbeit.
498 Schmitz, Der leibliche Raum, S. 275.

An dieser Stelle zeigt sich sehr deutlich, wie Schmitz den Antagonismus von Spannung und Schwellung auf die Wahrnehmung überträgt. In Analogie zu der Einheit stiftenden Ambitendenz von Engung und Weitung richten sich Gestalt und Blick gegeneinander und leisten so den Zusammenhalt der Wahrnehmung. Mit dieser gleichsam konstruierten Ganzheit vermag sich das System der Philosophie nicht von der Aporie zu dispensieren, in die es mit der verleiblichten Wahrnehmung gekommen ist. Einerseits steht der Andere angesichts des leiblich-autonomen Ego nach wie vor unter einem Fragezeichen, andererseits führt der Versuch seiner Reintegration nicht nur zu dem Widerspruch zwischen Leib und Körper(-grenze)[499], sondern auch zu einer Verhärtung des fatalistisch-biologistischen Standpunktes. Dieser ist bezeichnenderweise dort wieder zu konstatieren, wo Schmitz im Zusammenhang mit der Gebärde auf den Richtungsraum und damit auf das motorische Körperschema zurückkommt[500]:

> Dagegen ist es dann viel eher möglich, die gesehene Bewegung als ein Schicksal zu begreifen, das dem Blick widerfährt, wobei dieser als leibliche Richtung im Richtungsraum verstanden wird.[501]

Hand in Hand mit diesem expliziten *Fatalismus*, der jegliche kommunikativen Vollzüge des Menschen zu gewaltsamen Auseinandersetzungen verengt, geht der *Biologismus*, nach welchem die Einheit von suggestivem Gestaltverlauf und gespürter Als-ob-Bewegung eine empirische Bestätigung im „Ausfall der Reaktionszeit […] beim Kampf zwischen Kobra und Mungo"[502] findet. Bezüglich der Suggestion ist gegen Schmitz festzuhalten, dass es sich bei ihr nicht um eine kommunikative Grundform handelt, denn Kommunikation selbst ist eine Form der menschlichen Welt. Die Suggestion darf vielmehr als konkreter Vollzug gelten, der einem instrumentell-agonalen Modus der leiblichen Kommunikation folgt, welche wiederum ein nonverbaler Aspekt der Interexistenzialität ist. Die Alltagserfahrung kennt standhaltende, ausweichende, ja potenziell tötende Blicke. Diesbezüglich vergleicht Soentgen die Fähigkeit der Blicke sogar mit der einer schwerbewaffneten Armee.[503] Doch ebenso relevant für die Grundsituation des Menschen sind Vollzüge im nicht-instrumentellen Modus des Nonverbalen, so das Schweigen, das Zwinkern oder der schlicht uninteressierte Blick. Den Menschen allein als *homo pugnans* der Kommunikation zu betrachten, hieße, ihn entgegen

---

499 Siehe S. 105f. in dieser Arbeit.
500 Siehe S. 57 ebd.
501 Schmitz, Der leibliche Raum, S. 342.
502 Ebd., S. 328.
503 Soentgen, Verdeckte Wirklichkeit, S. 37.

seiner Irreduzibilität[504] aus dem Naturzusammenhang von Dominanz und Unterwerfung abzuleiten.

Schmitz' zweiten Brückenschlag zwischen wahrgenommenem und wahrnehmendem Leib bilden die *synästhetischen Charaktere*. Damit greift der Kieler Philosoph auf die *Synästhesie* als Neologismus der medizinisch-psychologischen Forschung des 19. Jahrhunderts zurück, welche darunter eine abnormale Doppelwahrnehmung wie das Hören von Farben und das Sehen von Tönen verstand. Für Merleau-Ponty hingegen ist sie der Normalfall; in seiner Phänomenologie wird die Einheit der Sinne nicht mehr durch ihre Subsumption unter das Bewusstsein gewährleistet, sondern durch ihre unendliche Integration in den Erkenntnisorganismus.[505] Daran knüpft Schmitz insofern an, als er die synästhetischen Charaktere mit den Bewegungssuggestionen amalgamiert, um die Einheit der Wahrnehmung zu sichern:

> Meine [...] These geht dahin, daß solche [...] Charaktere das vermutete Äquivalent der Bewegungssuggestionen (Gestaltverläufe) und der zugehörigen Weisen leiblichen Befindens [...] sind[.][506]

Wie die Gebärde eine Bewegung anmutet, so liegt der synästhetische Charakter der Wahrnehmung beispielsweise in spitzen oder stumpfen Farben, runden oder eckigen Gerüchen und harten oder weichen Lauten. Unschwer lässt sich hier die Zusammengehörigkeit der synästhetischen Charaktere mit den *Sinnesqualitäten* der philosophischen Tradition erkennen. Um die introjektionistisch-dualistische Konnotation der Sinnesqualität zu unterlaufen, prägt Schmitz einen Neologismus, nämlich das *Qual* (lat. qualis - irgendwie beschaffen), worunter er Farben, Töne, Gerüche, Härten und Drücke zählt.[507] Insgesamt bilden Synästhesie und Suggestion die leibverwandte Seite der Quale, wohingegen deren niederste Arten, zum Beispiel eine Grundfarbe, dem Leiblichen, das keine Grundregung erspüren lässt, fremd bleiben. Mit der sinnlichen Wahrnehmung bewegt sich das System der Philosophie unter dem Aspekt der *Sinnlichkeit*, die als leibliche *Empfänglichkeit* diesseits eines verdinglichten Sinnesapparates steht. Diesem kommt Schmitz jedoch gefährlich nahe, indem er auf seiner Gratwanderung zwischen

---

504 Siehe S. 110 in dieser Arbeit.

505 Artikel „Synästhesie", in: Ritter, Wörterbuch der Philosophie, Bd.10, Basel 1998, S. 768 und S. 771.

506 Schmitz, Wahrnehmung, S. 53.

507 Ebd., S. 21.

phänomenalem Spüren und empirischem Wahrnehmen die Leibesinseln mit letzterem auf eigentümliche Weise verbindet.[508]

Die Vermengung von Empirie und Phänomen ist für das gesamte Werk von Schmitz endemisch. Für die Interexistenzialanalyse ist allerdings seine zetetische Grundtendenz von größerem Interesse: Im Subtext sucht der Kieler Philosoph geradezu nach dem Anderen. Dies fällt besonders daran auf, dass die synästhetischen Charaktere die ausgerichteten Bewegungssuggestionen um den Aspekt des Empfangens komplementieren. Das heißt, Schmitz kommt dem Anderen näher denn je, bleibt aber kurz vor der Interexistenzialbedeutung stehen und schließt sein Buch „Die Wahrnehmung" mit großflächigen Analysen zur Musik ab.[509] Das Kapitel über die leibliche Kommunikation lässt sich also analog zum Gefühlsraum in die Wirklichkeit expedieren: Wie das Atmosphärische eigentlich der Andere ist, der sich in seiner phänomenalen Ganzheit nicht als Gefühlsding isolieren lässt, so ist es auch der Blick, die Stimme und die Gebärde des Mitmenschen, der nicht auf solche „Kanäle" zu reduzieren ist.

2.5.3 Interexistenzialität und leibliche Kommunikation

Hermann Schmitz entwirft eine Theorie zur Begründung der leiblichen Kommunikation. Dieses Vorgehen stellt eine aus dem neo-reduktionistischen Ansatz folgende Verfehlung der Interexistenzialität dar, die jedem Austausch konstitutiv vorgängig ist. Bei der leiblich-nonverbalen Kommunikation handelt es sich eigentlich um einen Aspekt der Interexistenz. Umso verwunderlicher ist es, dass Schmitz seinen methodischen Fehler nur im Lager physiologistischer Theorien sucht:

> Sie sind – ganz abgesehen von ihrem schweren Methodenfehler, phänomenologische und ätiologische Fragestellung zu vermengen – schon mehrfach und gründlich widerlegt worden[.][510]

Einleibung und Ausleibung sind denn auch keine Gründe, auf denen das Miteinandersein beruht, sondern bereits konkrete Vollzüge im Nonverbalen. Um das Terreor des isolierten Leibsubjekts zu kompensieren, greift Schmitz wieder auf den Kampf- und Literaturgestus zurück. So werden Sadismus und Hypnose als Fälle einseitiger Einleibung behandelt, und die wechselseitige Einleibung des Blickwechsels wird als Ringkampf modelliert. Erst hier ergibt sich für Schmitz

---

508 Schmitz, Wahrnehmung, S. 19.

509 Ebd., S. 234–258.

510 Ebd., S. 63.

die Du-Evidenz, wobei der Mitmensch entgegen seiner existenziellen Bedeutung auf die Kategorie des Partners reduziert wird. Im Kern des Isolationismus schwebt die contradictio in adiecto eines einsamen Leibdialoges, welche Schmitz von sich zu weisen sucht: „[M]it sich selbst kommuniziert man nicht[.]“ Doch zu den bereits zahlreich aufgeführten Zitaten, die jene leibimmanente und sozial invariante Struktur belegen, kommt folgendes hinzu:

> Leibliche Kommunikation [...] und phänomenale [...] Kausalität gehören [...] durch ihre leibliche Wurzel im Kampf zusammen, der im Grunde, wie auch immer – und sei es als Kampf sich begegnender Blicke – er in leiblicher Kommunikation sich ereignet, antagonistische Konkurrenz von Spannung und Schwellung ist.[511]

Mittels der phänomenalen Kausalität stellt Schmitz seinen herakliteischen Kampfgestus sogar als Notwendigkeit dar. Nachdem er einseitige und wechselseitige der antagonistischen Einleibung als Auseinandersetzung um die Enge untergeordnet hat, bestimmt der Kieler Philosoph die solidarische Einleibung als einen Typus, der sich auf Tiere und bloße Gegenstände erstreckt. Im Umkehrschluss wird der Mensch als Ding verkannt. Nach der agonalen Engführung der Kommunikation durch den Terminus der Einleibung verhält sich die Ausleibung als Entrückung in Weite vollends diametral zur Alltagssprache. Das Kommunikative der Ausleibung ist nur vor dem Hintergrund der ebenso wirklichkeitsfernen Verleiblichung des Raumes verständlich. Als späte Folge des Hauptsatzes der Lehre vom Raum wird schließlich auch die Wahrnehmung auf das leiblich-antagonistische Spüren reduziert und zu einem Spezialfall der leiblichen Kommunikation deklariert.

Die so verleiblichte Wahrnehmung stößt auf die Aporie, dass der egologische Leibraum einerseits keinen Platz für den Anderen hat, andererseits aber eine wahrgenommene Körpergrenze des Anderen impliziert wird, die im Widerspruch zum eigenleiblichen Spüren steht. Folglich oszilliert die Bedeutung des Leibes zwischen gespürtem Befinden und begrenztem Körperlichen, während Schmitz den Ausweg aus der Sackgasse in Fatalismus und Biologismus sucht. Der Kampf als Schicksal des Menschen und der Mensch als Tier im Nonverbalen: Dies ist keine Entdeckung des Leibes, sondern eine neue Verdeckung der menschlichen Welt.

Die Brücken, auf denen der Kampf ausgetragen wird, sind synästhetische Charaktere und Bewegungssuggestionen. Diese gehen für den Blick vom Gestaltverlauf der Gebärde aus, jene erweitern die Suggestion um das Element des sinnlichen Empfangens. Wie bereits im Gefühlsraum zu erkennen war, sucht Schmitz regelrecht nach dem Anderen, der in Wirklichkeit nicht nur das Atmosphärische,

---

511 Schmitz, Wahrnehmung, S. 106f.

sondern auch das Suggestive und Sinnliche ist. Dass das System der Philosophie dahingehend erneut gegen die Grenzen der Sprache anrennt, macht folgendes Zitat deutlich:

> Alles Personale fehlt den Suggestionen, die von gedruckten Reklameformeln gegeben werden; niemand drückt sich dem durchschnittlichen Empfänger vernehmlich, seine Persönlichkeit kundgebend, in ihnen aus. Wer sich von der Suggestionskraft der plakatierten Aufforderung [...] verführen läßt, aktiviert deshalb noch lange nicht einen zwischenmenschlichen Grundvollzug, ein Wir-Erleben. [...] [U]nsere Reklamen wirken oft, ohne daß die Abkunft von menschlichen Urhebern in der Art, wie sie Eindruck machen, eine wesentliche Rolle spielte. Demnach ist Suggestion nicht wesentlich personal und sozial, keine Aktivierung einer ursprünglichen Ich-Du-Beziehung.[512]

Obwohl sich Schmitz hier bereits eindeutig im Sozialkonnex von Werbeproduzenten, Werbeplakaten und Empfängern der Werbung bewegt, hindert ihn sein Isolationismus des Leibes am entscheidenden Schritt zur Interexistenzialität. Ebenso verkennen die abschließenden Musik-Analysen in „Die Wahrnehmung“ den Verweisungszusammenhang zwischen Musikstück und Musiker. Dagegen ist mit Heidegger zu formulieren:

> Die so im zuhandenen, umweltlichen Zeugzusammenhang „begegnenden“ Anderen werden nicht etwa zu einem zunächst nur vorhandenen Ding hinzugedacht, sondern diese „Dinge“ begegnen aus der Welt her, in der sie für die Anderen zuhanden sind, welche Welt im vorhinein auch schon immer die meine ist.[513]

Schmitz schreibt in seinem Buch „Der unerschöpfliche Gegenstand“ von der Erneuerung des Heidegger'schen In-der-Welt-seins durch die Theorie der leiblichen Kommunikation[514]; im Ergebnis dieses Kapitels bleibt jene Erneuerung eindeutig aus.

Die Interexistenzialanalyse der leiblichen Kommunikation hat folgendes gezeigt: Der Neo-Reduktionismus des leiblichen Spürens ergibt eine Kommunikationstheorie, die vom Leibsubjekt zum Anderen führt. Damit wird abermals das Konstitutionsverhältnis verletzt, nach dem die Gemeinsamkeit von Sprache, Welt und Leben die Möglichkeitsbedingung jeglicher Theoriebildung ist. Schmitz' Versuche, den Reduktionismus auszugleichen, laufen typischerweise über den Kampfgestus, die literarische Redeweise, gestaltpsychologische Anleihen und Fatalisierung sowie Biologisierung. Dabei approximiert seine Analyse den Anderen zwischen den Zeilen, doch sie kann ihn nicht explizieren. Denn es besteht eine

512 Schmitz, Wahrnehmung, S. 77.
513 Heidegger, Sein und Zeit, S. 118.
514 Schmitz, Unerschöpflicher Gegenstand, S. 116.

Aporie in der Ausgrenzung des Mitmenschen aus dem autonomen Leibraum einerseits und der Konterkarierung ebendieses Raumes durch die Körpergrenze andererseits, welche mit der (verleiblichten) Wahrnehmungsproblematik impliziert wird. – Der holistische Anspruch wird auch diesmal nicht eingelöst. Was das eigene Konzept im Anschluss an Thomas Fuchs anbelangt, ist der Andere entgegen Schmitz als das eigentlich Suggestive und Ästhetische festzuhalten. Im Verhältnis zur Interexistenzialität bewegt sich die vermeintliche Kommunikationstheorie innerhalb des Aspekts des Leiblichen oder Nonverbalen, wobei vornehmlich agonal-instrumentelle Modi des konkreten Kommunikationsvollzugs beleuchtet werden. Schließlich sind Ein- und Ausleibung als Wege aus der eigenen Begrenztheit für eine weitere Ausdifferenzierung der Negativität fruchtbar zu machen.

2.6 Ein situativer Rekurs: die Liebe

Nachdem die Konstitutionsverhältnisse der menschlichen Welt in den Analysen zu Gegenwart, Leib, Raum, Gefühl und Kommunikation auf krude Weise übergangen worden sind, schwindet diese Neglegenz am Ende des Systems der Philosophie. Hermann Schmitz' Reflexionen lösen sich in beachtlichem Maße von den solipsistisch verhärteten Grenzen der Sag- und Fühlbarkeit. Es wird anerkannt, dass die Einsamkeit des Leibsubjekts eine Möglichkeitsbedingung des unvertretbaren und unübertragbaren affektiven Betroffenseins ist.[515] Doch die Einbettung der Einsamkeit in den Interexistenzialkonnex wird abermals vom Neo-Reduktionismus des leiblichen Spürens gegängelt. So führt Schmitz die affektive Einheit der *Liebe* auf die in ihrem Betroffensein einsamen Subjekte zurück. Prima facie entspricht dieser Schritt den Konstitutionsverhältnissen insofern, als die Trennung den Sinn der Liebe generiert. Doch bei genauerem Hinsehen steht die ganze Gemeinsamkeit von Sprache, Welt und Leben unter dem Zeichen der Negativität von Entzogenheit und Unverfügbarkeit. Die Liebe ist lediglich eine von vielen gelebten Sozialformen der Interexistenzialität, vor deren Hintergrund Einsamkeit erst denkbar ist. Die dem Neo-Reduktionismus des leiblichen Spürens entstammende Vereinseitigung der Einsamkeit unter Ausblendung der ihr vorgängigen Mitmenschen führt zu einer Bestimmung der Subjektivität als *Zwiespalt* und *Paradox*:

> Dieser Sprung [Riss] ist der Zwiespalt in der Funktion des affektiven Betroffenseins für und gegen die Verschmelzung: Jeder hat es uneinholbar für sich, kraft der Subjektivität seines Soseins, und doch liefert erst diese die Wärme, von der die

515 Schmitz, Aufhebung der Gegenwart, S. 163.

Verschmelzung vollbracht wird. Dieses Paradox, daß die Quelle der Innigkeit des Zusammenseins zugleich eine Quelle unüberwindlicher Vereinzelung ist, kann auch offen zum Vorschein kommen und ausgelebt werden[.][516]

Im Anschluss an Hans-Georg Gadamers (1900–2002) Horizontverschmelzung[517] und Heideggers Dichotomie von Eigentlichkeit und Uneigentlichkeit beginnt Schmitz, nach einer situativen Einbettung dieser Subjektivität zu suchen. So bestimmt er das im Zitat angedeutete Ausleben des Zwiespalts als *eigentliche Gemeinsamkeit*: Die authentisch Liebenden wissen um ihr Getrenntsein, erkennen Trennungsangst und -schmerz des Gegenübers an und nehmen teil aneinander. Obwohl Schmitz hiermit lediglich den alten literarischen Topos der einsamen Liebenden wieder aufwärmt[518], lässt er zugleich Negativitätsmomente durchscheinen. So schreibt er von „Hilfe, die darin besteht, daß man das Unvermögen, zu helfen, zum Ausdruck bringt“[519], und von „Fortschritt in der Liebe [als] Steigerung der Sensibilität für die und Respekt vor der Verletzbarkeit des Anderen.“[520] – Erst die Vulnerabilität ergibt den Sinn schützender Zuwendung, und Hilfe ist je schon immer Äußerung der Unmöglichkeit einer Vertretung des Anderen. Dagegen speist sich die *uneigentliche Gemeinsamkeit* aus einer Leugnung des Zwiespalts, wie im Falle paradiesisch-naiver Verliebtheit. Mit folgendem Satz nimmt Schmitz Rückbezug auf die Appräsenzdimension[521] und schließt somit den Kreis seines Systems der Philosophie:

> Die Einstimmigkeit ist hier durch Zweideutigkeit (besser Vieldeutigkeit) erkauft, Unentschiedenheit hinsichtlich Identität und Verschiedenheit.[522]

Das heißt, uneigentliche Gemeinsamkeit wird der *Dauer* zugeordnet, welche der auflösende und verwischende Gegenspieler der individuierenden *Gegenwart* in eigentlicher Gemeinsamkeit ist. Damit tritt neben den literarischen Beispielen (Hölderlin, Tolstoi, Bibel) die Dominante des herakliteischen Krieges wieder klar hervor. Auch wenn Schmitz im letzten Buch seines Systems die menschliche Grundsituation mehr denn je approximiert, indem er die Konstitutionsleistung der Negativität einarbeitet, bleibt also dennoch festzuhalten, dass es sich um eine Engführung der Interexistenzialität auf die Liebe und die *Zeit* handelt. Ferner lässt sich

516 Schmitz, Aufhebung der Gegenwart, S. 164.
517 Ders., Liebe, S. 77. Ders., Unerschöpflicher Gegenstand, S. 77.
518 Soentgen, Verdeckte Wirklichkeit, S. 56. Schmitz, Aufhebung der Gegenwart, S. 163.
519 Ebd., S. 166.
520 Ebd.
521 Siehe S. 39 in dieser Arbeit.
522 Schmitz, Aufhebung der Gegenwart, S. 163f.

auch eine Verengung der Perspektive auf den *Tod* feststellen, wo es hinsichtlich der eigentlichen Gemeinsamkeit heißt, die Trennungsangst sei im Grunde „Angst vor dem Tod, die nicht Erschrecken (Feindseligkeit) ist, sondern das Gefühl, die Anderen zu verlassen und von ihnen verlassen zu sein, das Gefühl der Flüchtigkeit des Daseins."[523] Es wird deutlich, dass Schmitz durch seine Übernahme der Dichotomie von Eigentlichkeit und Uneigentlichkeit beziehungsweise der ontologischen Differenz von Sein und Seiendem zugleich Heideggers temporale und thanatologische Fragmentierung der Ganzheitsproblematik geerbt hat.

Das System der Philosophie bleibt letztlich defizient. Nachdem sein letztes Buch, „Die Aufhebung der Gegenwart", 1980 veröffentlicht worden war, erschien erst 1993 „Die Liebe" als Monographie. Dieser verhältnismäßig langen Zwischenzeit ohne systematische Ergänzungen ist abzulauschen, dass das Buch zur Liebe ein Ausdruck von Schmitz' konstant gebliebenem Bemühen um eine situative Einholung seines Subjektbegriffs ist. Unter der Determinante dieser Einholbewegung lässt sich eine Umorientierung erkennen. Im Kern des Systems wird die Liebe noch als intentionales Gefühl bestimmt:

> Das Licht der Liebe verdichtet sich in der Geliebten zur intensivsten Mächtigkeit und strahlt aus dieser Verdichtung hervor ergreifend in den Liebhaber ein, aber es entzündet sich abgründig in der Weite des Gefühlsraums.[524]

In dem 1990, also drei Jahre vor „Die Liebe" erschienenen Buch „Der unerschöpfliche Gegenstand" wird die Gabelung dieses Gefühls in Verdichtungsbereich und Verankerungspunkt gänzlich verworfen:

> Indessen lassen nicht alle zentrierten Gefühle eine solche Gabelung des Zentrums zu. Die Liebe schließt sie aus[.][525]

Mit diesem Schritt expediert Schmitz seine Analyse von der wirklichkeitsfernen Ontologisierung des Liebesgefühls in die Möglichkeit einer Wiederannäherung an die menschliche Grundsituation. Bezeichnenderweise findet sich in der Liebe-Monographie die Bemerkung, „[a]ls Gefühl [sei] die Liebe […] erst unzulänglich charakterisiert"[526], woraufhin sich Schmitz tatsächlich der situativen Seite zuwendet. Damit sind die drei wesentlichen Stationen der Umorientierung vom Gefühl zur Situation deutlich geworden: „Der Gefühlsraum", „Der unerschöpfliche Gegenstand" und „Die Liebe". In diesem Buch unterscheidet Schmitz persönliche

---

523 Schmitz, Aufhebung der Gegenwart, S. 166.
524 Ders., Gefühlsraum, S. 322. Siehe S. 75–79 in dieser Arbeit.
525 Schmitz, Unerschöpflicher Gegenstand, S. 302.
526 Ders., Liebe, S. 63.

und gemeinsame Situationen. In die *persönliche Situation* sind die retrospektiven (z. B. Erinnerungen), die präsentischen (z. B. Gesinnung, Interessen) und die prospektiven Elemente (z. B. Wünsche, Ängste) der Persönlichkeit involviert. Den Hintergrund der persönlichen bildet die *gemeinsame Situation* von Sprache, Konvention, Sitte und sozialen Verhaltensmustern.[527] Die Paarliebe besteht in einer Verschmelzung der persönlichen Situationen zu einer neuen gemeinsamen, welche nun die alten Hintergründe umfasst. Das *Gespräch* der Liebenden weist drei Schichten von gemeinsamen Situationen auf: die aktuelle Gesprächssituation mit Thema und Anliegen, die zuständliche Partnersituation mit Spielregeln und Umgangsweisen sowie „die Schicht der zuständlichen, aber nicht auf die jeweiligen Partner zugeschnittenen, jedoch deren Gespräch fundamental prägenden Situationen: die verwendete Gemeinsprache, die jeweils relevanten Konventionen usw."[528]

Diese Beschreibung ist mit der Interexistenzialität insofern kommensurabel, als dass die Gemeinsamkeit von Sprache, Welt und Leben in ihrer für die menschliche Praxis fundamentalen Bedeutung weitestgehend erkannt wird. Allerdings bleibt nach wie vor festzuhalten, dass die Paarliebe nur eine aus Myriaden von Sozialformen (z. B. Familie, Freundschaft, Zusammenarbeit) ist und daher noch lange keine holistische Deskription der menschlichen Welt gewährleistet. Zwar findet sich bereits im letzten Buch des Systems der Philosophie eine Untersuchung von Gemeinschaft, Gesellschaft und Verein, doch ist diese von sehr idealtypischer Art.[529] Zudem wird Schmitz' Liebesanalyse in ihrer Nähe zu den Konstitutionsverhältnissen von der Beobachtung konterkariert, dass der Kieler Philosoph seine situationslose Gefühlstheorie vom System über „Der unerschöpfliche Gegenstand" bis zu „Die Liebe" unverändert lässt. So schreibt er 1990:

> Gefühle sind räumlich ausgedehnt. Diese These wäre unverständlich oder gar komisch, wenn sie auf den Ortsraum Bezug nähme. Dann dürfte man nach Lagen und Abständen innerhalb von Gefühlen oder zwischen diesen und anderen Gegenständen fragen, und ein Gefühl wäre vielleicht so etwas wie eine Kugel oder ein Dreieck im Bauch oder neben dem Kopf. Aber so ist es nicht gemeint.[530]

1993 finden sich die inhaltlich gleichen Präliminarien zum Gefühlsraum, wobei die exakte Wiederholung des Anfangs einen nahezu kerygmatischen Eindruck hinterlässt:

---

527 Schmitz, Liebe, S. 70 und S. 76.

528 Ebd., S. 77.

529 Schmitz, Aufhebung der Gegenwart, S. 134–144.

530 Ders., Unerschöpflicher Gegenstand, S. 292.

> Gefühle sind räumlich ausgedehnt. Diese These wäre unverständlich oder gar komisch, wenn sie an die Vorstellung von Räumen appellierte, in denen es Lagen, Abstände, Koordinatensysteme relativer Orte, Flächen und Dimensionen wie Länge, Breite und Dicke gibt. Alles dies muß man wegdenken – und das heißt vor allem: man muß sich von der Orientierung der Raumvorstellung an festen Körpern im zentralen Gesichtsfeld freimachen –, wenn von der Räumlichkeit der Gefühle die Rede ist.[531]

Das Spannungsfeld zwischen den Gefühlen als gleichgültig-autonome Atmosphären einerseits und dem Rekurs auf die Situationsgebundenheit andererseits sucht Schmitz zu lösen, indem er behauptet, die Autorität der Gefühle selbst schlage die Brücke vom Gefühl zur Situation.[532] Die sich nun aufdrängende Frage, wie es angesichts einer bis zur Stofflichkeit verdinglichten und sozial invarianten Atmosphäre[533] eine von ihr „wesentlich mitgestaltete gemeinsame Situation"[534] geben kann, bleibt unbeantwortet. Die vermeintliche Behebung des Widerspruchs zwischen apersonaler Gefühlstheorie und situativer Gestaltungskraft des Atmosphärischen besteht in einer metaphorisch-literarischen Beschreibung der Paarliebe als Drahtseilakt. Dessen Schwierigkeit bestehe darin, mit dem Wasser des Liebesgefühls[535] so umzugehen, dass es weder ganz in die Erde der Situation einsickert noch ganz verdunstet.[536] Doch in Wirklichkeit ist das Gefühl einer Situation nicht äußerlich oder innerlich, sondern als Gestimmtheit des Menschen immer schon ein situativer Aspekt. – Die Inkonsistenz von Gefühl und Situation wird von Schmitz nicht gelöst.

Es bleibt also festzuhalten, dass der Rücklauf in die Interexistenzialität sein Ziel verfehlt. Zumindest leisten das letzte Buch des Systems der Philosophie und besonders die Monographie zur Liebe eine Annäherung an die interexistenzielle Verfasstheit der menschlichen Grundsituation. Die Einsamkeit wird als Möglichkeitsbedingung der Unvertretbarkeit, die Gefahr der Trennung als Sinn der Liebe, das Unvermögen als Sinn der Hilfe und die Verletzlichkeit als Sinn des Schutzes erkannt. Unter Rücksichtnahme auf diese konstitutiven Negativitätsmomente betrachtet Schmitz das Liebesgespräch erstmalig auf der Basis einer gemeinsamen Sprache. Doch die Entfaltung der Interexistenzialbedeutung bleibt auf den literarischen Topos der einsamen Liebenden beschränkt, denn einen größeren

531 Schmitz, Liebe, S. 29.

532 Ebd., S. 66.

533 Siehe S. 94 und S. 100 in dieser Arbeit.

534 Schmitz, Liebe, S. 81.

535 Und wieder verschreibt sich Schmitz unweigerlich einer absoluten (Seelen-)Metapher. Siehe S. 44f. in dieser Arbeit.

536 Schmitz, Liebe, S. 81f.

Rahmen lässt der Neo-Reduktionismus des leiblichen Spürens nicht zu. Im Zusammenhang mit dem Liebesgefühl repetiert Schmitz seine sozial gleichgültige Gefühlstheorie in unverändert statuarischer Form, sodass Liebessituation und -atmosphäre unvereinbar nebeneinander stehenbleiben. Einen erfolglosen Therapieversuch stellt die metaphorisch durchsetzte Beschreibung des Liebens als Kunststück dar.

2.7 Die Zusammenfassung

Die *Gegenwart* (2.1) zum Prinzip seiner Philosophie deklarierend, verkapselt Hermann Schmitz das leibliche Spüren im Plötzlichen, wobei die neo-metaphysisch anmutende Begrifflichkeit im Spannungsfeld von prinzipieller Ein- und Entfaltung den Versuch darstellt, diesen Isolationismus zu beheben. In den Analysen zur *Leiblichkeit* (2.2) entwickelt sich der Neo-Reduktionismus des Spürens zu einem Neo-Dualismus von Leib und Körper. Unter kategoriell falscher Heranziehung der neurologisch-psychoanalytischen Empirie sucht Schmitz, die Hypostasierung mit der absoluten Seelenmetapher des Wassers und dem herakliteischen Kriegsdiktum auszugleichen. In der *Räumlichkeit des Leibes* (2.3) äußert sich dessen Autonomisierung in einer Ableitung von Weite-, Richtungs- und Ortsraum aus dem leiblichen Spüren. Die mit der einseitig zentrifugalen Ausrichtung des Leibes einhergehende Blockade des Selbstzuganges wird mittels einer Metaphorik von Dirigent und Orchester sowie einem Fatalismus und Biologismus übermalt, wobei sich der fundamentale szientistische Kategorienfehler in Form von Parapsychologie und Psychoanalyse wiederholt. Der *Gefühlsraum* (2.4) zeigt den Reduktionismus des Spürens als Dualismus von Leib und Gefühl. Überpersönliche und bis zur stofflichen Masse verdinglichte Atmosphären stehen einem Leib gegenüber, dessen Betroffenheit zu einem neucartesianischen Terreor übersteigert ist. Neben Gestaltpsychologie und fatalistisch-biologistischer Tendenzen gelten die absoluten Seelenmetaphern Abgrund, Wind, Festung, Reflexion und Licht sowie die literarischen Beispiele als Therapieversuche. In seinen Analysen zur *leiblichen Kommunikation* (2.5) entwirft Schmitz eine Theorie, welche den irrigen Weg vom Subjekt zur Gemeinschaft geht. In dieser Verkehrung der Konstitutionsverhältnisse findet der Neo-Reduktionismus des leiblichen Spürens seinen deutlichsten Ausdruck. Als Therapieversuche sind wieder der Kampfgestus, die literarische Redeweise, die falsche Heranziehung der Gestalttheorie und des Fatalismus sowie Biologismus zu nennen. Schließlich gelangt Schmitz' verspätete *Einbettung des Gefühls in die Situation* (2.6) nicht über den literarischen Topos des einsamen

Liebespaares hinaus, wobei die apersonale Gefühlstheorie unverändert repetiert wird. Hieraus ist deutlich zu ersehen, wie eng der Rahmen im Zuge von Reduktionismus, Dualismus und Hypostasierung geworden ist. Im Dienste eines letzten erfolglosen Ausgleichs steht neben dem Kampf- und Literaturgestus die Schilderung des Liebens als Drahtseilakt zwischen dem Wasser des Gefühls und der Erde der Situation.

Der Anspruch auf Holismus wird nicht eingelöst. Schmitz' Werk reicht insofern nicht an die interexistenzielle Verfasstheit der menschlichen Welt heran, als dass der Isolationismus des Leibsubjekts eine neue Version des Cartesianismus darstellt. – An die Stelle des Cogito ist lediglich ein Terreor getreten.

2.7.1 Fehlerbetrachtung und Endergebnis

Die Frage nach den Gründen dieser Defizienz findet im Rekurs auf *die Quellen und Grundzüge der Schmitz'schen Philosophie* (1.2.2) eine Antwort. Dort konnte gezeigt werden, dass Schmitz besonders in methodologischer Hinsicht ein Erbe der Phänomenologie Husserls ist. Dessen folgender methodischer Schritt bildet die Grundlage für die Dreistadienmethode der Neuen Phänomenologie:

> Die [...] Reduktion, die vom psychologischen Phänomen zum reinen „Wesen", bzw. im urteilenden Denken von der tatsächlichen („empirischen") Allgemeinheit zur „Wesens"allgemeinheit überführt, ist die eidetische Reduktion.[537]

Diese ist mit der eidetischen Variation verbunden, über welche Husserl das Wesen eines Phänomens bestimmt, indem er von dessen Zufälligkeiten und Besonderheiten abstrahiert. Der eidetischen Reduktion entspricht Schmitz' Rückführung des Glaubens an den Dualismus auf die Vorurteile Körper und Seele. Die eidetische Variation vollzieht er als Abstraktion dieser Vorannahmen, um so zum Grundphänomen des leiblich Spürbaren zu gelangen. Allerdings gestaltet sich Schmitz' Streben nach einer Überwindung der Introjektion so vehement, dass es gewissermaßen einer Kokonbildung – Grundversuchung jeder Emanzipation – unterliegt. Soentgen schreibt von einer ontologischen Verfestigung der phänomenologischen Methode[538], das heißt, Schmitz übersteigert die Reduktion zu einem *Reduktionismus*. Dieser beschreibt das leibliche Spüren eben nicht mehr als bloßes Phänomen, sondern behandelt es wie eine Substanz und ihre Akzidenzien. Auch

537 Husserl, Edmund: Ideen zu einer reinen Phänomenologie und phänomenologischen Philosophie (= Husserliana, Bd.3, Erstes Buch), Den Haag 1976, S. 6.

538 Soentgen, Verdeckte Wirklichkeit, S. 58.

das von Böhme festgestellte Defizit an Kritizismus gehört hierher. Es zeigt sich vor allem an Schmitz' tendenziöser Deutungshoheit über die Begriffsgeschichte des Leibes. Vor deren Hintergrund nehmen sich die wenigen Stellen, an denen Schmitz den Verdacht auf einen leiblichen Egozentrismus von sich weist, wie Lippenbekenntnisse aus.[539] Vom hypostasierten Standpunkt des leiblich Spürbaren eilen seine Reflexionen ohne explizites Bewusstsein für die Bedingtheit des eigenen Zugangs so weit voraus, dass später keine methodologische Einholung mehr erfolgen kann. Für diese Divergenz steht die Monographie zur Liebe, die höchstens der Idee nach, nicht aber in der Ausführung ein Korrektiv des Systems der Philosophie ist. Unter diesem Aspekt erinnert Schmitz' Kampfprojekt gegen die Introjektion an Nietzsche, der die christliche Philosophie ebenso auf Kosten methodischer Stringenz perhorreszierte. Ihn betrachtet der Kieler Philosoph neben Heraklit als großen unwissenschaftlichen Denker.[540]

Die erste auffällige Denkblüte des neuen Reduktionismus, nämlich der Dualismus von phänomenalem Leib und materiellem Körper, gestaltet sich in Form einer ins Aus abgedrängten Körperlichkeit. Dieses Aus ist ein Erbe der Epoché Husserls, welche jegliche Außeneinwirkung auf das Bewusstsein ausschließt:

> Wichtige [...] Motive rechtfertigen es, wenn wir das „reine" Bewußtsein [...] auch als transzendentales Bewußtsein bezeichnen, wie auch die Operation, durch welche es gewonnen wird, als transzendentale ἐποχή.[541]

Der Körper wird zum Fremdkörper, und der Leib, obzwar für Schmitz im Zentrum stehend, verharrt in einem Epiphänomenalismus, der keinerlei effektive Verbindung mit dem Physischen kennt. Daher bleibt dem Grundproblem der Materie im gesamten Werk von Schmitz kein Raum zur Entfaltung. Auf dieses Skotom geht angesichts der Interexistenzialität die größte Defizienz zurück: Schmitz kann im Blick auf das Atmosphärische und Sinnliche den Anderen nicht explizieren, denn dazu müsste er den anderen Körper berücksichtigen – ein Schritt, den schon Husserl bei seinen irrigen Intersubjektivitätsanalysen nur mit prekären Analogiekonstruktionen gehen konnte.

Das transzendentale Bewusstsein des späten Husserl wird bis zum Grad einer Hypostasierung verleiblicht. Was Soentgen als ontologische Tendenz kritisiert, macht Fuchs noch deutlicher, indem er bei Schmitz „die metaphysische

---

539 Schmitz, Wahrnehmung, S. XII und S. 74.

540 Ders.: Kurze Einführung in die Neue Phänomenologie, Freiburg und München 2009, S. 10.

541 Husserl, Ideen, Bd. 3, Erstes Buch, S. 68f.

Konsequenz eines Erscheinungsmonismus“[542] konstatiert. Somit stellt das System der Philosophie eine neo-metaphysische Wendung des transzendentalen Idealismus Husserls hin zum eigenleiblich Spürbaren dar. Die Beobachtung, wie sich Schmitz nach emanzipatorischem Duktus mehr und mehr auf den einen Leib kapriziert, findet insofern eine historische Einbettung, als sich innerhalb der „Geschichte von Husserl-Häresien“[543] weitere Autoren mit dezidiert metaphysisch-ontologischer Abwandlung Husserls finden. Hier sind Hedwig Conrad-Martius (1888–1966), die eine Erkenntnis der Dinge in der Wahrnehmung ihrer Phänomene annimmt, und Edith Stein (1891–1942) mit ihrem starken Rückbezug auf Thomas von Aquin zu nennen. Scheler, ein Husserl-Rezipient der ersten Stunde, ist ebenfalls unter dieser „Auferstehung der Metaphysik“[544] einzuordnen, wo er ein dem Leben enthobenes Prinzip des Geistes formuliert.[545] Als Lehrer von Rothacker ist Scheler für Schmitz zweifelsohne ein relevanter Denker, aber auch mit Stein und Martius hat der Kieler Philosoph die Wendung gegen Positivismus und (Neu-)Kantianismus gemeinsam.[546]

Neben dem Neo-Reduktionismus ist der *fundamentale szientistische Kategorienfehler* zu betrachten, welcher für das System der Philosophie endemisch ist. Obwohl sich Schmitz als Leibphänomenologe unweigerlich an der konstitutiven Basis jeglicher empirischer Teildisziplinen bewegt, zieht er diese immer wieder zur Stützung des Leiblichen heran. Auch dieser Fehler ist dem kämpferischen Vorauseilen der Reflexion auf Kosten der Methode zuzurechnen. In einer Art Eklektizismus hält Schmitz der Introjektion als seinem Sachgegner alles Verfügbare entgegen, ungeachtet des Konstitutionsverhältnisses zwischen Apriori und Empirie. Dabei bedient er sich hauptsächlich der Psychologie und der Biologie. Nachdem diese Disziplinen zu Beginn des 20. Jahrhunderts einen Professionalisierungsschub durch das Experiment erfahren hatten, bildeten sie in Form von Embryologie, Verhaltenspsychologie und Gestalttheorie den Rahmen, innerhalb dessen die Anthropologie den damals noch unscharfen Lebensbegriff auf empirischer Ebene ansiedelte. – Rothacker war ein solcher Anthropologe. Und Heidegger als

542 Fuchs, Leib, Raum, Person, S. 82.

543 Zit. nach: Nida-Rümelin, Julian/Özmen, Elif (Hrsg.): Klassiker der Philosophie des 20. Jahrhunderts, Stuttgart 2007, S. 141.

544 So der gleichnamige Titel des Buches von Peter Wust (1884–1940) aus dem Jahre 1925.

545 Scheler, Max: Die Stellung des Menschen im Kosmos, Bonn 1998, S. 37f.

546 Schmitz, Gefühlsraum, S. 166f. Ders., Unerschöpflicher Gegenstand, S. 304. Ders., Liebe, S. 102. Ders., Gegenwart, S. 156. Ders., Wahrnehmung, S. 19. Ders., Person, S. 3f.

Grundlage für Schmitz' Subjektanalysen zog eine lange Psychologietradition nach sich, der Ludwig Binswanger, Jacques Lacan (1901–1981) und Medard Boss angehörten. Letzterer stand unter dem Einfluss von Eugen Bleuler (1857–1939), den Schmitz explizit erwähnt, und auch Binswanger wird eigens gewürdigt.[547] Darüber hinaus vermutet Soentgen sogar im Es der Psychoanalyse Freuds einen entfernten Verwandten des Schmitz'schen Leibes.[548]

Diese historische Einbettung darf nicht zu dem Eindruck führen, als handle es sich bei der Empirie per se schon um eine Verfehlung transzendentaler Formen wie Leiblichkeit und Räumlichkeit. Damit wäre eine Gegenüberstellung von Idealität und Realität evoziert, die der Interexistenzialanalyse fern liegt. Empirische Teilwissenschaften sind vielmehr im Licht der Ausdifferenzierung bestimmter Formen der menschlichen Welt zu sehen. So bedient Medard Boss das Dasein Heideggers im Bereich der Psychologie, oder Helmuth Plessner bereichert die Existenz des Menschen um die aus dem Vergleich mit dem Tier erhellte Distanz zur Situation.[549] Der Kategorienfehler kommt erst dort auf, wo versucht wird, die apriorische Basis empirisch zu begründen. Genau dies aber tut Schmitz, wo er das Spüren als Aspekt der Leiblichkeit mit psychologischen Versuchsreihen stützt oder den Menschen gar auf das Tier gründet.[550]

Aus der Fehlerbetrachtung geht folgendes hervor: Der *Neo-Reduktionismus* als erster Fehler besteht in einer metaphysischen Abwandlung Husserls, die aus dem radikalen Streben nach Überwindung der Introjektion resultiert. Die Hervorhebung des Phänomens der Leiblichkeit wird zu einer isolierenden Hypostasierung desselben übersteigert. Der Körper und die (seelischen) Gefühle können nur noch in einem dualistischen Verhältnis zum leiblichen Spüren artikuliert werden. Es liegt gewissermaßen eine Austreibung des Teufels der Introjektion mit dem Beelzebub der „Extrojektion"[551] vor. Zweitens bedeutet der *fundamentale szientistische Kategorienfehler* die zentrale methodische Unsauberkeit Schmitz', der in seinem Kampfprojekt gegen die Introjektion auf eklektizistisch anmutende Weise biologisch-psychologische Argumente für den Leib heranzieht und sogar vor Biologismen nicht Halt macht.

---

547 Schmitz, Gefühlsraum, S. 96f. Ders., Liebe, S. 218.

548 Soentgen, Verdeckte Wirklichkeit, S. 57.

549 Plessner, Helmuth: Mit anderen Augen. Aspekte einer philosophischen Anthropologie, Stuttgart 2000, S. 10.

550 Schmitz, Person, S. 6. Ders., Aufhebung der Gegenwart, S. 92.

551 Extrojektion (lat. eicere – hinauswerfen) ist ein eigener Neologismus zum Zweck der prägnanten Darstellung von Schmitz' Verfehlung der menschlichen Grundsituation, die weder innen noch außen ist.

An der Wurzel dieser beiden Grundverfehlungen der Interexistenzialität liegt also ein radikaler *Mittel-zum-Zweck-Charakter*, welcher das „System der Philosophie" gleichsam konterkariert. Indem Schmitz seinem Hauptwerk diesen Titel verleiht, reiht er sich zunächst in die besonders aus dem deutschen Idealismus stammende Systemtradition ein. Bezeichnenderweise wird das Prinzip der Gegenwart im Anschluss an Platon, Descartes und Hegel eingeführt[552]; bereits dieser geht davon aus, dass das Wahre nur als wissenschaftliches System wirklich ist.[553] Doch eine ganzheitliche Beschreibung der mitmenschlichen Praxis können Schmitz' Kategorien der Leiblichkeit nicht leisten, da sie im Wortsinn als Instrumentarium zur Überwindung der Introjektion fungieren und dieser somit allzu stark verhaftet bleiben. Lotfi Zadeh (geb. 1921) entsprechend, ist das Alphabet der Leiblichkeit einem Hammer vergleichbar, welcher den Kieler Philosophen überall nur noch Nägel sehen lässt.[554]

Unzählige Nuancen und Usancen des leiblichen Spürens gehen in einem soziokulturellen Defizit unter. Bereits die Sexualität als ein Hauptaspekt der Leiblichkeit kann insofern nicht mehr eingeholt werden, als Engung und Weitung per se keine geschlechtliche Differenzierung erfahren, ja vielmehr einen androgynen Leib figurieren.[555] Ferner entraten die Analysen zum Rechtsraum auf Basis der apersonalen Gefühlstheorie jeglicher Perspektive auf die gelebten Sozialformen, die sich erst sekundär in Gesetzen, Normen und Werten manifestieren.[556] Sprachkritisch lässt sich das soziokulturelle Defizit als eine alltagssemantische Verarmung formulieren, der im Blick auf die Systemtradition der Hegel'sche Nexus von Allgemeinem, Besonderem und Einzelnem entgegenzuhalten ist. Ebenso bildet die organistische Prozessphilosophie von Alfred North Whitehead (1861–1947) ein Korrektiv gegenüber dem Schmitz'schen Leib[557], der bei all seiner Dynamik auf nahezu mythische Weise doch unverändert bleibt.

Die Defizienz seiner Systematizität kann Schmitz mittels der literarischen Schreibweise und des herakliteischen Kampfgestus nicht beheben, da sie der

552 Schmitz, Gegenwart, S. 149.

553 Hegel, Phänomenologie des Geistes, S. 6.

554 Soentgen, Verdeckte Wirklichkeit, S. 25.

555 Ders., S. 24. Wo Schmitz die geschlechtliche Spezialisierung der Wollust behandelt, ist es für Mann und Frau jeweils ein und dieselbe Engung wie Weitung. Schmitz, Der Leib im Spiegel der Kunst, S. 65–69.

556 Ders., Rechtsraum, S. 134f. Daher ist dem Rechtsraum in dieser Arbeit kein eigenes Kapitel gewidmet.

557 Whitehead, Alfred North: Prozeß und Realität. Entwurf einer Kosmologie, übers. von Hans Günter Holl, Frankfurt am Main 1984, S. 390f.

Alltagssprache fern bleiben. Aber die Nähe zu dieser ist für die Phänomenologie des Leibes und damit der menschlichen Welt indispensabel, läuft sie doch jeder Wissenschaft konstitutiv voraus.[558] Als markante Beispiele für ganzheitliche Beschreibungen ohne Metasprache oder Kampfgesten sind neben Straus' „Vom Sinn der Sinne" und von Ehrenfels' Schriften die Werke Husserls und Plügges anzuführen.[559] Über den literarisch durchsetzten Kriegsgestus, wie ihn Schmitz von Heraklit und Nietzsche übernimmt, lässt sich außerdem die Vermutung anstellen, dass er in Zusammenhang mit den 60er und 70er Jahren des 20. Jahrhunderts steht. Hochschulpolitisch war dies eine sehr bewegte Phase der Bundesrepublik: 1965 und 1967 kam es zu studentischen Protesten gegen den Bildungsnotstand, die großen Schulen einzelner Denker zerfielen, die individuelle Thematik rückte in den Vordergrund, und ab 1970 blühte die Hochschulbildung wieder auf. Angesichts dieser Prozesse ist es durchaus denkbar, dass Schmitz besagte Ausdrucksweise auch einsetzte, um aufzufallen und sich einen Namen zu machen; in den 60er Jahren kam nahezu jährlich ein neues Buch des Systems der Philosophie auf den Markt. Für diese Vermutung spricht zudem die Beobachtung, dass in jener Zeit zwei weitere literarische Vertreter des Kampfgestus wesentliche Impulse erhielten: Peter Sloterdijk (geb. 1947) studierte von 1968 bis 1974 Philosophie in München, und Giorgio Agamben (geb. 1942) kam 1966 und 1968 durch zwei Seminare mit Heidegger zur Philosophie, nachdem er sein Jurastudium abgeschlossen hatte.

Während sich der agonale Modus der Beschreibung bei Schmitz in Form einer Modellierung des Leiblichen nach Art des Ringkampfes gestaltet, tritt der Kampfgestus bei jenen Gegenwartsphilosophen in folgender Weise auf: Als politischer Philosoph wandelt Agamben den Gesellschaftsvertrag nach Thomas Hobbes (1588–1679) zu einem Bann des Werwolfs ab, der die tierische und zu negierende Hälfte des menschlichen Körpers präsentiert. Der Naturzustand wird als Ausnahmezustand des nackten Lebens formuliert, in dessen Latenz das eigentliche Urphänomen jeder Politik liegt. Gespalten in Tierheit und Menschheit, ist der menschliche Körper der eines homo sacer (lat. sacer - heilig, verflucht).[560] Sloterdijk betrachtet in seiner Kulturphilosophie die Geschichte der Hochkulturen

558 Wittgenstein, Philosophische Untersuchungen, S. 301.

559 Straus, Erwin: Vom Sinn der Sinne. Ein Beitrag zur Grundlegung der Psychologie, Berlin 1956. Ehrenfels, Christian von: Psychologie, Ethik, Erkenntnistheorie (= Christian von Ehrenfels. Philosophische Schriften in vier Bänden, Bd.3), München 1988. Husserl, Ideen. Plügge, Herbert: Der Mensch und sein Leib, Tübingen 1967.

560 Agamben, Giorgio: Homo sacer. Die Souveränität der Macht und das nackte Leben, Frankfurt am Main 2002, S. 114–121. Ders.: Das Offene. Der Mensch und das Tier, Frankfurt am Main 2003, S. 21f. Ders.: Ausnahmezustand, Frankfurt am Main 2004, S. 84.

als Prozess der Umwandlung von Narzissmen durch Verletzung und Regeneration. Im Blick auf die exemplarische Kränkung des Leibes durch die Körper-Anatomie seit Andreas Vesalius (1514–1564) schreibt er von einem 400jährigen Kampf zwischen naturalistischen Angreifern und außernaturalistischen Verteidigern. Ein Unterkapitel in Sloterdijks Oeuvre ist sogar nach Heraklit benannt und wird mit dessen Diktum vom Kampf als Vater aller Dinge eingeleitet.[561]

Die sprachkritische Interexistenzialanalyse der Leibphänomenologie von Hermann Schmitz kommt zu folgendem Endergebnis: Die interexistenzielle Verfasstheit der menschlichen Welt wird insofern verfehlt, als dass ein Neo-Reduktionismus des leiblichen Spürens in Verbindung mit dem fundamentalen szientistischen Kategorienfehler auftritt. Die beiden Grundfehler können durch die literarische Redeweise und den herakliteischen Kampfgestus nicht behoben werden, da diese der Alltagssprache ebenso fern bleiben wie der Isolationismus des Leibes selbst. An der Wurzel der Defizienz des Systems der Philosophie liegt ein übersteigertes Mittel-zum-Zweck-Denken gegen die Introjektion, das die Husserl'sche Phänomenologie hypostasiert und das Konstitutionsverhältnis durch Biologismen sowie Psychologismen umkehrt. Gegen die Grenzen der Sprache anrennend, bleibt Schmitz der Introjektion als seinem Sachgegner auf das Engste verhaftet. Gleichsam wird der Anspruch auf Holismus von dieser Neuauflage des Cartesianismus konterkariert.

2.7.2 Würdigung und Ausblick

Angesichts dieses Endergebnisses gleichen die folgenden Zeilen von Hermann Schmitz einem späten Eingeständnis:

> Dagegen kann sie [die Lehre vom Leib] nicht vollbringen, was sich manche vornehmlich von ihr versprechen: die bruchlose Wiederherstellung des „ganzen Menschen aus einem Guß“ gegen alle Versuchungen zum Dualismus.[562]

Doch über die werkimmanente Interpretation als verfehltes Mittel-zum-Zweck-Projekt hinausgehend, ist das System der Philosophie als Übergangswerk zu würdigen, dessen innovative Momente seinen Stellenwert in der Philosophiegeschichte bestimmen. In gewisser Ähnlichkeit zu Nietzsche, der zwar in seinem

561 Sloterdijk, Peter: Nicht gerettet. Versuche nach Heidegger, Frankfurt am Main 2001, S. 346f. und S. 350. Ders.: Kritik der zynischen Vernunft, Frankfurt am Main 1983, S. 652–659.

562 Schmitz, Unerschöpflicher Gegenstand, S. 116.

Kampfprojekt gegen das Christentum demselben verhaftet blieb, dabei aber die cartesianische Leibvergessenheit freilegte, arbeitet Schmitz bei seinem Ringen mit der Introjektion das leiblich Spürbare als Gegenstand eigener Art heraus. Die Bezeichnung „Neue Phänomenologie" ist insofern berechtigt, als das Spüren mit bisher noch nie dagewesener Genauigkeit und Fülle entwickelt wird. Schmitz behauptet leibliche Einheit nicht mehr als Funktion, sondern als tragende Struktur. Deren dynamische Konflikthaftigkeit – von Schmitz „Spältigkeit"[563] genannt – birgt ein therapeutisches Potenzial, das bis zur Stunde von Psychologen und Medizinern entfaltet wird.[564] Diese behandeln den Schmitz'schen Ringkampf gewissermaßen als Krieg im Innern, wie er auch bei Platon zu greifen ist:

> [D]er Sieg über sich selbst ist bekanntlich der erste und schönste, das Sichselbstunterliegen das Allerhäßlichste und Allerschlimmste. Und das deutet doch auf einen Krieg in jedem Einzelnen hin, auf einen Krieg mit sich selbst.[565]

Mit der Ablösung des Spürens und Fühlens vom instrumentellen Interesse formuliert Schmitz eine Kritik am Rationalen, welche der Vernunftkritik von Max Horkheimer (1895–1973) und Adorno[566] prima facie sehr nahe steht, diese aber noch um mystisch-meditative Exkurse in Yoga, Hesychasmus und Sufismus übersteigt.[567] Insgesamt bedeutet Schmitz' Oeuvre also durchaus einen kognitiven Fortschritt für die Phänomenologie und ihre Anwendungsbereiche. Dies darf jedoch nicht dazu verleiten, die tentativ-wegweisende Bedeutung des Systems der Philosophie als Entschuldigung für seine soziokulturelle Defizienz zu werten. Vielmehr bleibt es bei einem prekären Spannungsverhältnis zwischen der werkimmanenten Interpretation als gescheitertes Mittel-zum-Zweck-Projekt einerseits und der Einordnung als historisch bedeutsames Übergangswerk andererseits.

Zuletzt weisen die herausgearbeiteten Fehler des Systems der Philosophie eine gewisse geistige Fruchtbarkeit auf. Mit ihnen ermöglicht Schmitz erst, dass seine kritischen Rezipienten sehen, was er übersehen hat. Neben das negative Ergebnis der Interexistenzialanalyse tritt ein positives: Das Werk des Kieler Philosophen lässt sich als *Ausdifferenzierung* von anthropologischer Negativität und praktischer Vernunft lesen, wie sie im Leib als Mitte der menschlichen Welt verschränkt

---

563 Werhahn, Neue Phänomenologie, S. 90.

564 Siehe S. 30f. in dieser Arbeit.

565 Platon: Gesetze, übers. von Otto Apelt (= Platon. Sämtliche Dialoge, Bd.7), Hamburg 1993, S. 4.

566 Horkheimer, Max/Adorno, Theodor: Dialektik der Aufklärung, Frankfurt am Main 1981.

567 Schmitz, Leib, S. 285.

sind. Die bisherigen Teilergebnisse dieser Lesart bündelnd[568], folgt nun ein entsprechender Ausblick auf das eigene Konzept der Arbeit im Anschluss an Thomas Fuchs: Im leiblichen Spüren ist die Negativität als Labilität, Fremdheit und Unentschiedenheit gegeben. In diesen Formen konstituiert sie den Sinn einer Öffnung für den Anderen, einer Ergriffenheit durch den Anderen und einer Entscheidung am Anderen. Mit der Enge als Chiffre für die eigene Uneinholbarkeit hängt die Angewiesenheit auf eine Erhellung seitens des Mitmenschen zusammen. Dieser ist in Wirklichkeit das Atmosphärische, Suggestive und Synästhetische, welches in Momenten der Überwältigung und Überraschung mit Labilität, Fremdheit sowie Unentschiedenheit korreliert. Dabei wird die leibliche Kommunikation Schmitz' als nonverbaler Aspekt der Interexistenzialität mit einem Schwerpunkt auf instrumentellen Vollzügen interpretiert.

Es ist im Bewusstsein zu halten, dass ein Verständnis der Interexistenzialität im Sinne der platonischen Idee von vornherein verfehlt wäre.[569] Orientiert an der kritizistischen Frage nach der Möglichkeit einer menschlichen Welt überhaupt, stellt Mitmenschlichkeit eine zentrale Voraussetzung dar und manifestiert sich in ihren konkreten Vollzügen. Genauso hat auch die Leiblichkeit einen transzendentalen und zugleich einen praktischen Gehalt. Doch letzterer lässt sich nur unter Berücksichtigung des Aspekts der Körperlichkeit ausfüllen. In der zwischenmenschlichen Praxis erscheint der Andere als konkrete Ganzheit, die auch Körper ist, ohne sich in demselben zu erschöpfen. Auf die von Schmitz krude übergangene Möglichkeit von Leib-Körper-Synthesen ist bereits hingewiesen worden[570]; Thomas Fuchs, der in erster Linie Mediziner ist, wird nicht nur hierzu Treffenderes formulieren.

568 Siehe S. 47, S. 65, S. 102 und S. 119 in dieser Arbeit.
569 Rentsch, Konstitution, S. 92.
570 Siehe S. 50 in dieser Arbeit.

3. Die Interexistenzialanalyse der Leibphänomenologie von Thomas Fuchs

3.1 Werdegang und Werk

Am 29. September 1958 wurde Thomas Fuchs in München geboren. Dort studierte er von 1981 bis 1988 Medizin und Philosophie. In diesem Fach wurde *Robert Spaemann* (geb. 1927), der zwischen 1972 und 1992 Professor in München war, sein wichtigster Lehrer. Spaemann ist dem Kreis um *Joachim Ritter* (1903–1974) zuzuordnen, auf den das weltweit größte „Historische Wörterbuch der Philosophie"[571] zurückgeht. Einen wichtigen Einfluss auf Ritter hatte unter anderen Erich Rothacker, welcher das akademische Großprojekt mit Beiträgen aus seiner Zeitschrift „Archiv für Begriffsgeschichte"[572] unterstützte. In diesem Sinne lassen sich Schmitz und Fuchs als entfernte Geistesverwandte bezeichnen. Ebenfalls in München folgte 1989 bis 1996 Fuchs' Ausbildung zum Psychiater. Seit 1997 ist er Oberarzt an der Psychiatrischen Universitätsklinik von Heidelberg. In Philosophie promovierte Fuchs erst 1999 mit der Arbeit „Leib, Raum, Person. Entwurf einer phänomenologischen Anthropologie", welche gleichsam die Textgrundlage für dieses Kapitel bildet. Professor für Psychiatrie und Psychotherapie wurde er 2005, worauf 2010 seine Habilitation in Philosophie und Ernennung zum Karl Jaspers-Professor für philosophische Grundlagen der Psychiatrie und Psychotherapie erfolgte.

Das Hauptinteresse des Kreises um Ritter gilt der Philosophiegeschichte, dem Hegelianismus und dem Aristotelismus. Während diese Schwerpunkte bezeichnenderweise auch Schmitz' Publikationsspektrum dominieren, werden sie von Spaemann im Duktus einer aristotelischen Naturphilosophie und einer Psychologie des Urvertrauens fortgeschrieben. In seinem Spätwerk[573] legt er das Hauptaugenmerk auf den *Personenbegriff*, dessen Einfluss auf Fuchs bereits in dem

571 Ritter, Joachim (Hrsg.): Historisches Wörterbuch der Philosophie in 13 Bänden, Basel 1971–2007.

572 Bermes, Christian (Hrsg.): Archiv für Begriffsgeschichte. Im Auftrag der Kommission für Philosophie und Begriffsgeschichte der Akademie der Wissenschaften und der Literatur zu Mainz, Hamburg 1955-jährl.

573 Spaemann, Robert: Personen. Versuche über den Unterschied zwischen ‚etwas' und ‚jemand', Stuttgart 1996.

Buchtitel „Leib, Raum, Person" hervortritt. Schmitz wird darin gewissermaßen durch den Leib- und Raumbegriff repräsentiert; dem Kieler Philosophen, den der Heidelberger Psychiater als „wohl bedeutendsten Leibphänomenologen dieses [20.] Jahrhunderts"[574] würdigt, gilt gleichsam die Hauptkritik jenes Werkes. Basierend auf der Rezeption von Max Scheler, Gabriel Marcel, Erwin Straus, Helmuth Plessner, Herbert Plügge und Merleau-Ponty, wendet sich Fuchs unter Einbeziehung von Entwicklungspsychologie, Psychopathologie und Neurologie gegen die Abspaltung des Körperlichen und die Apersonalität der Gefühle im System der Philosophie. Als Psychiater betrachtet er diese Defizienz als *Entfremdung* und stellt sich die Aufgabe einer Wiederherstellung der *Vertrautheit* von Person, Leib und Welt:

> Die Grundintention der vorliegenden phänomenologischen Leibanthropologie besteht somit darin, die Person in ihrer von ihr selbst leiblich durchdrungenen Umwelt zu erfassen.[575]

Über diese Weiterführung lässt sich Fuchs in eine Reihe von Schmitz-Kritikern einordnen, zu denen *Heinrich Rombach* (1923–2004), *Bernhard Waldenfels* (geb. 1934), *Gernot Böhme* und *Philipp Thomas* (geb. 1965) zählen. Gegen Schmitz' Trennung von Leib und Natur wenden sich Böhme und Thomas. Dieser betont den leiblichen Mitgang mit der Natur, während jener im Ausgang von spürbaren Umweltproblemen die Identität von Leib und Natur behauptet.[576] Waldenfels wirft Schmitz eine Wiederholung des Cartesianismus nach dem Motto „Ich empfinde mich" vor und entwirft eine Vieldimensionalität, in welcher der Selbst- und Weltbezug des Leibes um den Bezug auf das Fremde ergänzt wird.[577] Während Heinrich Rombach, ein ebenfalls deutscher Rezipient, Schmitz ähnlich scharf kritisiert, wird das System der Philosophie hinsichtlich seiner Husserl'schen Wurzeln im Ausland reibungsloser aufgenommen. Bezeichnend hierfür ist das Buch

---

574 Fuchs, Leib, Raum, Person, S. 21.

575 Ebd., S. 25.

576 Thomas, Philipp: Leiblichkeit und eigene Natur. Naturphilosophische Aspekte der Leibphänomenologie, in: Böhme, Gernot/Schiemann, Gregor (Hrsg.): Phänomenologie der Natur, Frankfurt am Main 1997, S. 291–302, S. 301f. Böhme, Gernot: Ethik leiblicher Existenz. Über unseren moralischen Umgang mit der eigenen Natur, Frankfurt am Main 2008, S. 125. Ders.: Die Phänomenologie von Hermann Schmitz als Phänomenologie der Natur?, in: Ders./Schiemann: Phänomenologie der Natur, S. 133–148, S. 135.

577 Waldenfels, Bernhard: Das leibliche Selbst. Vorlesungen zur Phänomenologie des Leibes, Berlin 2000, S. 12f.

„Ki als leibhaftige Vernunft"[578] des japanischen Philosophen *Ichiro Yamaguchi* (geb. 1947).

Im Folgenden wird untersucht, inwieweit Fuchs mit seinem kritischen Weiterdenken des Systems der Philosophie an die Interexistenzialität heranreicht. Die Bedeutung dieses zentralen Terminus von Thomas Rentsch umfasst auch die *Interpersonalität*, worin sich wiederum der Einfluss Spaemanns bemerkbar macht.[579] In diesem Sinne kann im Blick auf das Kapitel zu Thomas Fuchs ebenso von einer *Interpersonalanalyse* die Rede sein. Zu der Unterscheidung von Interexistenzialität und Interpersonalität trägt die Nuance bei, dass ersterer Begriff das konstitutive Primat der kommunikativen Realität vor dem einzelnen Selbstzugang besagt, während es bei letzterem Terminus mehr um die vielfältigen wechselseitigen Relationen der (Mit-)Menschen geht.[580]

3.2 Die kritische Weiterführung von Schmitz

3.2.1 Die Leib-Körper-Problematik

Thomas Fuchs legt den Schwerpunkt zunächst auf Schmitz' *Abspaltung des Körperlichen.* Diesen Fehler betrachtet er als Folge des leiblichen Isolationismus und stimmt darin mit der Interexistenzialanalyse überein:

> Schmitz' nahezu ausschließliche Orientierung am introspektiv erfaßbaren Erleben scheint die metaphysische Konsequenz eines Erscheinungsmonismus nicht vermeiden zu können. Daraus ergibt sich die Aporie, wie das Verhältnis von phänomenalem Leib zum materialen Körper zu denken ist, den Schmitz weitgehend ausblendet.[581]

Über die werkimmanente Interpretation hinausgehend, versteht Fuchs das Problem von Leib und Körper ebenfalls als ein Erbe Husserls.[582] Mit Josef Seiffert (geb. 1945) weist er auf die entsprechende Präsenz der Problematik bei Sartre und Merleau-Ponty hin: Dieser könne den Körper nur als „verarmtes Abbild"[583] des Leibes

---

578 Yamaguchi, Ichiro: Ki als leibhaftige Vernunft. Beitrag zur interkulturellen Phänomenologie der Leiblichkeit, München 1997.

579 Rentsch, Heidegger und Wittgenstein, S. 5.

580 Ders., Konstitution, S. 107 und S. 163.

581 Fuchs, Leib, Raum, Person, S. 82. Siehe S. 50 in dieser Arbeit.

582 Siehe S. 125f. in dieser Arbeit.

583 Merleau-Ponty, Maurice: Phänomenologie der Wahrnehmung, übers. von Rudolf Boehm (= Graumann, Carl Friedrich/Linschoten, Johannes (Hrsg.): Phänomenologisch-psychologische Forschungen, Bd.7), Berlin 1966, S. 490.

verstehen, und jener komme mit der Unterscheidung von „Körper-für-mich" und „Körper-für-Andere"[584] einem Leib-Körper-Dualismus sehr nahe.[585] Hinsichtlich dessen Virulenz bei Schmitz ist es bezeichnend, wie der Heidelberger Psychiater bereits in der Einleitung die phänomenologische Reduktion sauber von einem Reduktionismus abgrenzt, „der Phänomene in zugrundeliegende Vorgänge, Mechanismen, Substrate aufzulösen sucht und unter Mißachtung ihrer Eigenart als ‚nichts anderes als…' betrachten will."[586] – Der gegen den Kieler Philosophen gerichtete Unterton ist hier nicht zu überhören.

Den Anknüpfungspunkt zum korrigierenden Weiterdenken des Systems der Philosophie bildet für Fuchs das Desiderat eines *Holismus des Körpers*, den Schmitz nach cartesianischem Duktus als teilbares Ausgedehntes verkennt und deshalb nur mit Widersprüchen in Beziehung zum unteilbar ausgedehnten Spüren setzen kann.[587] Fuchs aktiviert die Überlagerung von Körper und Leib nach Art der *Korrespondenz* zwischen der Ganzheit des leiblichen Empfindens und der Ganzheit des Organismus:

> Insofern die Korrespondenzbeziehung einen Übergang zwischen Innen und Außen, also einen Sprung zwischen zwei phänomenalen Bereichen impliziert, erscheint sie auch geeignet, um den Zusammenhang zwischen zwei so unterschiedlichen Funktions- und Integrationsebenen zu beschreiben, wie Leib und Körper (bzw. Organismus) sie darstellen.[588]

Dabei versteht er die Leib-Körper-Differenz im Sinne der *Dialektik* von Leibsein und Körper -haben nach Gabriel Marcel und Helmuth Plessner sowie der vermittelten Unmittelbarkeit nach Plessner.[589] Der Körper wird zunächst als

---

584 Sartre, Jean-Paul: Das Sein und das Nichts. Versuch einer phänomenologischen Ontologie, übers. von Hans Schöneberg und Traugott König (= König, Traugott (Hrsg.): Gesammelte Werke, Bd.3), Reinbek bei Hamburg 1994, S. 598. Fuchs dagegen übersetzt „corps pour moi" mit „Leib für mich" und „corps pour autrui" mit „Leib für die Anderen"; in der französischen Sprache gibt es die Unterscheidung von „Leib" und „Körper" nicht.

585 Fuchs, Leib, Raum, Person, S. 135f.

586 Ebd., S. 26.

587 Ebd., S. 82f. Siehe S. 49f. in dieser Arbeit.

588 Fuchs, Leib, Raum, Person, S. 140.

589 Ebd., S. 122–124. Marcel, Gabriel: Metaphysisches Tagebuch (1915–1923), in: Sonntag, Franz Peter/Hübner, Siegfried (Hrsg.): Gabriel Marcel. Zeugnisse christlichen Lebens, Bd.1, Leipzig 1966, S. 103–275, S. 208. Ders.: Metaphysisches Tagebuch (1928–1933), in: Dies. (Hrsg.): Gabriel Marcel. Zeugnisse christlichen Lebens, Bd.2, Leipzig 1966, S. 5–234, S. 70. Plessner, Helmuth: Die Stufen des Organischen und

Gegenbewegung zur leiblichen Existenz begriffen, als Gewordensein gegenüber dem gegenwärtigen Lebensvollzug. So ist er auf phänomenaler Ebene besonders in Schwere, Krankheit, Störung und Fremdem gegeben. In diesen Fällen ist der Körper durchweg ein hindernder Gegenstand. Zum Leib wird er erst im empfindlichen Gleichgewicht zwischen Regung und Widerstand, und als solcher bedeutet er die unauffällige Vermittlung des unmittelbaren Weltverhältnisses. Indem Fuchs die Leib-Körper-Differenz dialektisch versteht, löst er gleichsam ihre ontologische Verhärtung nach Schmitz auf. Bei diesem ist es eine in sich instabile Ökonomie des leiblichen Spürens, welche das Negativitätsmoment der Labilität abseits des Körpers einbegreift; nun wird die Ungesichertheit der gesamten leibkörperlichen Existenz als Sinn derselben behandelt, was mit der menschlichen Grundsituation unter dem „Schutz des Negativen“[590] übereinstimmt. Die Deskription der Leib-Körper-Korrespondenz erfolgt nach Maßgabe der *Koextensivität*:

> Leibliche Subjektivität geht fließend in den Umraum über, so wie es auch im System von Organismus und Umwelt nur offene Grenzen gibt.[591]

Die Deckung von leiblicher und körperlicher Räumlichkeit ist insofern notwendig, als die sinnliche Wahrnehmung eine leibräumliche Ausbreitung voraussetzt und umgekehrt die Leiblichkeit nur nach dem bewussten Wahrnehmen wieder in ihre Hintergründigkeit zurücksinken kann. Mit der Koextensivität, innerhalb derer die Korrespondenz gleichsam als methodisches Ordnungsprinzip fungiert, hebt Fuchs erneut kritisch auf Schmitz ab, dessen *Syntopie* als zufälliges Gegenüber von Körpervorgang und Leibinsel eine Neuauflage cartesianischer Wechselwirkungstheorien nahelegt.

Die Hauptaspekte der Korrespondenz sind Isomorphie, das heißt Gleichförmigkeit von Struktur und Gestalt, sowie Analogie, das heißt Gleichsinnigkeit von Funktion und Sinn. Für die *Isomorphie* gibt Fuchs folgende Beispiele: Leiblich gespürte Engung und Weitung finden ihre Äquivalente in der Systole (Zusammenziehen) und Diastole (Erschlaffen) des Herzens, in der Senkung und Hebung von Zwerchfell und Rippen sowie im Wechselspiel von Parasympathikus (Ruhenerv, Passivität) und Sympathikus (Leistungsnerv, Aktivität). Dabei wird die Interexistenzialbedeutung des Kampfgestus expliziert und so aus Schmitz’ leibinhärentem und sozial invariantem Antagonismus herausgelöst: In Anlehnung an Thure von

---

der Mensch. Einleitung in die philosophische Anthropologie, Berlin 1975, S. 238, S. 293f. und S. 321.

590 Rentsch, Konstitution, S. 189.

591 Fuchs, Leib, Raum, Person, S. 139. Soentgen, Verdeckte Wirklichkeit, S. 60 und Plessner, Stufen des Organischen, S. 227.

Uexküll (1908–2004) betrachtet Fuchs den ergotropen (offenen) Zustand durch den Sympathikus und den trophotropen (geschlossenen) Zustand durch den Parasympathikus in Entsprechung zu Sympathie und Antipathie, Extroversion und Introversion gegenüber dem Mitmenschen. Hier wird dem Leib als Mitte der menschlichen Lebenswelt Rechnung getragen, in welcher sich anthropologische Negativität und praktische Vernunft verschränken. Bezeichnenderweise kommt im Gegensatz zum System der Philosophie auch die Alltagssprache zur Geltung, nach welcher ein Mensch eng- oder großherzig sein und ein offenes oder verhärtetes Herz haben kann.[592] Anbei sei die Rede hinzugefügt, dass jemand weich- oder hartherzig ist, dass uns jemand auf die Nerven geht, oder dass wir jemandem unser Herz öffnen.

Die *Analogie* oder Gleichsinnigkeit als zweiter Aspekt der Korrespondenz ist die einheitliche teleologische Ausrichtung von Leib und Körper. Sie erfährt folgende Exemplifizierung: Das körperliche Greifen, Schreiben oder Tanzen folgt der leiblich gespürten Bewegungsgestalt hin zu ihrem Ziel, und auf ähnliche Weise zieht die Intention eines Sinngehalts das Sprechen oder Musizieren mit sich. Der vegetative Schlaf kommt mit der noch im Wachen eingenommenen leiblichen Haltung des Schläfers, und durch Nah- (Wölbung der Linse) und Fernakkomodation (Abflachung der Linse) passt sich das Auge der leiblichen Richtung des Blickes an. Des Weiteren erfolgen Protention einer Leistung und Erhöhung der Herzfrequenz sowie leiblich-sinnliche Intentionalität und körperlich-hormonelle Erregung weitestgehend parallel.[593]

Wie aus diesen Beispielen hervorgeht, ist der Dialektik entsprechend nicht nur der Leib als aristotelisch fortwährende Tätigkeit der Vermittlung zu beschreiben, sondern auch der Körper selbst als organismischer Prozess. Entgegen Schmitz' Unterbestimmung der Seele als Fiktion kommt dem Leib schließlich der Status eines *tertium comparationis* von Körper und (seelischem) Bewusstsein zu.[594] Damit wendet sich Fuchs gegen den Isolationismus im System der Philosophie; bereits die obigen Fälle künden davon, sind sie doch statt der literarischen Redeweise bei Schmitz allesamt dem Alltag entnommen. Zudem wird diese Analyse der phänomenalen Ganzheit des Anderen gerecht, der kein absolutes Spürbares mit Körperanhängsel mehr ist, sondern eine psychophysische Einheit, in welcher die Dichotomie von Materie und Geist auf dialektisch-aspektivische Weise einbegriffen wird. Als Ordnungsprinzip bewegt sich die Leib-Körper-Korrespondenz weiterhin

592 Fuchs, Leib, Raum, Person, S. 141.
593 Ebd., S. 142f.
594 Ebd., S. 143.

in einem methodisch-topologischen Rahmen. Die Aspekte nach Schmitz'scher Manier ontologisch getrennt zu lesen, wäre demnach ein großes Missverständnis der folgenden resümierenden Zeilen:

> Wir können daher sagen: Leib und Körper korrespondieren einander sowohl in ihrer räumlich-dynamischen [Isomorphie] als auch in ihrer sinngerichtet-analogen Struktur [Analogie].[595]

Nachdem er sich mit der Korrespondenz von Leib und Körper im Rahmen des dialektischen Gleichgewichts bewegt hat, gelangt Fuchs im weiteren Verlauf seiner Analyse zu einer Rückbindung von Isomorphie und Analogie an die anthropologische *Negativität*. So kann der Organismus – Schmitz' terra incognita – umso mehr in die leibliche Mitte der menschlichen Praxis reintegriert werden. Im System der Philosophie noch als Weisen der blinden Flucht vor einer hypostasierten Enge beschrieben[596], werden Schmerz und Angst nach Maßgabe der Koextensivität in Auseinandersetzungen mit dem Fremden umgedeutet. Dieses ist nach dialektischem Verständnis wieder der Körper, wo er den eben noch reibungslosen leiblichen Vollzug mit Verletzung und Krankheit stört und als gespürter *Schmerz* auffällt. Dessen Negativität der Selbstentzweiung bestimmt sodann den Sinn der leiblichen Zuwendung und Rückholung des betroffenen Bereichs in das Ganze. Im Empfinden der *Angst* liegt die Negativität des Fremden als Sinn der körperlichen Bereitstellung oder Kontraktion, welcher ein intensiveres Selbsterleben entspricht.[597]

Mit der Aktivierung der Schmitz'schen Syntopie zur Korrespondenz zwischen der Ganzheit des Organismus und der Ganzheit des Leibes kommt Fuchs seinem Desiderat eines Körper-Holismus so weit entgegen, dass er schreiben kann, „[p]hänomenaler Leib (Innenaspekt) und organischer Körper (Außenaspekt) erweisen sich somit nicht nur als koextensiv, sondern als gleichermaßen unteilbar ausgedehnte, jeweils als ‚Selbst' sich konstituierende Ganzheiten."[598]

Indem er diese Ganzheiten vorwiegend in einem aristotelisch-teleologischen Sinnhorizont beschreibt – besonders die Analogie ist hier hervorzuheben –, bewegt sich Fuchs einerseits innerhalb der menschlichen Grundsituation als Totalität von praktischen Sinnentwürfen und Erfüllungsgestalten.[599] Andererseits bleibt der kommunikative Charakter der menschlichen Erfüllung bei Fuchs bis jetzt

595 Fuchs, Leib, Raum, Person, S. 143.

596 Siehe S. 37 in dieser Arbeit.

597 Fuchs, Leib, Raum, Person, S. 145f.

598 Ebd., S. 148.

599 Rentsch, Konstitution, S. 106.

unterbestimmt. Schmitz' Isolationismus des leiblichen Spürens wird durch die Leib-Körper-Korrespondenz nur im Rahmen der Existenz gelöst, nicht aber auf die Interexistenz ausgedehnt. Zweifelsohne ist der Andere angesichts der wechselseitigen Konstitution in Sprache, Welt und Leben nun als konkrete Ganzheit vorstellbar. Allerdings entspringt dies mehr einer interpretatorischen Leistung als einem Textbefund expressis verbis. Im Verlauf seiner hier kritisch rekonstruierten Analysen mitsamt ihren Beispielen konzentriert sich Fuchs unter weitestgehender Abblendung des Anderen allzu sehr auf das „organismisch verkörperte Subjekt"[600]. Diese Beobachtung lässt sich durch folgende Textstellen erhärten, welche die Anführungsstriche um das „Selbst" in obigem Zitat obsolet werden lassen: „[W]ährend die Weltbezüge vorübergehend abgeblendet werden"[601], intensiviere die Krankheit das Selbsterleben. Ferner sei dem Gehirn-Fokus der Neurowissenschaften entgegenzuhalten, dass Gehirnfunktionen „die ständige Interaktion mit dem Gesamtorganismus"[602] voraussetzen. Doch vom Kreißsaal bis zum Sarg sind wir je immer schon in der Welt mit den Anderen, sodass Weltbezüge nicht verfügbar sind und Gehirnfunktionen nicht nur innerhalb des einzelnen Organismus kreisen. Zuletzt erinnert folgende Stelle gar an Schmitz' Formulierungen zum Atmosphärischen, Suggestiven und Synästhetischen[603], wo die Interexistenzialbedeutung geradezu zwischen den Zeilen liegt und dennoch nicht entwickelt wird:

> In den Prozessen der Auseinandersetzung mit dem Fremden, in der Assimiliation, Ausscheidung, Erkrankung (Fieber!) und Regeneration zeigt sich der Organismus als ein „autopoietisches", sich als ein „Selbst" konstituierendes und abgrenzendes Ganzes.[604]

In Wirklichkeit entspricht dem Fremden nicht nur der eigene Körper als dialektisches alter ego, sondern auch der Andere in seiner körperlichen Erscheinung. Essen und Trinken sind primär soziale Akte, und die Frage nach einem Organismus, der jegliche Krankheit ohne Hilfe selbst heilt, muss eine rhetorische bleiben. Die *Autopoiesis* als in sich selbst zurücklaufende, Stoffe wechselnde Einheit ist zwar ohne Zweifel dem körperlichen Aspekt der menschlichen Existenz zuzuordnen, doch dem Selbstsein bleibt das Mitsein konstitutiv vorgängig, und nicht vice versa.

600 Fuchs, Leib, Raum, Person, S. 150. Auf S. 137–150 wird die Interexistenzialgeltung der Beispiele und die Interexistenzialbedeutung des Fremden kaum expliziert.

601 Ebd., S. 146.

602 Ebd., S. 148.

603 Siehe S. 75 und S. 117f. in dieser Arbeit.

604 Fuchs, Leib, Raum, Person, S. 147.

Darüber hinaus konterkariert die mit dem Zitat induzierte Selbstabgrenzung von Welt – interexistenzialanalytisch eine contradictio in adiecto – die Koextensivität als eine ernüchternde Engführung der Umwelt auf biologisch-rekursive Prozesse. In Verbindung mit der Anordnung von „Leib, Raum, Person“ ist sogar die Anmutung am Platz, Fuchs' organismisch verkörpertes Subjekt folge einem cartesianischen Duktus durch den Raum hin zur Gemeinschaft.

Fuchs kommt der Gefahr des Umschlagens in eine Körper-Monologie sehr nahe. Dafür spricht auch sein Versuch, am Ende des Leib-Kapitels eine neue Brücke zwischen Körper und Leib zu schlagen. Durch Übertragung von Rupert Sheldrakes (geb. 1942) parawissenschaftlicher Theorie der morphischen Felder wäre – Fuchs schreibt hier vorsichtig im Konjunktiv II – das Prinzip der Korrespondenz von Leib und Körper in der morphischen Resonanz begründet.

Dass „diese Überlegungen hypothetischen Charakter behalten müssen“[605], bewahrt Fuchs allerdings vor dem fundamentalen szientistischen *Kategorienfehler*. Auch seine sonstigen wissenschaftlichen Beispiele dienen der „Illustration“[606], und nicht, wie bei Schmitz, der Begründung einer Phänomenologie.

Also zeigt die sprachkritische Interexistenzialanalyse der kritischen Weiterführung von Schmitz durch Fuchs hinsichtlich der Leib-Körper-Problematik folgendes Ergebnis: Fuchs hält der Abspaltung des Körperlichen den Organismus als eine Ganzheit entgegen, die genauso unteilbar ist wie das leiblich Spürbare bei Schmitz. Mit einem dialektisch-koextensiven Verständnis der Differenz von materiellem Körper und erlebtem Leib aktiviert er deren bloß zufällig-syntopisches Verhältnis bei Schmitz zur Korrespondenz in Form von Isomorphie und Analogie. Die im System der Philosophie zur introjektionistischen Fiktion degradierte Seele wieder aufwertend, wird der Mensch als eine den Körper und das seelische Bewusstsein einbegreifende leibliche Einheit beschrieben, deren Sinn in der Negativität des Fremden liegt.

Dabei wendet Fuchs das Ordnungsprinzip der Korrespondenz methodisch sauber an, sodass hypostasierende Übertretungen des methodologischen Rahmens nach Art von Schmitz zunächst ausbleiben. Durch die teleologische Determinante gelingt ihm die weitere Annäherung an die menschliche Grundsituation als Totalität von praktischen Sinnentwürfen und Erfüllungsgestalten. Doch im Verlauf der Rekonstruktion muss die wohlwollende Interexistenzialhermeneutik der kritischen Beobachtung weichen, dass der Mitmensch nun zwar um seinen Körperaspekt ergänzt ist, expressis verbis aber unterbestimmt bleibt: Die Negativität des Fremden

605 Fuchs, Leib, Raum, Person, S. 150.
606 Ebd., S. 138.

erstreckt sich nicht über das körperliche Subjekt mit seinen Schmerzen und Ängsten hinaus, und die Umwelt des Organismus wird auf dessen biologisch-autopoietische Prozesse reduziert. Schmitz' Isolationismus des eigenleiblichen Spürens ist hinsichtlich der Existenz im weitesten Sinne aufgebrochen, doch im Blick auf die primäre Interexistenz besteht er als Exklusivität eines Organismus fort. Dieser schwebt in der Gefahr, in eine neue Monologie abzusinken; der tentative Exkurs in die parawissenschaftlichen Gefilde der morphischen Felder Sheldrakes zur Überbrückung der sich anbahnenden Leib-Körper-Kluft gibt hiervon das deutlichste Zeugnis. Insgesamt reicht Fuchs' Leibphänomenologie auf Ebene der Leib-Körper-Problematik noch nicht an die Interexistenzialität heran.

3.2.2 Die Leib-Gefühl-Problematik

Fuchs' zweiter Kritikpunkt an der Philosophie von Schmitz ist das Fehlen eines personalen Charakters der Gefühle. Mit der Fehlerbetrachtung des ersten Hauptkapitels ist seine Sichtweise insofern kommensurabel, als er in diesem Defizit eine Folge des Kampfprojekts gegen die Introjektion erkennt:

> In dem Bestreben, die Gefühle dem Subjektivismus innerseelischer Zustände zu entreißen, entwickelt Schmitz eine letztlich apersonale Gefühlstheorie.[607]

Der apersonale Charakter der Gefühle bei Schmitz besteht in der weitestgehenden Isolation des Leibes einerseits und der totalen Autonomisierung des Atmosphärischen zu einer – horribile dictu – sozial unabhängigen, stofflichen Masse andererseits. Die Person verschwindet in der Kluft eines Leib-Gefühl-Dualismus, welcher dem Menschen nur noch im Moment der Ergriffenheit die Emotionen als die seinen zugesteht. Fuchs stellt die rhetorische Frage, ob Gefühle überhaupt „‚vorhandenes' Seiendes"[608] sind, unabhängig von lebendigen Wesen, die sie als jeweils spezifische Beziehung zu anderen Wesen oder zu ihrer eigenen Situation erleben. Die Anlehnung an Heidegger ist hier nicht zu überhören; mit diesem ist nochmal in aller Deutlichkeit zu betonen, dass es sich bei der apersonalen Gefühlstheorie um eine Verdinglichung des In-der-Welt-seins zum Vorhandenen handelt.

Bevor Fuchs dem Desiderat einer Rückbindung des Gefühls an die Person folgt, räumt er dem System der Philosophie eine optionale Rechtfertigung ein: Das persönliche Erleben könne als Auswirkung der Introjektion selbst und damit als Fiktion ausgewiesen werden. Letztlich verwirft er diese Möglichkeit – zurecht: Wir

607 Fuchs, Leib, Raum, Person, S. 84. Siehe S. 128 in dieser Arbeit.
608 Fuchs, Leib, Raum, Person, S. 84.

sind je immer schon in Geschichten eingebunden, und in diesem Sinne ist die Begriffsgeschichte der Person Realität. Angesichts des Nexus von Sprache und Welt empfand ein Grieche gemäß der antiken Sprachwelt, in der nach dem Ausspruch des Thales alles voll von Göttern war[609], gewiss anders als heute. Doch über dieses Dass hinaus bleibt das Wie seiner Gefühle so uneinholbar wie die Zeit selbst. Im ersten Schritt der Therapie des entpersonalisierten Weltverhältnisses greift Fuchs die *Doppelbedeutung* des Gefühls als Gegenstandsbezug und Selbstbezug auf. Dabei nivelliert er Schmitz' strikte Trennung von leiblich-örtlicher Regung und atmosphärisch-ortloser Erregung zugunsten einer Analogie zwischen (Sich-) Spüren und (Sich-)Fühlen. Im System der Philosophie dagegen steht allein das eigenleibliche, das heißt das dem Leib eigene Spüren im Fokus und mündet somit in einen Epiphänomenalismus, der sowohl den Einfluss des Körpers als auch den Rückbezug der Gefühle ausschließen muss.[610] – In dieser Hinsicht erinnert der Schmitz'sche Leib an Hegels reines Sein in seiner Identität mit dem Nichts.[611] Nach der im vorangehenden Kapitel dargelegten Rückbindung des Körpers an den Leib durch die Korrespondenz erdet Fuchs nun die Gefühle, indem er sie unter die *Reflexivität* der menschlichen Existenz subsumiert. Diese betrachtet er sogar im Horizont der Interexistenz, wie sich folgender Stelle entnehmen lässt:

> Die Furcht oder Angst vor … [den Anderen] bedeutet auch Furcht oder Angst um mich selbst oder mein Leben. Die Scham vor den anderen ist zugleich die Scham über mich.[612]

Zudem wird die Fehlerbetrachtung von Schmitz' realitätsferner Gefühlswelt durch die Feststellung von Fuchs präzisiert, dass immer gleiche und bloß bereitliegende Atmosphären die paradoxe Konsequenz einer Engführung der Subjektivität auf das Spüren jenseits des Gespürten seien.[613] Damit beleuchtet er den Leib-Gefühl-Dualismus noch stärker als totes Gewässer des Neo-Reduktionismus, wie auch der Leib-Körper-Dualismus aus der *Exklusivität* des eigenleiblichen Spürens entstanden ist.

---

609 Aristoteles, Über die Seele, S. 22.

610 Siehe S. 126 in dieser Arbeit.

611 Hegel, Georg Wilhelm Friedrich: Enzyklopädie der philosophischen Wissenschaften im Grundrisse. Erster Teil: Die Wissenschaft der Logik (= Georg Wilhelm Friedrich Hegel. Werke in 20 Bänden, Bd.8), Frankfurt am Main 1989, S. 186.

612 Fuchs, Leib, Raum, Person, S. 225.

613 Ebd., S. 226.

Im zweiten Schritt der Analyse wird der *soziale Gefühlskontrast* als Argument für den überpersönlichen Charakter des Atmosphärischen entschärft.[614] Die Konkurrenz zwischen der Trauer des Einzelnen und der Fröhlichkeit einer Gruppe kann nicht als Nebeneinander zweier überpersönlicher Atmosphären begriffen werden, liefe das doch auf die „wohl eher absurde Konsequenz hinaus, daß alle Gefühle überall ständig im Raum präsent sein müßten."[615] Bei dem Phänomen der Atmosphäre handelt es sich nicht mehr um die Gestalt der Abgründigkeit[616], sondern um eine *persönliche Ausstrahlung*. Der Einzelne ist traurig und damit umgeben von einer Traurigkeit, die sich mit der fröhlichen Gruppenatmosphäre nicht verträgt. Für das von Schmitz übernommene Beispiel schlägt Fuchs den Begriff der atmosphärischen Dissonanz vor; ihr Gegensatz ist die Konsonanz. Indem er so eine Rückkoppelung der Atmosphäre an die Person erreicht, wird der Heidelberger Psychiater gleichsam dem Desiderat einer Explikation des Schmitz'schen Atmosphärischen hin zum Anderen gerecht.

So folgt auf die Erdung von Gefühl und Atmosphäre deren Aktivierung zu zwischenmenschlichen *Beziehungen*. In diesem dritten und entscheidenden Schritt rekurriert Fuchs auf seine Kritik an Schmitz' Überbestimmung des Spürbaren zu Ungunsten des Gespürten. Das affektive Betroffensein kennt nur den leiblich-örtlich empfundenen Affekt als Nachhall eines zufälligen Hineingeratens in das atmosphärisch-ortlose Gefühl. Obgleich die Affekte im System der Philosophie exemplarisch als weitende Hebung bei Freude und engende Senkung bei Trauer ausführlich beschrieben werden, bleiben sie doch soziale Leerstellen. Zu deren Ausfüllung gelangt Fuchs, indem er den Affekt als Erlebnismoment im interpersonalen Beziehungsgeflecht selbst ansetzt:

> Betroffen bin ich nicht vom Affekt, sondern von dem durch ihn hindurch erlebten Ausdrucks- und Wertgehalt einer Person, einer Situation, eines Sachverhalts.[617]

Das heißt, Schmitz' starre Trennung von Leib und Gefühl wird in Form eines Gefühlsaffekts aufgelöst, der in den Horizont leiblicher Intentionalität integriert ist. Dies kann in Analogie zu Fuchs' Rückbindung des Körpers an den Leib gesehen werden, die sich in Form der Korrespondenz ebenfalls am teleologischen Horizont des Menschen orientiert. Unter die *Intentionalität* fallen die in obigem Zitat vorweggenommenen Begriffe Ausdruck und Wert. Der *Ausdruck* bezeichnet den

---

614 Siehe S. 95 in dieser Arbeit.
615 Fuchs, Leib, Raum, Person, S. 227.
616 Siehe S. 67 in dieser Arbeit.
617 Fuchs, Leib, Raum, Person, S. 228.

motorischen Aspekt der Gefühle, zum Beispiel der Sprung des Fröhlichen oder der Buckel des Traurigen. Der *Wert* stellt einen besonderen Typus von Ausdruckscharakteren dar, wie das Schöne des Frohlockenden oder das Hässliche des hasserfüllt Trauernden.[618] Mit Ausdruck und Wert beleuchtet Fuchs den motorischen und axiologischen Aspekt eines Leibkörpers, der also wesentlich *Resonanzkörper* ist. Mit dem Resonanzkörper als Klammerbegriff für Leib, Gefühl und Körper bestätigt sich das bereits angedeutete analoge Verhältnis zwischen Fuchs' Leib-Körper-Synthese einerseits und seiner Synthese von Leib und Gefühl andererseits. Bezeichnenderweise schreibt er selbst von einer *Leib-Gefühl-Korrespondenz*:

> Gefühlsrichtung und leibliche Ausdrucksresonanz stehen in Korrespondenz zueinander.[619]

In diesen Rahmen fügt sich wiederum der Gefühls-affekt – bei Schmitz noch zwei gegeneinander vereinseitigte Bereiche –, sodass Fuchs schließlich zu der interexistenzialanalytisch entscheidenden Neubestimmung des Gefühls als *Kommunikationsform* gelangt. Diese beinhaltet „Trauer über, Liebe zu, Freude an, also intentional gerichtete, an begegnende Ausdruckscharaktere geknüpfte Beziehungen zur Welt und zu den Anderen."[620] Noch deutlicher wird dies an folgender Stelle:

> Im Gefühl bin ich selbst intentional auf etwas oder jemanden gerichtet.[621]

Diese *Intentionalität* als Dominante des Gefühls evoziert eine Abgrenzung von den zentrierten Gefühlen im System der Philosophie. Unter Bezugnahme auf Max Scheler, Felix Krueger, Philipp Lersch (1898–1972) und Otto Bollnow (1903–1991), denen er die Entdeckung der Gefühlsintentionalität zuschreibt, kritisiert Fuchs die Ersetzung der Gerichtetheit „durch den Begriff der Zentrierung oder Verdichtung von Gefühlen in einem Gegenstand, die ihnen aber nur sekundär zukommt."[622] Mit dem sekundären Charakter der Verdichtung ist gemeint, dass Schmitz bei primären Gefühlsmassen ansetzt, die an einem beliebigen Objekt aus dem diffusen in den konzentrierten Zustand übergehen und sodann in Richtung Subjekt ausstrahlen.[623] Während sich das System der Philosophie mit seiner Gefühlsrichtung aus Weite in Enge in die Aporie einer zweifachen Mittelbarkeit

---

618 Fuchs, Leib, Raum, Person, S. 219 und S. 222f.
619 Ebd., S. 220.
620 Ebd., S. 222.
621 Ebd., S. 223.
622 Ebd., S. 381, Anm. 27.
623 Siehe S. 77 in dieser Arbeit.

und die damit verbundene Isolation der Mitmenschen verläuft[624], führt Fuchs die Rede von meinen Gefühlen (in Bezug auf jemanden oder etwas) direkt in die Alltagssprache zurück.[625] Also ist die Bedeutung des Leibes als Resonanzkörper hinlänglich erschlossen: Emotionale Betroffenheit und intentionale Gerichtetheit sind untrennbar miteinander verschränkt. Die Leiblichkeit, bei Schmitz noch ein in sich kreisendes Substrat, ist nun als gespürte und gefühlte *Wechselseitigkeitsbeziehung* mit den Anderen zu greifen.

Dieser Überführung des Systems der Philosophie in den Sozialkonnex entspricht Fuchs' Beschreibung der *Räumlichkeit* nach Maßgabe eines immer schon sinnhaft-gemeinsamen Lebens statt einer Weltspaltung in Leib und Gefühl. Den Weiteraum von Schmitz deklariert er zum *Umraum* als Grundschicht des gelebten Raumes, und den Richtungsraum bettet er im Sinne von Wahrnehmung und Bewegung in die *Umwelt* ein.[626] Hierin liegt bereits eine Rückholung von Schmitz' maßloser Weite und unumkehrbarem Richtungsgefälle in die zwischenmenschliche Begegnung. Der Gefühlsraum wird als *Stimmungsraum* beschrieben, wobei schon dessen Präliminarien die Wirklichkeit des Anderen andeuten, insofern von „Physiognomien, Anmutungen, Ausstrahlungen, Atmosphären, Stimmungen und Gefühlsschwingungen"[627] die Rede ist. Dem Stimmungsraum, mit dem sich Fuchs auf Binswanger und somit letztlich auf Heidegger bezieht, werden die Ausdrucksphänomene der Atmosphären, Stimmungen und Gefühle zugeordnet. Die *Atmosphäre* als persönliche Ausstrahlung überträgt sich auf den Mitmenschen und ruft seine Partizipation hervor. Während „die Induktion [...] bei den Atmosphären von außen nach innen"[628] verläuft, vollziehen sich die „Stimmungen hingegen eher von innen nach außen."[629] Dabei ist die Unterscheidung von Innen und Außen nicht ontologisch, sondern topologisch zu verstehen; im expliziten Rekurs auf Heideggers Existenzial der Befindlichkeit beschreibt Fuchs die *Stimmung* als Ausdruck der gegenwärtigen Gesamtverfassung des (Mit-)Menschen. In ihr liegt bereits eine Gerichtetheit, die sich in Form der *Gefühle* lediglich konkretisiert. Die strenge Trennung von Stimmung, Erregung und zentrierten Gefühlen im System der Philosophie wird also zugunsten gradueller Differenzen aufgelöst.[630]

---

624 Siehe S. 101 in dieser Arbeit.

625 Fuchs, Leib, Raum, Person, S. 219f.

626 Ebd., S. 159 und S. 174.

627 Ebd., S. 194.

628 Ebd., S. 215.

629 Ebd.

630 Deshalb muss Fuchs auch nicht jene komplizierten Übergänge zwischen den Phänomenen konstruieren, wie sie bei Schmitz nötig sind. Dessen hypostasierend

Dementsprechend schreibt Fuchs, Stimmungen seien „von äußeren Atmosphären nicht immer leicht zu unterscheiden, da sie häufig mit ihnen konkordant sind“[631], und merkt an, dass seine Unterscheidung von Stimmung und Gefühl eine akzentuierende, nicht aber eine eindeutig abgrenzende ist.[632] Schließlich gibt der Heidelberger Psychiater folgende Gefühlsdefinition, in die gleichsam der Resonanzkörper als Synthese von Leib, Körper und Gefühl einmündet.

> Gefühle stellen eine bestimmte Form intentionaler Zuwendung dar, die leibliche Empfindung, äußere Wahrnehmung und Bewertung zu einer Einheit integriert.[633]

In diesen Zeilen wird Schmitz' apersonale Gefühlstheorie regelrecht vom Kopf auf die Füße gestellt, was mit einem aus „Leib, Raum, Person“ übernommenen Schema[634] noch deutlicher wird:

Ausdruckscharaktere ↔Atmosphäre, Stimmung, Gefühl ↔leibliche Resonanz

Bei einer Gegenüberstellung der Begrifflichkeit von Schmitz (a) und Fuchs (b) werden zudem Person und Gerichtetheit als Determinanten der Neubestimmung transparent. So treten an die Stelle der richtungslosen Stimmung (a) die Atmosphären als ganzheitliche räumliche Ausdrucksphänomene (b), an die der ziellos gerichteten Erregung (a) die Stimmungen als persönlicher Gesamtausdruck (b) und an die des zentrierten Gefühls (a) die Gefühle (b). Dabei ist der Ausdruck als Grundphänomen des Stimmungsraums das Korrelat der Intentionalität; es ist kein Zufall, dass Fuchs expressis verbis kein intentionales Gefühl kennt, sind doch alle Erscheinungen des Stimmungsraums über den Aus-druck immer schon ausgerichtet auf den Mitmenschen. Auch das Vorherrschen des Plurals (Atmosphären, Stimmungen und Gefühle) gegenüber der eher singulär eingrenzenden Klassifikation von Schmitz (Weite, Richtung und Zentrierung)[635] entspricht dem menschlichen Kommunikationsgeschehen, welchem das Philosophem Robert Spaemanns gilt, Personen gebe es nur im Plural.[636] Mit Fuchs' Beschreibung der interpersonalen Verfasstheit menschlicher Praxis beschäftigt sich das nächste Kapitel.

---

anmutende Einteilung des Gefühlsraumes hängt ferner mit seinem Reduktionismus des Leibes zusammen. Siehe S. 80 in dieser Arbeit.

631 Fuchs, Leib, Raum, Person, S. 215.

632 Ebd., S. 381, Anm. 25.

633 Ebd., S. 233.

634 Ebd., S. 199.

635 Ebd., S. 10. Schmitz, Gefühlsraum, S. VIIf.

636 Spaemann, Personen, S. 9.

Die Interexistenzialanalyse der Weiterführung von Schmitz durch Fuchs weist hinsichtlich der Leib-Gefühl-Problematik folgende Resultate vor: Der apersonalen Gefühlstheorie im System der Philosophie begegnet Fuchs mit der Rückbindung des Gefühls und der Atmosphäre an die Person. Schmitz' einseitigen Fokus des Spürbaren ergänzend, weist er auf die Doppelbedeutung von Fühlen und Sich-Fühlen hin und ordnet sie der menschlichen Reflexivität in der Interexistenz zu. Die Rückkoppelung der Atmosphäre gestaltet sich als Entschärfung des sozialen Gefühlskontrasts: Der Andere ist insofern die Atmosphäre, als dass sie in seiner persönlichen Ausstrahlung liegt. Nach dieser erdenden Therapie aktiviert Fuchs die Gefühle zu Beziehungen, indem er Schmitz' Affektbegriff aus dem Kreis des allein Spürbaren herausstellt und zu einem Erlebnismoment von Ausdruck und Wert des Anderen abwandelt. Leib und Gefühl, bei Schmitz noch weitestgehend parallele Welten, korrespondieren einander als (Sich-)Spüren und (Sich-)Fühlen. Die Analogie zwischen Leib-Gefühl- und Leib-Körper-Korrespondenz mündet in den Terminus des Resonanzkörpers als Klammer für Leib, Gefühl und Körper. Sich gegen die intentionalen Gefühle von Schmitz wendend, erhebt Fuchs die Intentionalität mit ihren Ausdrucks- und Wertphänomenen zu einem durchgängigen Merkmal des Emotionalen. – Ein intentionales Gefühl gleicht nunmehr einem Pleonasmus. Gefühle bezeichnen kommunikative Wechselseitigkeitsbeziehungen: Als Resonanzkörper sind die Menschen betroffen voneinander und richten sich gerade mit dieser Betroffenheit wiederum aufeinander. Fuchs expediert die von Schmitz auf den Leib reduzierte Räumlichkeit in die Mitmenschlichkeit, indem er den Weiteraum als Umraum beschreibt, den Richtungsraum auf die Umwelt orientiert und den Gefühlsraum zum Stimmungsraum deklariert. Atmosphären, Stimmungen und Gefühle als dessen Elemente sind letztlich personengebundene Ausdrucksphänomene. – Den in sich kreisenden Gefühlshimmel von Schmitz gibt es hier nicht mehr. Insgesamt reicht Fuchs' Leibphänomenologie auf Ebene der Leib-Gefühl-Problematik also sehr nah an die Interexistenzialität heran.

3.3 Der interpersonale Raum

Die Begriffsgeschichte der Person geht auf die griechische Antike zurück, als „prosopon" (πρόσωπον) zunächst die Maske und Rolle des Schauspielers im Theater bezeichnete. Später wurde diese Bedeutung auf den gesellschaftlichen Status ausgedehnt, wobei die Person als Anhängsel der menschlichen Natur galt. So schreibt noch Seneca von einem Rückgang der fiktiven Rolle (persona) in ihre wahre Natur.[637] Im Hellenismus bezogen sich die alexandrinischen Philologen auf die Person, indem sie die drei grammatischen Sprecherrollen mit erstem, zweiten und dritten „prosopon" wiedergaben. Darüber hinaus ersetzte der Kirchenvater Tertullian (150–220) die drei Hypostasen (Seiendes, Intellekt und Seele) Plotins (205–270) durch jene drei Personen, die nunmehr das Wesen der Seinsstufen realisierten und ihre neuplatonische Trennung sowie Gleichgültigkeit auflösten.[638] Der christliche Begriff der Person ist auf das Engste mit dem des Herzens verbunden, welches als grundloser Grund die Verlagerung von Gutem und Bösem in den Menschen selbst bedeutet. Das heißt, die Person ist entgegen der griechischen Antike keine Maske mehr, sondern der eigentliche Mensch. Die jesuanische Rede, dass die Menschen „die Finsternis mehr als das Licht"[639] lieben, steht diametral zu der sokratischen Aporie zwischen notwendigem Guten und unwissendem Handeln: Nicht die platonische Unkenntnis über das Gute ist der Grund des Bösen, sondern das böse Herz selbst liegt am Grund der Unwissenheit.[640] Nachdem 451 n. Chr. auf dem Konzil von Chalkedon Jesus Christus als eine Person und zwei Naturen – göttlich und menschlich – beschrieben worden war, definierte Boëthius (480–524) im 6. Jahrhundert die Person als individuelle Substanz einer rationalen Natur.[641] Hierin wird der Paradigmenwechsel von der griechischen zur christlichen Philosophie vollends deutlich: Die Person hängt nicht mehr von der Natur ab, sondern vice versa. Die Definition des Boëthius blieb bis zum 16. Jahrhundert maßgebend und wurde fortan psychologisch, ethisch und juristisch weitergeführt, bis sie auf Heideggers Verdinglichungskritik traf:

> Was aber die grundsätzliche Frage nach dem Sein des Daseins verbaut oder mißleitet, ist die durchgängige Orientierung an der antik-christlichen Anthropologie, über deren unzureichende ontologischen Fundamente auch Personalismus und Lebensphilosophie hinwegsehen.[642]

---

637 „Nemo enim potest personam diu ferre, ficta cito in naturam suam recidunt[.]" (dt. Niemand nämlich kann lange eine Maske tragen. Vorgespiegeltes sinkt schnell in seine wahre Natur zurück.) Seneca, Lucius Annaeus: De clementia. Über die Güte, übers. von Karl Büchner, Stuttgart 1992, S. 8f.

638 Spaemann, Personen, S. 31 und S. 35f.

639 Joh 3,19.

640 Spaemann, Personen, S. 29f.

641 „[Persona est] naturae rationabilis individua substantia." Boëthius, Anicius Manlius Severinus: Contra Eutychen et Nestorium. Gegen Eutyches und Nestorius, in: Boëthius, Anicius Manlius Severinus: Die Theologischen Traktate, übers. von Michael Elsässer, Hamburg 1988, S. 64–115, S. 74.

642 Heidegger, Sein und Zeit, S. 48.

Die patristisch-scholastische Metaphysik der Person verfehlt den Menschen insofern, als sie das In-der-Welt-sein mit den Anderen zu dem Vorhandensein einer Substanz verdinglicht. Person aber ist kein Gegenstand, sondern der wechselseitige Vollzug von Selbststand und -gabe. Auch Schmitz bewegt sich noch im Fadenkreuz dieser Kritik, isoliert er doch gemäß seinem Reduktionismus des Leibes die Person in ihrer Auseinandersetzung mit der primitiven Gegenwart.[643] Sich abermals vom System der Philosophie abgrenzend, fundiert Fuchs seine Fortschreibung dieser Begriffsgeschichte in der Terminologie um den *Resonanzkörper*, dessen Schlüsselrolle bei der Weiterführung von Schmitz sich damit bestätigt:

> Sie [die Gefühle] erzeugen ein Netz von interpersonalen Verhältnissen der Zu- und Abneigung, Nähe und Distanz, Vertrautheit und Fremdheit, Über- und Unterordnung etc.[644]

Wie bereits im Zuge der Rückbindung des Gefühls an die Person ersichtlich wurde, umfasst die Resonanz neben Leibkörper und Leibgefühl auch die *Leibperson.* Sie erlaubt Fuchs, das Gefühl als Wechselseitigkeitsbeziehung gänzlich in extenso zu entwickeln, wobei die *zwischenleibliche Kommunikation* als diesbezüglich zentraler Terminus bezeichnenderweise synonym mit dem interpersonalen Kontakt verwendet wird.[645] Damit beschreibt er das Geschehen der doppelten Resonanz: Person A ist fröhlich. Ihr Gefühl der Freude drückt sich in der Mimik ihres lächelnden Mundes aus. Diesen Ausdruck erlebt A als leibliche Resonanz der Heiterkeit. – Im Ausdruckserleben korrespondieren Gefühl und leiblicher Ausdruck. Diesen nimmt Person B wahr, woraufhin sich ihre Wahrnehmung in die Resonanz des *Eindrucks* übersetzt: Der lächelnde Mund von A mit seinen nach oben weisenden Mundwinkeln evoziert bei B subtile Begleitempfindungen nach Art der Anhebung, Leichtigkeit und Offenheit. – In der Ausdruckswahrnehmung liegt die Korrespondenz von leiblichem Eindruck und Gefühlsregung.

Diese Exemplifizierung steht für die *mimetische Resonanz*, bei welcher die Ausdruckswahrnehmung von einer Nachahmungstendenz begleitet ist; die Alltagssprache kennt die Ansteckung durch freudiges Lächeln und besonders durch heiteres Lachen. Davon ist die *komplementäre Resonanz* zu unterscheiden, welche in der gleichsinnigen Fortsetzung des Ausdrucks besteht; die Rede vom durchbohrenden Blick gehört hierher. Komplementäre und mimetische Resonanz als Typen der zwischenleiblichen Kommunikation bezeichnen jeweils insofern ein

---

643 Schmitz, Person, S. 14.

644 Fuchs, Leib, Raum, Person, S. 230.

645 Ebd., S. 248.

doppeltes Geschehen, als sich die eine Leibperson in ihrem Ausdruck selbst erlebt und sich die andere Person wiederum von diesem Ausdruck beeindruckt zeigt. Die Serie von Aus- und Eindrücken setzt sich ad infinitum fort. Während das mit dem Selbsterleben induzierte Sich-zu-sich-verhalten bei Schmitz weitestgehend vom biologistischen Duktus der totalen Ausrichtung verdunkelt wird, erfährt es durch Fuchs eine Aufwertung zum Moment einer konstitutiven *Gebrochenheit.* Diese liegt in der reflexiven Richtung auf den eigenen Ausdruck, verbunden mit all den möglichen Modi täuschender Verstellung gegenüber dem Anderen. So konstituiert erst die Gefahr des misslingenden Ausdrucksverstehens den Sinn der Kommunikation:

> Daher ist die Gebrochenheit des Ausdrucks kein Einwand, sondern vielmehr Bestätigung der grundlegenden Bedeutung des Leibes für die Intersubjektivität. Daß der Sinn des Ausdrucks täuschen kann, zeigt gerade, daß er gleichwohl der Sinn des Leibes ist.[646]

Im Vergleich mit dieser fundamentalen Analyse greifen Schmitz' Ausführungen zu kurz, lassen sie doch die Brechung des Gefühls zum Mitgefühl als bloßen Kraftverlust und so durchaus als Einwand gegen die Mitmenschlichkeit stehen.[647] Während das System der Philosophie im Exterieur seiner fatalistisch harmonisierten Begegnungen in hypnotischer Bannung lediglich ein ratlos-verlegenes Mitmachen übrig lässt, hebt Fuchs mit der Gebrochenheit auf die Negativität der Entzogenheit des Anderen ab und leistet über deren wechselseitige Sinnkonstitution einen Eingang in die Gemeinsamkeit des *interpersonalen Raumes.* In diesem beschreibt er die *personale Begegnung* in kommunikativer Realität, wohingegen Schmitz das Gegenüber zu einem Explikat des in sich kreisenden Leibdialoges verblassen lässt.[648] Von der ihr entgegengesetzten her gewinnt die Leibperson den Zugang zu sich selbst, indem sie den Anderen ihrer selbst erkennt. Exemplarisch dafür steht der Blickwechsel, welchen Fuchs aus der Arena des Systems der Philosophie befreit und in den *Perspektiventausch* expediert:

> In der Kommunikation der Blicke tauschen der Andere und ich unsere Perspektiven: Ich sehe ihn mich sehen, und er sieht mich ihn sehen. Ich bin ebenso Teil der Welt des Anderen, wie er Teil der meinen ist.[649]

646 Fuchs, Leib, Raum, Person, S. 251.
647 Siehe S. 96f. in dieser Arbeit.
648 Siehe S. 106 ebd.
649 Fuchs, Leib, Raum, Person, S. 296.

Mit dem letzten Satz nähert sich seine Analyse der existenzialen Grundsignatur des Mitmenschen an, der bei Schmitz entgegen Heidegger noch auf die Kategorie des Partners beschränkt bleibt.[650] Mit dieser Partnerkategorie operiert das System der Philosophie im Sinne der Übernahme eines (Enge-)Pols im übergreifenden Leib, wobei der im Cartesianismus zurückgelassene Körper als beständiges Fragezeichen über dem materiellen, abgrenzenden Element des Anderen wiederkehrt. Fuchs' Leibkörper-Ansatz aber erlaubt es ihm, jenen Status in suspenso zu erden: Der Tausch der Perspektiven ist kein Tausch der Leiblichkeiten.[651] Somit rekurriert seine Analyse auf die Negativität der *Gebrochenheit*, denn „[b]liebe der Andere nicht auch der Fremde, Unverständliche, würden wir uns in ihm verlieren, wie in der Hypnose oder im schizophrenen Erleben der Gedankenausbreitung und -eingebung."[652] Dass der Heidelberger Psychiater hier die Hypnose – Schmitz' Lieblingsbeispiel – in einem Atemzug mit der Schizophrenie nennt, macht den Paradigmenwechsel gegenüber dem System der Philosophie en détail deutlich: Kommunikation ist nicht die unwillkürlich bannende Verdichtung in epiphänomenalem Gespür, sondern die Begegnung von phänomenal ganzen Leibpersonen in abgrenzender Einsamkeit und entgrenzendem Selbstüberstieg. Die Hypnose und jegliche pathologische Verzerrung stellen vielmehr defiziente Modi dar, in denen zuallererst die Sinnbedingung von Interpersonalität fungiert.[653] Diese speist sich also sowohl aus der Negativität der Entzogenheit als auch aus der Negativität der *Verschmelzung*:

> Die normale zwischenleibliche Kommunikation verläuft im mittleren Bereich eines Spektrums zwischen Konsonanz und Dissonanz, von Einleibung [!] und Distanzierung.[654]

Schmitz zeigt zwar Ansätze einer solchen Fundamentalanalyse, kommt dabei jedoch über den literarischen Topos der einsamen Liebenden nicht hinaus.[655] Für Fuchs hingegen ist die Liebe lediglich ein markanter Aspekt des omnipräsenten personalen Geschehens; der Liebende ruht in der Uneinholbarkeit des Geliebten.[656]

650 Siehe S. 106 in dieser Arbeit.
651 Fuchs, Leib, Raum, Person, S. 296. Von einem Tausch der Leiblichkeiten kann bei Schmitz durchaus die Rede sein; die Dialogpartner im übergreifenden Leib ringen um ein gegenseitiges Auslagern der Enge.
652 Ebd.
653 Rentsch, Konstitution, S. 53.
654 Fuchs, Leib, Raum, Person, S. 250.
655 Siehe S. 123f. in dieser Arbeit.
656 Fuchs, Leib, Raum, Person, S. 300f.

Wie die Mitglieder einer Familie, Freunde oder Arbeitskollegen sind letztlich auch Liebende Personen, „Wesen, die einander als Zentren einer um ihren Leib zentrierten Welt erkennen, und die gerade durch diese Erkenntnis aus diesem Zentrum heraustreten.“[657]

Im weiteren Verlauf von Fuchs' Analyse wird diese mit der Anthropologie Helmuth Plessners verbunden, wobei die Terminologie der exzentrischen Positionalität in Korrespondenz mit der personalen Einsamkeit und Begegnung tritt. Nachdem er durch seinen Leib-Körper-Ansatz bereits einen Zugang zum negativen Fundament der menschlichen Welt gefunden hat, arbeitet Fuchs nun ihr kommunikatives Wesen in Verbindung mit Plessner auf *dialektische* Weise heraus. Die exzentrische Positionalität liegt im Tausch der Perspektiven: Person A und der Blick von Person B markieren These und Antithese, woraus die Synthese der Selbsterkenntnis von A als Person entspringt. – Gleiches gilt für Person B, die im Blick von A zu sich selbst kommt. Das personale Geschehen ist also insofern exzentrisch, als es „den oszillierenden Wechsel zwischen zentraler und dezentraler Perspektive, die dabei doch als solche bestimmt bleiben [...]“[658], bedeutet. Der interpersonale Raum ist das Forum einer andauernden dialektischen Bewegung zwischen der zentrischen Position des Selbst und der exzentrischen Position der Selbstdistanz. Wieder tritt demgegenüber das System der Philosophie in Erinnerung, wie es im Fünfschritt von subjektiver Tatsache, Bestimmtheit, Selbstbewusstsein, Sosein und affektivem Betroffensein zu einer verfehlten Absättigung des Subjekts durch die alleinige Betroffenheit führt.[659] Das Bewusstheitsmoment verkümmert bei Schmitz zum eigenleiblichen Spüren und zum leiblich vermittelten Fühlen selbst, denn der Isolationismus des Leibes enträt der Perspektive auf die leibkörperliche Wirklichkeit des Anderen. Überhaupt bleibt die Frage nach Distanz, nach Zwischenraum, durchweg nebulös. Die Bewahrung des Körpers durch Fuchs hingegen ermöglicht diesem nicht nur die Orientierung an der Negativität, sondern auch an der besagten Dialektik:

> Denn die exzentrische Position bezeichnet ein Selbstverhältnis, in dem der Doppelaspekt von Innen- und Außenperspektive, von „Leib-Sein“ und „Körper-Haben“ in zwiespältiger, aber unauflöslicher Weise verknüpft ist.[660]

In diesem Sinne löst er das Bewusstheitsmoment aus der leiblichen Isolation und versetzt es in die dialektische Bewegung „zwischen der Unmittelbarkeit des Leib-Selbst

657 Fuchs, Leib, Raum, Person, S. 296.
658 Ebd., S. 297.
659 Siehe S. 102 in dieser Arbeit.
660 Fuchs, Leib, Raum, Person, S. 49.

und der Selbst-Distanz der Dezentrierung.“[661] Das Verhältnis zu uns selbst generiert sich aus dem Sich-Verlassen auf den Blick der Anderen, aus deren Ansehen ein Anerkennen wird. *Selbstbewusstsein* ist somit wesentlich wechselseitige Konstitution in der Gemeinsamkeit des interpersonalen Raumes.

Dieses Resultat seiner Analysen weist Fuchs auf sprachkritischer Ebene anhand des Namens und des Ich auf. Der *Name* beinhaltet die Identität in ihrer Angewiesenheit auf das Gerufenwerden durch die Mitmenschen. Das Rufen der Person bei ihrem Namen vergegenwärtigt ihr Personsein in der Gemeinsamkeit von Sprache, Welt und Leben.[662] Gemäß der dialektischen Daseinsbewegung impliziert auch die Rede vom *Ich* je schon immer das *Du*. Indem jemand „Ich“ sagt, zieht er eine Grenze, die sich nur in der Anrede mit „Du“ erhalten kann. Im Sinne Hegels bedeutet das Denken der Grenze bereits deren Überschreitung.[663] Diesen Duktus verfolgend, verleiht Fuchs seiner weiteren Untersuchung eine explizit-räumliche Dimension und schließt so den Kreis zum Raum der Interpersonalität.[664] Auch dieser Weg ist Schmitz versperrt geblieben, sind doch Weite- und Richtungsraum hypostasierte Ebenen des eigenleiblichen Spürens selbst, das als grenzenlos gilt.[665] Zunächst weist Fuchs auf die Verwandtschaft der Personalindikatoren „Ich“ und „Du“ mit den Raumindikatoren „Hier“ und „Dort“ hin. Das Hier im Sinne der absoluten Räumlichkeit des Leibes bei Schmitz[666] relativiert sich im Perspektiventausch zum Dort, von dessen Rückblick aus das Ich sich erkennt. In Anlehnung an Spaemann wird aus der Dialektik der personalen Begegnung das dialektische Verhältnis von Einmaligkeit und Ganzheit extrapoliert:

> Ob wir selbst eine Sprache verstehen, wissen wir nicht, ehe wir wissen, ob andere sie verstehen. Personsein ist das Einnehmen eines Platzes, den es gar nicht gibt ohne einen Raum, in dem andere Personen ihre Plätze haben.[667]

Nur scheinbar kann sich eine Person in einem „leeren“ Raum mittels „Ich“ und „Hier“ solipsistisch identifizieren. In Wirklichkeit enthalten diese Ausdrücke

---

661 Fuchs, Leib, Raum, Person, S. 297.

662 Ebd., S. 298.

663 „Als Schranke, Mangel wird etwas nur gewußt, ja empfunden, indem man zugleich darüber hinaus ist.“ Hegel, Enzyklopädie, Erster Teil, S. 144.

664 Die Dialektik Hegels, nach deren Maßgabe Fuchs arbeitet, wird von Schmitz in seinem verhärteten Kampfgestus krude übergangen. Das ist bereits in der Einleitung aufgefallen. Siehe S. 23 in dieser Arbeit.

665 Siehe S. 11 und S. 61 in dieser Arbeit.

666 Siehe S. 39 ebd.

667 Spaemann, Personen, S. 193.

bereits „Du“ und „Dort“. Nur so ist es zu verstehen, wenn Spaemann schreibt, dass sich Personen ohne Zuordnung zu einer Art eindeutig bezeichnen können.[668] Den Solipsismus von Schmitz vollends aufbrechend, formuliert Fuchs die Einmaligkeit des Ortes der Person als Unverwechselbarkeit der Beziehung zu allen Anderen.[669] Die Frage nach der Vermittlung dieser Beziehung führt seine Analyse von der interpersonal gelebten Räumlichkeit zurück zur Leiblichkeit. Der Leibkörper bestimmt mit Schwere und Gleichgewicht den eigenen Standort und ermöglicht über Ferne und Nähe die außenperspektivische Identifikation im Umraum. Während bei Schmitz die primitive Gegenwart als principium individuationis eines in sich betroffenen Da gilt[670], versetzt Fuchs den Leib als *Individuationsprinzip* direkt in die Mitte des sozialen Konnexes. Seine Kritik am Kieler Philosophen ist nicht mehr zu überhören, wenn er folgende Zeilen Spaemanns zitiert:

> Es gibt nicht ein eigenes vom Menschsein unterschiedenes Sein von Personen, das zum Beispiel im Denken oder in bestimmten Bewußtseinzuständen bestünde.[671]

Denn als ein weiteres solches Beispiel lässt sich die im System der Philosophie verfehlte Person angeben, die sich in einem Pseudo-Dialog mit der primitiven Gegenwart aufzehrt, welche ebenso apersonal wie die Gefühlsmacht ist.

Die Fundierung der Innen- und Außenperspektive im Leibkörper macht noch deutlicher, inwiefern der Mensch Leibperson ist: Das Erkennen des Anderen als Person heißt, „seinen Körper als beseelten Leib wahrzunehmen.“[672] Somit gelangt Fuchs zu einer *Verdinglichungskritik*. Den Dualismus von Innen und Außen übersteigt der Personenbegriff, indem er einen seelischen Innenaspekt und einen körperlichen Außenaspekt umfasst. Diese stellen eben keine bloße Juxtaposition von körperlicher Basis und seelischem Anhang dar[673], sondern phänomenale Nuancen des leibhaftig ganzen Menschen. Das Seelische verwendet Fuchs im Übrigen gleichbedeutend mit dem Selbstbewusstsein.[674] Im alltäglich-lebendigen Miteinander wenden wir uns nicht zunächst an bloße Körperhüllen, um uns dann

---

668 Spaemann, Personen, S. 44.
669 Fuchs, Leib, Raum, Person, S. 299.
670 Siehe S. 36ff. in dieser Arbeit.
671 Spaemann, Personen, S. 78.
672 Fuchs, Leib, Raum, Person, S. 300.
673 Die Gliederung in körperliche Basis und seelischen Adnex ist besonders seit Nietzsche verbreitet. In den Jahrhunderten vor ihm waren es tendenziell die Seele als Kern und der Körper als Beiwerk.
674 Fuchs, Leib, Raum, Person, S. 143.

über das umständliche Entschlüsseln von Zeichencodes zu darin liegenden Seelen vorzuarbeiten. Der Mensch ist die Einheit all seiner durch den Leib erscheinenden Äußerungen. Dabei gilt nach wie vor: „Unus homo, nullus homo."[675] In diesem Sinne untermauert Fuchs seinen holistischen Ansatz abschließend mit folgenden Zeilen Spaemanns, in denen sich erneut dessen Philosophem vom personalen Plural äußert:

> Sein als Selbstsein heißt: Sein ist wesentlich plural. Es gibt kein Kontinuum vom Wissen des einen zum Wissen des Anderen, so wenig wie vom Schmerz des einen zum Schmerz des Anderen.[676]

Allerdings drängt sich im Blick auf „Leib, Raum, Person" die Frage auf, ob Thomas Fuchs nicht doch ein solches Kontinuum vom Wissen des einen zum Wissen des Anderen zulässt. Denn schon der besagte Titel legt einen cartesianischen Duktus vom Standpunkt des Einzelnen hin zur Gemeinschaft nahe. Tatsächlich gibt „Leib, Raum, Person" zugleich den *Verlauf* des Buches wieder: Nachdem er im ersten und zweiten Kapitel die Problemlage und ihre Lösungsansätze dargelegt hat, behandelt Fuchs im dritten Kapitel den Leib, im vierten und fünften den Raum, um schließlich unter dem sechsten Kapitel auf die Interpersonalität einzugehen.[677] Die nun folgenden drei Textstellen sprechen für die Anmutung einer Existenz vor der Interexistenz:

> Zentralität und Reflexivität des Leibes ermöglichen die Erfahrung eigenen Ursacheseins und werden damit zur Grundlage des Verständnisses der Wirklichkeit, die wir nämlich, nach Analogie zum eigenen Handeln und Bewirken, als ein kausal strukturiertes Ganzes auffassen.[678]
>
> [D]ie Meinhaftigkeit des Leibes geht der Genese des reflexiven Bewußtseins vorauf, so daß das leibliche „mein" sich nicht aus dem „Ich" ableitet, sondern umgekehrt das „Ich" aus dem Leib als dem eigentlichen „Ursubjekt".[679]
>
> Sie [die Ebenen der Existenz] bilden immer schon eine Einheit.[680]

Doch die interexistenziell verfasste Wirklichkeit ermöglicht erst das leibliche Selbstverhältnis, die Rede von mir und meinem Leib sowie die Einheit der Existenz. Auch in der Schreibweise, mit welcher Fuchs seine Raumkapitel vorbereitet, lassen sich Momente ausmachen, denen eine gewisse cartesianische Suggestion

675 Dt. Ein Mensch ist kein Mensch. Zit. nach: Rentsch, Konstitution, S. 164.
676 Spaemann, Personen, S. 75.
677 Fuchs, Leib, Raum, Person, S. 7–10.
678 Ebd., S. 122.
679 Ebd., S. 130.
680 Ebd., S. 145.

nicht abzusprechen ist. So heißt es, der Leib werde als Eigenraum vorausgesetzt und in den Umraum hinein überschritten[681], seine Räume seien „letztlich nur Entfaltungen eines einzigen Raumes der Leiblichkeit“[682], und bereits in den expansiven leiblichen Richtungen dringe er in den Umraum vor.[683] Nach dem Durchdringen dieses Raumes – die Ausdrucksweise ist bewusst überzeichnet – gelangt Fuchs' Subjekt in die gemeinsame Welt. Sie konstituiert sich durch die Zentralität des Ich, „durch zwei sprechende Menschen [...], die sich ihrer Perspektiven bewußt sind und sie miteinander verknüpfen.“[684] In Wirklichkeit aber geht die Gemeinsamkeit der Begegnung und dem Selbstverhältnis voran, wogegen die Schreibweise von Fuchs nolens volens einen sukzessiven Aufbau der Gemeinschaft aus Einzelsubjekten evoziert.

Schwebt der Leibkörper mit seiner latenten Entzweiung zu Beginn der Analyse noch tendenziell in sozialer „Leere“, so erfährt er im interpersonalen Raum eine Adaptation bis zum Grad der Hypertrophie. Dies wird schließlich mit folgenden Zeilen deutlich:

> Die Repräsentanz des Anderen ist eine bleibende Struktur von Subjektivität.[685]
>
> Erst in der zwischenmenschlichen Begegnung, aus dem Du entsteht das Ich; erst im Durchgang durch die Perspektive des Anderen, die die leibliche Zentralität aufhebt und „nichtet“, wird das Selbst sich geschenkt.[686]
>
> Jede soziale Beziehung geht wie ein Abgeleitetes darauf zurück, daß sich der Andere dem Selben ohne Vermittlung eines Bildes oder Zeichens präsentiert, allein durch den Ausdruck des Antlitzes.[687]

Doch von einer glatten Repräsentanz des Anderen kann angesichts seiner fundamentalen Uneinholbarkeit nicht die Rede sein. Darüber hinaus lehnt sich Fuchs im Rekurs auf Martin Buber und Emmanuel Levinas an Autoren an, bei denen die Wechselseitigkeit unter einer Hypertrophie des Du zu verschwinden droht. Es bleibt also festzuhalten, dass sich sowohl der Titel als auch der Verlauf von

---

681 Fuchs, Leib, Raum, Person, S. 90.

682 Ebd., S. 91.

683 Ebd., S. 109.

684 Ebd., S. 297f.

685 Ebd., S. 293.

686 Ebd., S. 298.

687 Zit. nach: Fuchs, Leib, Raum, Person, S. 300. „Toute relation sociale, comme une dérivée, remonte à la présentation de l'Autre au Même, sans aucun intermédiaire d'image ou de signe, par la seule expression du visage.“ Levinas, Emmanuel: Totalité et Infini. Essai sur l'Extériorité, Dordrecht 1993, S. 188.

„Leib, Raum, Person" eines gewissen Grundzugs im Sinne des Cartesianismus (Ich, Leib, Welt) nicht erwehren können.

Die Interexistenzialanalyse des interpersonalen Raumes ist zu folgenden Ergebnissen gekommen: Fuchs bündelt seine kritischen Weiterführungen von Schmitz in der Leibperson, welche die Begrifflichkeit um den Resonanzkörper (Leibkörper, -gefühl und -gespür) als soziales Geschehen ausführt. Gleichbedeutend mit dem interpersonalen Kontakt, besteht die zwischenleibliche Kommunikation in einer doppelten Resonanz: Im eigenen Ausdruckserleben korrespondieren Gefühl und leiblicher Ausdruck, und in der Ausdruckswahrnehmung durch den Mitmenschen entsprechen leiblicher Eindruck und Gefühl einander. Dabei unterscheidet Fuchs die mimetische Resonanz als Nachahmung von der komplementären Resonanz als Fortsetzung der Intention. Bei Schmitz noch durch einseitige Ausrichtung verdunkelt, erfährt die Reflexivität eine Beschreibung als Negativität der Gebrochenheit. So konstituiert die Gefahr eines misslingenden Ausdrucksverstehens in Form von Täuschungen oder Missverständnissen erst den Sinn der Kommunikation. – Die Verlegenheit des Mitfühlenden im System der Philosophie wird von diesem fundamentalen Movens abgelöst. In der Mitte zwischen Entzogenheit und Verschmelzung manifestiert sich der Paradigmenwechsel von Schmitz' diffuser Einleibung hin zu Fuchs' Begegnung konkreter Leibpersonen, die eben auch Körper sind. Die Reintegration des Körperlichen erweist sich insofern als Schlüssel zur ganzheitlicheren Beschreibung der kommunikativen Realität, als sie das grenzenlose Spüren von Schmitz mit einer Grenze durchzieht, die mit Hegel und Plessner schon zum Anderen hin überschritten ist. Der wechselseitig-sinnkonstitutive Zugang zur Gemeinsamkeit des Lebens eröffnet eine existenziell-personale Begegnung, wo das System der Philosophie nur die den innerleiblichen Dialog explizierende Kategorie des Partners kennt, und expediert den Blickwechsel vom schicksalhaften Kampf in den Perspektiventausch. Die Hypnose, im System das Exemplar der leiblichen Kommunikation schlechthin, gilt nunmehr als defizienter Modus. Von Schmitz lediglich ansatzweise im Rahmen des Topos der einsamen Liebenden herausgearbeitet, bilden Negativität und Dialektik fortan den charakter indelebilis der kommunikativen Praxis. In Anlehnung an Plessners exzentrische Positionalität wird das Selbstbewusstsein aus der leiblichen Isolation herausgelöst und in die dialektische Bewegung von zentrischem Selbst und exzentrischer Selbstdistanz versetzt. Dafür gibt Fuchs zwei sprachliche Aufweise, die Rede vom Ich und den Namen; beide sind überhaupt nur im Sozialkonnex verständlich. Über das dialektische Verhältnis von Hier und Dort werden die Einmaligkeit und Ganzheit der Interpersonalität deutlich: Der Ort der Einzelperson instantiiert sich erst in Beziehung zu den Orten der Mitmenschen. Dabei ist der Leib mit Schwere,

Gleichgewicht, Nähe und Ferne stets als Individuationsprinzip zu betrachten. So wird Schmitz' eigenleiblich betroffenes Da von Fuchs nach Seiten des Körpers, des Gefühls und des Gespürs zur Interpersonalgeltung gebracht. Auch wenn „Leib, Raum, Person" schließlich eine Verdinglichungskritik induziert, die sich insbesondere gegen Descartes' Körper-Seele-Dualismus richtet, bringen sowohl Titel als auch Anordnung des Buches aber einen cartesianischen Tenor mit sich: Erstens steht der Leib im Fokus, zweitens der (Zwischen-)R*aum, drittens die Begegnung.*

3.4 Exkurs: Zeit-Diagnosen

Zweifelsohne kommt Thomas Fuchs in seinem philosophischen Werk „Leib, Raum, Person" der interpersonalen beziehungsweise interexistenziellen Verfasstheit der menschlichen Grundsituation sehr nahe. Sein entscheidender Schritt gegenüber dem System der Philosophie von Hermann Schmitz besteht in der kommunikativen Realisierung des Komplexes von Leib, Körper, Gespür und Gefühl im Konzept des interpersonalen Raumes. Allererst durch die Anderen, mit denen wir Sprache, Welt und Leben teilen, kommen wir zu uns selbst als Menschen, wobei die Negativität der Uneinholbarkeit den Sinn und die Dialektik das Verhältnis von Einmaligkeit und Ganzheit bestimmt.

Diese Annäherung wird allein durch die cartesianisch-husserlsche Anmutung von „Leib, Raum, Person" gegängelt. Die gegen Ende des vorangehenden Kapitels angegebenen Textstellen stützen freilich die These eines Irrwegs. Ob es sich aber tatsächlich um ein grobes Defizit in der Untersuchung handelt, soll erst nach dem Blick auf eine weitere Schrift von Fuchs ausgewertet werden: „Zeit-Diagnosen. Philosophisch-psychiatrische Essays"[688]. Hier begegnet Fuchs dem Leser als Psychiater, welcher die Phänomenologie des zwei Jahre jüngeren Buches „Leib, Raum, Person" als „methodischen Hintergrund dieser Essays"[689] voraussetzt. Er versucht sich an der Thematik von Zeit, Leib, Gegenwart, Wirklichkeit und Leiden, wobei die Texte in drei Kapitel unterteilt sind: „Zeit des Lebens, Zeit des Leidens", „Zeitkritik: Zur Diagnose der Gegenwart" und „Wert des Lebens, Wert des Leidens". Die Interexistenzialanalyse beschränkt sich an dieser Stelle auf das

688 Fuchs, Thomas: Zeit-Diagnosen. Philosophisch-psychiatrische Essays (= Sauer, Walter/Lauermann, Dietmar (Hrsg.): Die Graue Reihe. Schriften zur Neuorientierung in dieser Zeit, Bd.35), Kusterdingen 2002.

689 Ebd., S. 9.

erste Kapitel, weil dieses die interpersonale Räumlichkeit am deutlichsten um die *Zeitlichkeit* ergänzt.

Als Präliminarien zu Fuchs' Zeitdiagnosen lassen sich folgende Zeilen seiner Phänomenologie lesen, in denen er zudem der Gleichursprünglichkeit von Temporalität und Lokalität gerecht wird[690]:

> Der Leib ist nicht „im Raum", sondern er verräumlicht sich fortwährend und erzeugt selbst seinen Raum. Der Raumbegriff ist somit im folgenden immer dynamisch zu verstehen, als „Raum in der Zeit". Leiblicher Raum ist werdender, gerichteter Raum.[691]

Während der Heidelberger Psychiater die Zeit primär im Fokus des menschlichen Leidens behandelt, ist für die Interexistenzialanalyse im Folgenden von besonderem Interesse, inwiefern er damit die mitmenschliche Gestalt der Zeitlichkeit aufweist (nicht begründet!). Zunächst steht die *Dialektik des Schmerzes* im Mittelpunkt, wie sie bereits in den Ausführungen zum Leibkörper angelegt ist.[692] Der erste zeitliche Pol des Leidens am Schmerz besteht im Jetzt-und-nicht-mehr. Unversehens tut es plötzlich weh, und die bisherige Fortsetzungsgeschichte bricht ab:

> Erst das Abreißen der Erlebniskontinuität erzeugt demnach das Jetzt, das überraschende Neue, von dem sich nun das bislang Stetige ablöst und in Vergangenheit zurücksinkt [...] Das bisher zeitlos Fortwährende stürzt mit einem Mal ins Nicht-Sein, verwandelt sich in ein gewesenes „Nicht-mehr".[693]

Als zweiter zeitlicher Schmerzpol erweist sich das Jetzt-und-noch-nicht. Da sowohl die Forderung nach einem Vergehen des gegenwärtigen Leidens als auch das Verlangen nach einer Wiederkehr des Vergangenen unerfüllt bleiben, erfährt diese doppelte Negativität eine weitere Negation: In seiner Fremdheit soll der Leidenszustand nicht sein. Er soll geöffnet werden für eine zukünftige Möglichkeit der Lösung:

> Die Negation des puren Seins wird durch eine weitere Negation („so nicht!") zu einer Affirmation des Selbst-Seins. Dieses eigentliche Selbst-Sein ist und steht doch noch aus, es ist – „noch nicht".[694]

Also läuft die Dialektik des Schmerzes insofern auf eine *Selbstaffirmation* hinaus, als dass die Leidensnegativität ihrerseits negiert und so zur Position der Bejahung

---

690 Rentsch, Heidegger und Wittgenstein, S. 266.
691 Fuchs, Leib, Raum, Person, S. 91.
692 Siehe S. 141 in dieser Arbeit.
693 Fuchs, Zeit-Diagnosen, S. 37.
694 Ebd., S. 38.

hin aufgehoben wird. Sie ist keinesfalls statisch zu verstehen; in Übereinstimmung mit der kantischen Beschreibung des Schmerzes als „Stachel der Tätigkeit“[695] treibt dieser über sich hinaus und eröffnet eine neue zeitliche Dimension, mit welcher alsbald ein neuer Schmerz bricht, und so weiter ad infinitum. Seiner primär medizinischen Ausbildung entsprechend, weist Fuchs in einem Zwischenschritt das subjektiv-dialektische Erleben von Schmerz auf *organismisch-biologischer Ebene* auf. Der Organismus grenzt sich einerseits von der Außenordnung ab und bleibt andererseits über den Stoffwechsel mit ihr verbunden. Im Verhältnis zu dem Drang nach einer Aufrechterhaltung der Innenordnung bedeuten Leid, Schmerz und Mangel die Störung des vereinheitlichenden Prozesses. Sie sind gleichsam „Ausdruck des Widerspruchs zwischen integrierenden und auflösenden Tendenzen, zwischen der Behauptung der Einheit und der drohenden Desintegration des Organismus.“[696] Letztere Tendenz deutet Fuchs in Anlehnung an Scheler auch als Widerstand von Teilen gegen das Ganze.[697]

Der organismisch-biologische Aufweis des subjektiven Leidens als Dialektik von Auflösung und Zusammenhalt wird von Fuchs mit einer Anmerkung versehen, die prima facie als beliebige Ergänzung erscheint, für die Interexistenzialanalyse aber von größter Wichtigkeit ist: Auch Hegel habe das dialektische Verhältnis von Teil und Ganzem als Grundlage des Schmerzes gesehen. Als Beleg dafür wird die Hegel'sche Deskription des Schmerzes zitiert, laut welcher der leidende Mensch den Widerspruch zwischen Einzelnem und Allgemeinem empfindet.[698] Erst mit diesem Rekurs wird es Fuchs möglich, den Sozialkonnex als Basis der biologischen und der phänomenologischen Schmerzdialektik zu explizieren. Denn besagte Textstelle ist im Kontext von noch zwei weiteren Passagen zu lesen, in denen Hegel erstens das transzendentale Subjekt zugunsten der sprachlichen Gemeinsamkeit mit den Anderen destruiert und zweitens die Krankheit nicht nur als Partikularisierung im Einzelorganismus, sondern auch im Verhältnis des Individuums zur Gemeinschaft deutet.[699] Mit folgenden Worten leitet Fuchs zur Interexistenzialbedeutung der Schmerzdialektik über:

---

695 Kant, Anthropologie, S. 551.

696 Fuchs, Zeit-Diagnosen, S. 40.

697 Scheler, Max: Vom Sinn des Leides (= Max Scheler. Gesammelte Werke, Bd.6), Bonn 1986, S. 43.

698 Fuchs, Zeit-Diagnosen, S. 57, Anm. 16. Hegel, Enzyklopädie, Erster Teil, S. 144.

699 Hegel, Enzyklopädie, Erster Teil, S. 74. Ders.: Enzyklopädie der philosophischen Wissenschaften im Grundrisse. Zweiter Teil: Die Naturphilosophie (= Georg Wilhelm Friedrich Hegel. Werke in 20 Bänden, Bd.9), Frankfurt am Main 1986, S. 520.

> Die Zeitlichkeit des Leidens lässt sich aber noch unter einem anderen Aspekt betrachten, nämlich im Hinblick auf die Zeitstruktur, die ihm selbst zugrundeliegt. Dabei betrachten wir nicht mehr die dimensionale Zeitordnung, die sich vom subjektiven Jetzt aus nach den Richtungen von Vergangenheit und Zukunft entfaltet, sondern die Zeit als relationale Ordnung von Prozessen, als Gleichzeitigkeit oder Ungleichzeitigkeit.[700]

Ungeachtet der Frage nach dem wissenschaftlichen Gehalt der These vom Zeitproblem des Leidens liegt in der Annahme einer relationalen Struktur als Grundlage der Zeitlichkeit gleichsam deren mitmenschliche Form. Hier kündigt sich ein Duktus an, der entgegen „Leib, Raum, Person" anticartesianischer Prägung ist. Überhaupt gelingt es Fuchs, Schmitz' Engführung des Schmerzes auf den Gegenwartsstandpunkt zugunsten einer sozialen Dialektik zu lösen.[701] Zunächst kommt es zur Unterscheidung zwischen *Eigenzeit* und *Weltzeit*. Äußerst unglücklich gewählt ist hier der Terminus der Weltzeit, suggeriert er doch ein verdinglichendes Gegenüber von Subjekt und Welt. Fuchs meint aber vielmehr das Zeitverhältnis zu den Anderen, mit denen wir je schon immer in der Welt sind. Dafür spricht die Gleichzeitigkeit oder *Synchronie* von Eigen- und Weltzeit, deren Objektivität noch vor dem eigenen Selbstzugang transsubjektiv gewährleistet wird. Bei Übereinstimmung stellt sich das *Wohlbefinden* ein, „die erfüllte Gegenwart, in der man ohne eigentliches Zeitbewusstsein verweilt, ganz dem eigenen Tun oder der Resonanz mit der Umgebung hingegeben[...]"[702]. Hier kehrt der zentrale Begriff der Resonanz wieder, der in „Leib, Raum, Person" die Mitte zwischen Dissonanz und Konsonanz einnimmt.[703] Diesen beiden negativen Extremen lassen sich die zwei Weisen der Ungleichzeitigkeit oder *Desynchronisierung* zuordnen: Retardierung und Akzeleration.

Bestehend im Zu-spät-sein, vollzieht sich die *Retardierung* der Eigenzeit gegenüber den Mitmenschen in folgenden Schattierungen: Zeitdruck, Krankheit, Trauer, Schuld und Depression. Dabei steht die Trauer für den Bruch, „den die gelebte Synchronie mit Anderen erlitten hat, und in dem das ‚Nicht-mehr' oder ‚Nie-mehr' der gemeinsamen Zeit schmerzhaft gefühlt wird."[704] Die *Akzeleration* hingegen bringt ein ständiges Zu-früh-sein mit sich, welches sich in Form von Warten, Langeweile, Ungeduld, Getriebenheit und Manie steigern kann. Die

---

700 Fuchs, Zeit-Diagnosen, S. 41.
701 Ebd., S. 37.
702 Ebd., S. 43.
703 Siehe S. 146 in dieser Arbeit.
704 Fuchs, Zeit-Diagnosen, S. 44.

manische Erregung ist ein pathologischer Fall, in dem „sich die Zeit des Individuums von den natürlichen und sozialen Rhythmen weitgehend abkoppelt."[705] Auch wenn Fuchs hinsichtlich der Depression unglücklicherweise eine „vollständige Desynchronisierung oder Entkoppelung von der intersubjektiven Zeit"[706] formuliert, muss in Bezug auf die Manie als weitgehende Abkoppelung festgehalten werden, dass es de facto kein totales Verlassen der sozialen Ordnung geben kann. Denn schon allein die Rede von Einsamkeit setzt eine Sprachgemeinschaft voraus. Als behandelnder Psychiater befindet sich Fuchs an dieser Stelle anscheinend zu tief in der *Empirie*, um über die Negativität von Manie und Depression den Weg in seine *Phänomenologie* zurückzugehen. Dabei handelt es sich bei den Extremformen um defiziente Daseinsmodi, in welchen der Sinn des „normalen" Wohlbefindens sichtbar wird. Dieses aber ist für Fuchs kommensurabel mit der Resonanz, sodass sich, wie bereits im obigen Abschnitt angekündigt, folgende Lesart des Essays zur Zeitlichkeit des Leidens ergibt: Depressive Retardierung und manische Akzeleration sind die empirischen Korrelate der phänomenologischen Ebene von Dissonanz als Entzogenheit und Konsonanz als Verschmelzung.[707] In der Manie verfehlt der Mensch die Zeit mit den Anderen insofern, als er sich zu weit in sie „hineinbewegt". Der Depressive hingegen ist der Sich-Entziehende, der so „außerhalb" der Synchronie verbleibt.

Also ergibt die Interexistenzialanalyse des Essays „Die Zeitlichkeit des Leidens" im ersten Kapitel von Fuchs' „Zeit-Diagnosen" folgendes: Zunächst wird die Dialektik des Schmerzes untersucht. Der Leidende verneint die schmerzhafte Negation des Stetigen und bejaht so sein Selbstsein. Als Mediziner weist Fuchs dieses Geschehen auf der Ebene des Organismus auf, wo es sich im Spannungsfeld zwischen Ganzem und Teilen, Vereinheitlichung und Auflösung vollzieht. Im Rekurs auf Hegels Dialektik, die sowohl im organismischen als auch im sozialen Verhältnis von Einmaligkeit und Ganzheit liegt, erfährt das subjektiv-zeitliche Leiden eine interexistenzielle Explikation: Gesundheit wird in Verbindung mit Synchronie und Krankheit in Verbindung mit Desynchronisierung gegenüber den Anderen verstanden. Der Psychiater Fuchs begreift die Depression als Extrem der retardierten Eigenzeit und die Manie als Extrem der akzelerierten Eigenzeit. Doch diesmal leistet er den Rückweg von der Empirie in die Phänomenologie nicht. Dabei lässt sich dieser auf folgende Weise finden: Im Ausgang von Fuchs' Begriffspaar Wohlbefinden-Resonanz gelten Depression und manische Erregung als

705 Fuchs, Zeit-Diagnosen, S. 43.
706 Ebd., S. 44.
707 Siehe S. 146 in dieser Arbeit.

empirische Korrelate der phänomenologischen Ebene von Dissonanz und Konsonanz. Trotz des Desiderates bleibt positiv zu betonen, dass Fuchs in seinen psychiatrischen Zeit-Analysen die interexistenzielle Verfasstheit des Existenzials der Zeitlichkeit durchaus aufweist. Und da die Zeitlichkeit gleichursprünglich mit dem Räumlichen und Leiblichen ist, resultiert der Exkurs insgesamt in einem Argument gegen den Cartesianismus als ernstzunehmenden inhaltlichen Fehler von „Leib, Raum, Person", das den phänomenologischen Hintergrund der Essay-Sammlung darstellt. Aus dieser wiederum Descartes herauszulesen, etwa wegen des Verlaufs vom Subjektiven zum Intersubjektiven, wäre angesichts des essayistischen Stils nicht haltbar. Zudem setzt der Heidelberger Psychiater die mitmenschlich-relationale Zeitstruktur expressis verbis vor dem Leid des Einzelnen an.

3.5 Auswertung und Endergebnis

Mit dem Exkurs in Fuchs' „Zeit-Diagnosen" liegt ein eindeutiges Argument gegen den Verdacht vor, dass es sich bei dem cartesianisch anmutenden Verlauf von „Leib, Raum, Person" um einen ernstzunehmenden inhaltlichen Fehler handelt. Auf dem empirischen Gebiet der Psychiatrie wird die interexistenzielle Form der Zeitlichkeit aufgewiesen: Zeit ist je schon immer die Zeit mit den Anderen. Gründet der besagte Verdacht also nur in einer unglücklich gewählten Präsentationsform? Bei der Suche nach einer Antwort aus der Feder des Autors selbst fallen folgende Zeilen auf:

> Ich will die Aufhebung der leiblichen Zentralität in der Perspektivenübernahme und damit die Entwicklung des interpersonalen Raumes in mehreren Schritten verfolgen. Sie lehnen sich an die frühkindliche Entwicklung an, ohne sie jedoch in streng zeitlicher Reihenfolge nachzuvollziehen. Es geht dabei nicht um eine Entwicklungspsychologie, sondern eher um eine genetische Phänomenologie, die sich freilich auf empirische Ergebnisse etwa der Säuglings- und Kleinkindforschung stützt.[708]

Die entsprechenden Schritte sind die Zwischenleiblichkeit von Mutter und Säugling, ihre Aufhebung durch Zeigen und Verneinen, der Blick des Anderen, die Spiegelung, die Scham und die Schuld. Dabei lehnt sich Fuchs vor allem an den Psychoanalytiker Daniel Stern (1934–2012), den Entwicklungspsychologen Martin Dornes (geb. 1950) und den Motologen Jürgen Seewald (geb. 1952) an.[709] Diese Forscher sind auch in der Psychiatrie en vogue, da ihre Ergebnisse zeigen, „daß

708 Fuchs, Leib, Raum, Person, S. 274f.
709 Ebd., S. 387, Anm. 20.

der Säugling kein quasi-autistisches oder primär-narzißtisches, in dumpfen Lust-/Unlustzuständen lebendes Wesen ist, wie es die traditionelle, psychoanalytische oder an Piaget orientierte Entwicklungspsychologie annahm."[710] Bis zu den 70er Jahren hatte die Tradition von Sigmund Freud und Jean Piaget (1896–1980) das Bild vom primitiven Säugling geprägt, bevor die differenziertere Betrachtung des aktiv kommunizierenden Babys begann.

Allerdings würde Fuchs den fundamentalen szientistischen Kategorienfehler begehen, begründete er seine Leibphänomenologie tatsächlich mit Ergebnissen der *Säuglingsforschung*. Denn die Leiblichkeit läuft jeder Theoriebildung voraus. Diesem Fehler beugt er im obigen Zitat jedoch mit der Abgrenzung von der Entwicklungspsychologie vor und betont stattdessen den genetischen Charakter seiner Phänomenologie. Damit stimmen die gleichrangigen Formulierungen der Entwicklung des interpersonalen Raumes und der frühkindlichen Entwicklung überein. Die zeitliche Dynamik, wie sie also auch „Leib, Raum, Person" prägt, ist somit auf den Einfluss der modernenen Säuglingsforschung zurückzuführen.

Die *genetische Phänomenologie* bedarf einer kurzen Erläuterung, weil dieser Terminus bei Fuchs trotz seiner Komplexität nur zweimal genannt wird. Husserl unterscheidet zwischen statischer und genetischer Beschreibung, wobei die *statische Phänomenologie* die bestehende Struktur und die genetische ihren zeitlichen Verlauf behandelt:

> Doch eben diese [passive] Synthesis hat als Synthesis dieser Form ihre sich in ihr selbst bekundende Geschichte. Es liegt an einer wesensmäßigen Genesis, daß ich, das ego, und schon im ersten Blick, ein Ding erfahren kann.[711]

Während Husserl dem transzendentalen Idealismus gemäß alles Bekannte im Rekurs auf eine „Urstiftung"[712] des Kennenlernens betrachtet, dehnt Gernot Böhme den Begriff der genetischen Phänomenologie auf die gesamte Lebenspraxis aus. Dabei ist sein wesentlicher Kritikpunkt an Husserl, dass sich dessen Verständnis von Genese tendenziell auf die Entstehung gewohnter Erlebnisweisen durch die Sozialisation des Kindes beschränkt. Aber das Verhältnis von Praxis und Selbsterfahrung „liegt niemals einfach hinter uns, sondern ist stets aktuell, es wird vollzogen – und könnte deshalb auch anders vollzogen werden."[713] Nach Böhme geht

---

710 Fuchs, Leib, Raum, Person, S. 19.

711 Husserl, Meditationen, S. 112.

712 Ebd., S. 113.

713 Böhme, Gernot: Leibsein als Aufgabe. Leibphilosophie in pragmatischer Hinsicht (= Sauer, Walter/Lauermann, Dietmar (Hrsg.): Die Graue Reihe. Schriften zur Neuorientierung in dieser Zeit, Bd.38), Kusterdingen 2003, S. 50.

es in der genetischen Phänomenologie also um die Abhängigkeit des Sich-Zeigens der Phänomene von der Art und Weise, in der sich der Betrachter zu sich selbst und damit zu ihnen verhält. Zu einer solch reflexiven Bestimmung der Genese gelangt er durch die Inanspruchnahme des wissenschaftlich dominierten Naturbegriffes zugunsten seines Beschreibungskonzepts. Dieses bewegt sich als (genetische) Phänomenologie der Natur *im* leiblichen Selbstverhältnis, wogegen die Naturwissenschaft *vom* Leib als Körper handelt.[714] Bei Heidegger findet Böhme ein Beispiel für sein Genese-Verständnis: Die uneigentliche Lebenspraxis ermögliche nur Phänomentypen des Man. Erscheinungen des Ich selbst dagegen werden aus einem eigentlichen Selbstverhältnis heraus konstituiert.[715]

Obwohl sich bei Fuchs exakt derselbe Ausdruck findet, lässt sich die genetische Phänomenologie Böhmes nicht ohne Weiteres in ein kommensurables Verhältnis zu „Leib, Raum, Person" rücken. Denn in den Präliminarien zu „Leibsein als Aufgabe" kanzelt Böhme das drei Jahre ältere Buch von Fuchs mit folgenden Zeilen ab:

> Ohne den Praxisbezug könnte man allenfalls akademisch die verschiedenen Richtungen der Leibphilosophie aufbereiten, gegeneinander abwägen und ihre Ergebnisse versuchen, integrativ darzustellen [...] Das ist im Wesentlichen geschehen in dem Buch von Thomas Fuchs, Leib. Raum. Person.[716]

Vor dem Hintergrund der textuellen Zeitdifferenz zwischen Fuchs und Böhme sowie der initialen Bedeutung Husserls für alle Phänomenologen ist die Variante der genetischen Phänomenologie von „Leib, Raum, Person" in der Mitte zwischen ausbleibendem und ausreichendem Praxisbezug zu verorten. So setzt Fuchs unter dem Einfluss der Säuglingsforschung bei der Mutter-Kind-Relation an, in welcher sich der zentrale Phänomenbezirk der *Resonanz* abzeichnet. Damit entpuppt sich die cartesianische Anmutung des Buchtitels und -verlaufs als Fehleinschätzung: Weder liegt eine zufällig unglücklich gewählte Präsentationsform noch ein grober inhaltlicher Fehler von „Leib, Raum, Person" vor. Vielmehr entspricht die Anordnung des Buches Fuchs' Projekt einer Erschließung der Interpersonalität nach Maßgabe des Resonanzphänomens. Daher ist auch die folgende Aufschlüsselung nicht etwa als literarische Dissimulation zu verstehen:

---

714 Böhme, Leibsein, S. 40–48. Umso verständlicher wird nun Böhmes Kritik an Schmitz' mangelndem Bewusstsein für die eigenen Vorbedingungen. Siehe S. 23 in dieser Arbeit. In der Tat hat die Neue Phänomenologie eher statischen Charakter.

715 Böhme, Leibsein, S. 51.

716 Ebd., S. 11 und S. 377, Anm. 1.

> Dieses leibliche Existieren tritt in den folgenden Analysen in verschiedene Modalitäten und Räume auseinander: Leib, leiblicher Raum, Richtungsraum, Stimmungsraum, personaler Raum und Lebensraum. Tatsächlich handelt es sich dabei aber immer nur um einzelne Momente im konkreten Ganzen des Erlebens und Verhaltens.[717]

Also wird dieses Projekt von dem Vorwurf eines Cartesianismus insofern verfehlt, als die genetische Phänomenologie tendenziell *methodisch* zu verstehen ist. Dahingehend vollzieht sich die Genese von „Leib, Raum, Person" ungleich der Geltung eines Descartes verhafteten Inhalts. Hierher gehört auch Fuchs' Abgrenzung seines Vorhabens von der Psychologie.[718] An anderer Stelle heißt es jedoch, die „Ergebnisse der Entwicklungspsychologie werden dabei im Sinn einer ‚genetischen Phänomenologie' ausgewertet."[719] Hier wird wiederum zumindest eine Kommensurabilität von Geltung und Genese deutlich, zumal letztere für Fuchs bereits in der Einleitung *inhaltlich* mit der *Ontogenese* verbunden ist.[720]

Somit tritt an die Stelle des ausgeräumten Cartesianismus-Verdachts ein neues Problem, nämlich die *Engführung* des kommunikativen Wesens der menschlichen Welt auf die Entwicklung von Säugling und Kind. Dagegen ist vorab zu konstatieren, dass das Eintreten in die Gemeinsamkeit durch wechselseitige Konstitution keinesfalls den Eingang eines „fertig" gereiften Individuums in eine vermeintliche Welt der Erwachsenen bedeutet. Vielmehr stellt die Konstitution der menschlichen Welt durch die kommunikative Realität ein universales, alle Lebensalter durchziehendes Geschehen dar. Im Alltag genügt es schon, sich zu vergegenwärtigen, dass Kinder für ihre Eltern immer Kinder bleiben und vice versa. Bis zu seinem letzten Atemzug kann der Mensch durch die Begegnung mit einem anderen plötzlich „wie ausgewechselt" sein. Die Denkblüte vom unfertigen Kind, das als fertiger Erwachsener fortan einen unwandelbaren Persönlichkeitskern in sich trägt, hängt ferner mit dem verdinglichenden Substanzdenken zusammen, welches Heidegger mit der Zeitlichkeit in die dem Leben eigene Bewegung versetzt hat. Eine Vorwegnahme dieser Dynamisierung findet sich in gewissem Sinne bei Nietzsche, wo er schreibt, in jedem Nu beginne das Sein.[721]

---

717 Fuchs, Leib, Raum, Person, S. 91.

718 Siehe S. 167 in dieser Arbeit.

719 Fuchs, Leib, Raum, Person, S. 25. Diese Seite wird im Sachregister unter „genetische Phänomenologie" nicht einmal angegeben. Zusammen mit S. 275 liegt dennoch eine zweimalige Verwendung des Ausdrucks vor. Siehe S. 167 in dieser Arbeit.

720 Fuchs, Leib, Raum, Person, S. 23.

721 Nietzsche, Friedrich: Also sprach Zarathustra. Ein Buch für Alle und Keinen (= Colli, Giorgio/Montinari, Mazzino (Hrsg.): Friedrich Nietzsche. Kritische Studienausgabe, Bd.4), München 1988, S. 273.

Fuchs' Engführung der Interexistenzialität aber entspringt folgender Textstelle:

> Die frühkindliche Kommunikation besteht wesentlich im unwillkürlichen leiblichen Mitvollzug, in mimetischer und komplementärer Resonanz.[722]

Diese Zeilen werden bereits in den Präliminarien antizipiert, wo die revolutionäre Bedeutung der modernen Säuglingsforschung Erwähnung findet. Das Neugeborene vermag „mimische Gesten der Mutter zu imitieren, ihren Gefühlsausdruck wahrzunehmen und über spontane leibliche Mimese aktiv mit ihr zu kommunizieren."[723] Im weiteren Verlauf stilisiert Fuchs die mimetische und komplementäre Resonanz zwischen Mutter und Kind zu unveränderlichen Dominanten der Kommunikation hoch. Dies äußert sich besonders in der exemplarischen Gegenüberstellung von „zwei Personen"[724], erläutert von einer längeren Passage aus der Säuglingsforschung.[725] Freilich gelangen so die Gefühle als nonverbale oder körpersprachliche Aspekte der Kommunikation zu ihrem Recht, nachdem sie von Schmitz zu einem selbstpeilenden System[726] hypostasiert worden sind. Aber in der Alltagssprache erschöpft sich die personale Begegnung gewiss nicht allein in Gefühlsausdrücken aus dem extrauterinen Frühjahr, sondern besteht auch in der *Rede.* Sie wird von Fuchs auf nur einer von 419 Seiten ange-schnitten.[727] Fuchs' Hochstilisierung der Resonanz beruht auf einem verfehlten Begriff vom *Anfang* des menschlichen Lebens:

> Der Mensch lebt also nicht primär in einem subjektiven Innenraum, aus dem heraus er erst die Existenz der Anderen entdeckt, sondern er ist durch seine Leiblichkeit von Anfang an auf sie bezogen.[728]

Auch wenn diese Zeilen eindeutig anticartesianisch ausgerichtet sind, beinhalten sie ein idealtypisches Verständnis vom Anfang, als ob fortan jeder Mensch eine Art Resonanzkern in sich trage.[729] Doch dies widerspricht der *Wandelbarkeit* des Lebens, welches sich als Klaviatur einer permanenten wechselseitigen Konstitution in der Gemeinsamkeit vollzieht. Dass Fuchs dieser Perspektive aufgrund seiner

---

722 Fuchs, Leib, Raum, Person, S. 275.
723 Ebd., S. 19.
724 Ebd., S. 245.
725 Ebd., S. 248ff.
726 Soentgen, Verdeckte Wirklichkeit, S. 102.
727 Fuchs, Leib, Raum, Person, S. 251.
728 Ebd., S. 19.
729 Diesen Eindruck vermittelt die Darstellung des Erwachsenen als eines Menschen, der gelernt hat, mit der zwischenleiblichen Resonanz umzugehen. Fuchs, Leib, Raum, Person, S. 250f.

Übergewichtung der Säuglingsforschung enträt, lässt sich auch an der Formulierung „reine Zwischenleiblichkeit“[730] ablesen. Sie erinnert an die reine Gegenwart und den reinen Leib bei Schmitz[731], dem Fuchs hierin nolens volens nahesteht. Überhaupt versackt seine interpersonale Wendung des Systems der Philosophie in dieser Hypertrophie der Leiblichkeit von Mutter und Kind. In gewissem Sinne endet Fuchs' Weiterführung von Schmitz also schon beim rehabilitierten Säugling, welchen der Kieler Philosoph noch in einem Atemzug mit den pejorativen Ausdrücken „das niedere Tier“[732] und „der Idiot“[733] genannt hat. Dieser Befund stellt für die Interexistenzialanalyse umso mehr eine Ernüchterung dar, als im Kapitel über den interpersonalen Raum die im Vergleich zu Schmitz durchweg positiven Ergebnisse von Fuchs dargelegt worden sind. Dazu gehören hauptsächlich seine Integration von Negativität und Dialektik.[734] Doch je weiter Fuchs das System der Philosophie aus dem leiblichen Isolationismus herausführt, desto mehr setzt er sich einer werkimmanenten Kritik aus, die seine Ergebnisse nicht mehr im Abgleich mit Schmitz beurteilt. An diesem Punkt ist die Interexistenzialanalyse nun angelangt: Die wechselseitige Konstitution als permanente Manifestation der kommunikativen Praxisgestalt wird bei Fuchs ontogenetisch eingeengt, obwohl Zeugung, Wachstum und Erziehung höchstens *Aspekte* ausmachen, an denen die universale Angewiesenheit besonders deutlich wird. Die Fehlerauswertung von „Leib, Raum, Person“ ist also keinesfalls im Widerspruch zu den vorangehenden Kapiteln zu verstehen, sondern als Kritik, die nach den positiven Ergebnissen der Weiterführung nun stärker ins eigenständige Detail geht. Dabei macht ferner ein genauer Blick in die Anordnung von „Leib, Raum, Person“ deutlich, dass die Analysen des interpersonalen Raumes allesamt auf die in der zwischenleiblichen Kommunikation eingeführte Resonanzbegrifflichkeit zurückgehen.[735]

Im weiteren Verlauf versucht Thomas Fuchs, die Unterbestimmung seiner Thematik mit dem Begriff der Partizipation von Lucien Lévy-Bruhl (1857–1939) und der Terminologie des Anderen von Emmanuel Levinas auszugleichen. Dieses Vorgehen erinnert an Schmitz, der mittels einer metaphorischen Schreibweise und eines herakliteischen Kampfgestus' den Reduktionismus des eigenleiblichen

730 Fuchs, Leib, Raum, Person, S. 275.

731 Siehe S. 41 und S. 44 in dieser Arbeit.

732 Schmitz, Aufhebung der Gegenwart, S. 92.

733 Ebd.

734 Siehe S. 155 in dieser Arbeit.

735 Fuchs, Leib, Raum, Person, S. 10.

Spürens zu kompensieren sucht.[736] In Anlehnung an Ernst Cassirer (1874–1945) und Owen Barfield (1898–1997) konzipiert Fuchs die Leiblichkeit im Rückgang auf den Terminus einer „participation mystique“[737] von Lucien Lévy-Bruhl. Beeinflusst durch Auguste Comte (1798–1857), Émile Durkheim (1858–1917) und Marcel Mauss (1872–1950), formulierte der zu Beginn des 20. Jahrhunderts führende Ethnologe die *mystische Partizipation* als eine archaische Beziehung zwischen den Phänomenen, die keinen Unterschied zwischen Gleichem und Anderem, Einheit und Vielheit oder Lebendigem und Nichtlebendigem kennt. Fuchs verwendet die „mythische Einheit des Leibverwandten“[738], in welcher „der Mensch in allem, was ihm begegnet, etwas ihm Verwandtes, Beseeltes und zu ihm in Beziehung Stehendes erblickt“[739], zur Behebung seiner ontogenetischen Einschränkung der Mitmenschlichkeit. Dies lässt sich einer Passage über Hermann Schmitz ablauschen, in welcher die Hypnose nicht mehr exemplarisch für die Einleibung steht, sondern zur Ausleibung als einer mystischen Partizipation umgedeutet wird. Mit diesem Schritt quert Fuchs unweigerlich den Verlauf des Systems der Philosophie, in welchem der leibliche Reduktionismus ebenfalls in Form einer „participation mystique“[740] die literarische Maske der Ganzheitlichkeit trägt. Zudem gilt die archaische Teilnahme an anderer Stelle nicht mehr als leiblicher Grundmodus, sondern als sein Gegenteil im Sinne des Extrems der Konsonanz[741]; sogar unter Inkaufnahme einer inhaltlichen Diffusion sucht Fuchs die Reichweite seiner Beschreibung zu verlängern.

Er rezipiert Lévy-Bruhl besonders über die von diesem angeregte Entwicklungspsychologie Jean Piagets. So rückt Fuchs die Ontogenese in ein analoges Verhältnis zur *Phylogenese*: Das Kind vollziehe im Verlauf seiner Entwicklung die Introjektion und Subjekt-Objekt-Trennung vom Altertum über das Mittelalter bis in die Neuzeit nach. Das heißt, die frühe Kindheit entspricht der mystischen Partizipation in vorplatonischer Antike:

> [A]n den homerischen Mythen wird noch erkennbar, daß das Ich des archaischen Menschen in offener, unabgegrenzter Beziehung zum Umraum stand: Die Helden der Ilias erleben leibliche Regungen, Gefühle, Trieb- und Willensimpulse nicht als ihre Innerlichkeit, sondern als von außen sie überkommende und ergreifende,

---

736 Siehe S. 131 in dieser Arbeit.

737 Lévy-Bruhl, Lucien: Das Denken der Naturvölker, Wien und Leipzig 1921, S. 51ff. und S. 57f.

738 Fuchs, Leib, Raum, Person, S. 208.

739 Ebd., S. 22.

740 Schmitz, Leib, S. 343. Fuchs, Leib, Raum, Person, S. 79.

741 Siehe S. 146 in dieser Arbeit.

> schicksalhafte und numinose Mächte [...] [D]as frühkindliche Erleben [ist] ein noch coenästhetisch-zuständliches und objektloses; Leib und Umraum, Selbst und Nicht-Selbst sind noch nicht voneinander abgegrenzt.[742]

Fuchs' Streben nach Ganzheitlichkeit geht so weit, dass er den ohnehin schon höchst suggestiven Ausdruck „participation mystique" in die gegenseitige Entsprechung zwischen individueller und historischer Entwicklung einspannt und so die gesamte menschliche Welt zu erfassen scheint. Doch dem Analogieverhältnis zwischen Onto- und Phylogenese ist entgegenzu- halten, dass die Menschen im Sinne der Zeitlichkeit je schon immer in Geschichten eingebunden sind und niemals am „Ende dieses historischen Prozesses"[743] stehen können. Darüber hinaus führt die Zuschneidung der Partizipation auf den homerischen Helden und das Kleinkind „Leib, Raum, Person" in einen dem System der Philosophie sehr ähnlichen *Anachronismus*.[744] Während Schmitz das eigenleibliche Spüren als archaischen Dynamismus zum Idealtypus eines zeitlosen Leibes erhebt, stilisiert Fuchs die Resonanz als archaische Partizipation zum kommunikativen Grundmodus hoch. Dies äußert sich auch darin, dass er den Erwachsenen tendenziell im Licht eines Verlustes des „kindliche[n] Animismus"[745] betrachtet.

Der Versuch, die Engführung der Interexistenzialität auf das Mutter-Kind-Schema mittels der „participation mystique" von Lévy-Bruhl zu beheben, scheitert also an einer vorbelastenden Verwendung durch Schmitz, an einer als abgeschlossen konstruierten Analogie zwischen Onto- und Phylogenese sowie an dem in dieser enthaltenen Anachronismus von früher Kindheit und vorplatonischer Antike. Gewiss sollen hierdurch die Erkenntnisse der Ethnologie nicht in Abrede gestellt werden, haben sie doch ihren Platz im Rahmen des *Differenzialismus*. Dieser fragt nach den diversen Modi der Manifestation des kommunikativen Apriori in unterschiedlichen Kulturen. Doch noch bevor Fuchs über die gegenwärtige Alltagssprache eine ausreichende Annäherung an die kulturell eigene menschliche Grundsituation geleistet hat, sucht er die Statue des homerischen Helden zu beleben, als ob wir hermeneutisch problemlos in der Zeit zurückgehen könnten. Diese Art von Eklektizismus – es könnte ebensogut eine andere nichtplatonische Kultur Vorbild sein –, dem die Gefahr des Relativismus anhaftet, erinnert wiederum an

742 Fuchs, Leib, Raum, Person, S. 22f.
743 Ebd., S. 22.
744 Siehe S. 11f. und S. 20 in dieser Arbeit.
745 Fuchs, Leib, Raum, Person, S. 24.

Schmitz' Kampfprojekt gegen die Introjektion der Gefühle.[746] Auch wenn es hinsichtlich seines Umfangs und seiner Ausdrucksweise bei Weitem nicht so kämpferisch wie das System der Philosophie wirkt, lässt sich „Leib, Raum, Person" als ein durchaus energisches *Projekt gegen die Entfremdung* lesen:

> Es geht also um ein „Zuhausesein", ein Vertrautsein im doppelten Sinn: die Vertrautheit der Person mit ihrer Leiblichkeit, und die Vertrautheit des Leibes mit der Welt. Beides wird durch ein naturalistisches Selbstverständnis des Menschen heute zunehmend in Frage gestellt.[747]

Diese doppelte Zielstellung verfolgend, kaprizieren sich Fuchs' Reflexionen derart auf eine Heimlichkeit von Säugling und Mutter, dass er die weiteren Geltungsbereiche des mitmenschlichen Apriori methodologisch nicht mehr angemessen einholen kann. Während die „participation mystique" sein Buch gleich von den Präliminarien an in einen holistischen Nimbus hüllt, stellt die gegen Ende zunehmende Einbeziehung von Levinas einen solchen Versuch der Wiedereinholung dar. *Emmanuel Levinas* ist ein Autor, der von einer Kritik am autonomen Subjekt der Aufklärung ausgeht und noch Heideggers Sein als Egozentrismus begreift. Sein Gegenentwurf ist der Andere in absoluter Entzogenheit und starrer Asymmetrie zum Ich. Fuchs zitiert ihn dreimal[748] und ahmt an einer Stelle sogar seine quasi-theologische Schreibweise nach:

> Die Epiphanie des Anderen ist sein Antlitz, weil es gerade in seiner Verletzlichkeit jeder Verdinglichung Widerstand leistet bis hin zu der äußersten; denn es besagt: „Du wirst nicht töten."[749]

Doch Fuchs kann auch mit Levinas die Unterbestimmung seiner Thematik nicht ausgleichen, denn dieser kehrt die Egologie schlichtweg zur Seite des Anderen um. Dies ist angesichts der Wechselseitigkeit, in der ich auch der Andere für den Anderen bin, kein geringerer Irrweg als jener Husserls vom Subjekt zum alter ego. Äußerst bezeichnend für die Anstrengung des Kompensationsversuchs ist die Tatsache, dass sich Fuchs mit der Orientierung an Levinas in einen Widerspruch

---

746 Siehe S. 127 in dieser Arbeit. Fuchs könnte den Schwerpunkt ebenso auf australische Aborigines oder den nordbrasilianischen Indio-Stamm der Bororo legen. Horn, András: Mythisches Denken und Literatur, Würzburg 1995, S. 42f.

747 Fuchs, Leib, Raum, Person, S. 19. Siehe S. 135f. in dieser Arbeit.

748 Fuchs, Leib, Raum, Person, S. 255, S. 300 und S. 383, Anm. 44.

749 Ebd., S. 300. „Du wirst nicht töten." stammt aus: Levinas, Emmanuel: Die Spur des Anderen. Untersuchungen zur Phänomenologie und Sozialphilosophie, Freiburg und München 1992, S. 198.

zu den sonstigen Reminiszenzen an seinen Lehrer Spaemann begibt.[750] Wie bereits in der von ihm rekonstruierten Begriffsgeschichte der Person angeklungen ist[751], nimmt die Frage nach der menschlichen *Natur* eine zentrale Stellung in der Philosophie Robert Spaemanns ein. Im Ausgang von Aristoteles' Unterscheidung zwischen bloßem und gutem Leben[752] wird die Person als Verhältnis der zweiten zur ersten Natur bestimmt. Das Sich-zu-sich-Verhalten, sei es harmonisch oder disharmonisch, ist eingebettet in das Ganze:

> Die eigene Natur, das eigene Sosein ist aber nicht bestimmbar ohne Bezug auf alles andere, das ist, wie es ist. Sich zur eigenen Natur zu verhalten, heißt deshalb, sich zur Welt als ganzer zu verhalten.[753]

Das Wesen dieser Welt liegt in „der apriorischen universalen Gemeinschaft von Personen"[754], vor deren Hintergrund der Rede von *Freiheit* erst Sinn zukommt. Insofern die Person ihr bloßes Leben hat und nicht ist, kann sie sich frei zu ihrer eigenen Natur verhalten. Aber „das kann sie nicht von sich aus, sondern nur durch die Begegnung mit anderen Personen. Erst die Bejahung anderen Selbstseins [...] erlaubt uns jene Selbstdistanz und Selbstaneignung, die für Personen konstitutiv ist[.]"[755] Dagegen radiert die Philosophie Emmanuel Levinas' die interpersonale Verbundenheit aus und behauptet eine unauslotbare Kluft zum Anderen, sodass die Trennung anstelle von Einheit den ersten fundamentalen Unterschied zu Spaemann ausmacht:

> Die Beziehung mit dem Anderen hebt die Trennung nicht auf. Sie entsteht nicht im Rahmen einer Totalität; sie stiftet keine Totalität, der sich das Ich und der Andere integrieren würden.[756]

Zudem konstituiert die Begegnung bei Levinas keine Freiheit, sondern führt in die Brechung und den Selbstverlust. So markiert die Fremdheit anstelle von Freiheit

---

750 Siehe S. 135 in dieser Arbeit.

751 Siehe S. 150f. ebd.

752 Aristoteles: Topik, übers. von Hans Günter Zekl, Hamburg 1997, S. 121. Ders., Über die Seele, S. 66f. Siehe S. 135 in dieser Arbeit.

753 Spaemann, Personen, S. 212.

754 Ebd., S. 229.

755 Ebd., S. 230.

756 Zit. nach: Fischer, Norbert: Überlegungen zum systematischen Gang der Untersuchung in „Totalité et Infini", in: Ders./Sirovátka, Jakub (Hrsg.): Die Gottesfrage in der Philosophie von Emmanuel Levinas, Hamburg 2013, S. 115–132, S. 126. „Le rapport avec Autrui n'annule pas la séparation. Il ne surgit pas au sein d'une totalité et ne l'instaure pas en y intégrant Moi et l'Autre." Levinas, Totalité et Infini, S. 229.

die zweite wesentliche Differenz zwischen Spaemann und Levinas. Auch wenn dieser die bisherige Philosophie mit dem Vorgang identifiziert, „an die Stelle der Personen die Ideen, des Gesprächspartners das Thema, des äußeren Verhältnisses des Anrufs das interne Verhältnis der logischen Beziehung zu setzen“[757], sitzt er doch einer Hypostasierung des Anderen auf und wird der wechselseitigen Konstitution letztendlich nicht gerecht.

Also gelingt es Fuchs nicht, seine ontogenetische Verkürzung der Interexistenzialproblematik zu eskamotieren. Denn sowohl die ethnologische Kategorie der mystischen Partizipation als auch der bis zur quasi-Theologie outrierte Andere bei Levinas liegen tendenziell abseits der Wechselseitigkeit, wie sie in unserer Alltagssprache manifest wird. Das heißt, „Leib, Raum, Person“ wird von einer dem System der Philosophie ähnlichen strukturellen Schwäche durchzogen: Die alltagsferne Defizienz der Thematik kann nicht mit ebenso alltagsfernen Mitteln ausgeglichen werden. Schmitz rennt mit einer literarisch-metaphorischen Schreibweise und einem herakliteischen Kampfgestus gegen die Grenzen der Sprache an.[758]

Würde Thomas Fuchs der gleichen Redeweise wie Schmitz folgen, so wäre im Blick auf die Resonanz wohl der Vers Goethes am Platz: „Und alles klingt an dir und bebt und zittert[.]“[759] Doch auch wenn beide Phänomenologen ihrem Oeuvre den Anschein des Holismus geben: Die Resonanz von Fuchs lässt sich lediglich in einen einzigen Aspekt der Interexistenzialität übersetzen, nämlich das Nonverbale im Modus emotionaler gegenseitiger Betroffenheit. Das eigenleibliche Spüren von Schmitz bewegt sich ebenfalls nur am Rand der Verbalisierung und zielt vorrangig auf das Sich-Bemächtigen ab. Während das Leibkonzept des Kieler Philosophen in seinem statischen Zustand entgegen der menschlichen Geschlechtlichkeit und Wandelbarkeit vielmehr einen androgynen Engel supponiert, sprengt Fuchs zwar diese leibliche Isolation zugunsten des Mutter-Kind-Verhältnisses, doch bleibt er bei dieser Reichweite der Weiterführung stehen. Im Ergebnis stellt sich dem Heidelberger Psychiater das Heranwachsen als Verlust einer „primären Leiblichkeit“[760] dar, und das Bewusstsein verkümmert zu einem Behelf

---

757 „La philosophie elle-même s'identifie avec la substitution d'idées aux personnes, du theme à l'interlocuteur, de l'intériorité du rapport logique à l'extériorité de l'interpellation.“ Levinas, Totalité et Infini, S. 60.

758 Siehe S. 131 in dieser Arbeit.

759 Goethe, Johann Wolfgang von: Prometheus. Dramatisches Fragment, in: Beutler, Ernst (Hrsg.): Johann Wolfgang Goethe. Sämtliche Werke, Bd.4, Zürich und München 1966, S. 185–197, S. 197.

760 Fuchs, Leib, Raum, Person, S. 334.

zwecks Überbrückung der entstandenen Kluft. In Wirklichkeit ist die Leiblichkeit als mitmenschlich verfasstes Existenzial von der Geburt bis zum Tod primär, wie auch die Reflexivität in ihren diversen Ausprägungen.

Positiv bleibt festzuhalten, dass Fuchs mit seinem energischen Projekt gegen die Entfremdung von Person, Leib und Welt durchaus ein *Übergangswerk* vorgelegt hat, welches der Vertrautheit in zwischenleiblicher Resonanz überhaupt erst einen neuen Stellenwert sichert. Auch hier ist er dem System der Philosophie näher, als ihm lieb sein dürfte: Das Kampfprojekt gegen die Introjektion hat als großes Übergangswerk das eigenleibliche Spüren in bisher unerreichter Präzision hinterlassen.[761] – Fuchs und Schmitz sind nicht entfernte, sondern nahe Geistesverwandte.[762]

Die sprachkritische Interexistenzialanalyse der Leibphänomenologie von Thomas Fuchs kommt zu folgendem Endergebnis: Eine Neuauflage des Cartesianismus wird zwar abgewendet, aber die Methode der genetischen Phänomenologie erfährt unter dem Einfluss der Säuglingsforschung eine inhaltliche Übersteigerung zur Ontogenese. So beruht Fuchs' gesamtes Konzept des interpersonalen Raumes auf der mimetischen und komplementären Resonanz zwischen Kind und Mutter. Damit liegt eine drastische Verkürzung der Interexistenzialität vor, obwohl die menschliche Welt permanent und omnipräsent aus der wechselseitig-kommunikativen Realität heraus „wird". Der Versuch, diese Unterbestimmung zu beheben, gestaltet sich als Verwendung der mystischen Partizipation von Lucien Lévy-Bruhl und als Anknüpfung an den Anderen von Emmanuel Levinas. Die erste Therapie scheitert am alltagsfernen Anachronismus einer als – horribile dictu – fertig konstruierten Analogie zwischen Kindes- und Menschheitsentwicklung. Während sich dieser Behebungsversuch bereits in den Präliminarien ankündigt, entspringt der spätere Rekurs auf Levinas der Anstrengung, die gegen die Entfremdung von Leib, Person und Welt vorausgeeilten Reflexionen methodologisch wieder einzuholen. Dies bleibt erfolglos aufgrund Levinas' alltagsferner Umkehrung der Egologie und seiner Hypostasierung des Anderen, womit sich Fuchs sogar in einen Widerspruch zu seinen sonstigen Reminiszenzen an Robert Spaemann begibt. In Bezug auf Hermann Schmitz bleibt festzuhalten, dass Fuchs den neocartesianischen Isolationismus des leiblichen Spürens über die Synthese von Leib, Körper und Gefühl zwar zugunsten einer Interpersonalanalyse auflöst, diese aber allein im Rahmen einer Vertrautheit von Mutter und Kind betreibt. Seine Weiterführung von Schmitz endet gewissermaßen beim rehabilitierten Säugling. Ansonsten bleibt

761 Siehe S. 131f. in dieser Arbeit.
762 Siehe S. 135 ebd.

„Leib, Raum, Person" dem System der Philosophie durchaus verhaftet. Dahingehend ähnelt die reine Zwischenleiblichkeit der reinen Gegenwart, die mystische Partizipation dem archaischen Dynamismus und das Übergangsprojekt gegen die Entfremdung dem Übergangswerk gegen die Introjektion der Gefühle. Summa summarum rennen sowohl Schmitz als auch Fuchs insofern gegen die Grenzen der Sprache an, als sich ihre Versuche einer Kompensation der Engführung von Interexistenzialität ebenso fern der Alltagssprache bewegen wie die Engführung selbst.

4. Die weitere Annäherung an die Interexistenzialität

4.1 Eine anthropologische Lesart von Hermann Schmitz: der Leib als Negativität

Im Fortgang der Arbeit soll auf Basis der interexistenzialanalytischen Ergebnisse zu Hermann Schmitz und Thomas Fuchs der Versuch unternommen werden, eine der weiteren Annäherung an das kommunikative Apriori förderliche Lesart dieser Leibphänomenologen auf den Weg zu bringen. Dahingehend lautet die zentrale These: Schmitz' eigenleibliches Spüren bezieht sich eigentlich auf den *tradierten Leib*, welcher der menschliche Körper ist. Dies bedarf einer begriffsgeschichtlichen Erläuterung: Platon bezieht noch keine eindeutige Position zum Grundproblem der Materie. Über den Körper heißt es in dem frühen Dialog „Phaidon", der Philosoph werde die Wahrheit niemals zur Gänze erreichen, solange seine „Seele mit diesem Übel verwachsen ist"[763]. Dagegen wertet die spätere Schrift „Timaios" das Körperliche zu einem notwendigen Element der Schöpfung auf:

> Körperartig, also sichtbar und anfaßbar, muß dies Gewordene sein; ohne Feuer aber würde wohl nichts sichtbar, und nichts anfaßbar ohne ein Festes, fest aber ist es nicht ohne Erde. Daher, aus Feuer und Erde machte zu Anfang der Gestaltung der Gott den Körper des Alls.[764]

Dieses Spannungsfeld betritt Aristoteles mit seiner synthetischen Betrachtungsweise der Seele als „Erfüllung des natürlichen mit Organen ausgestatteten Körpers"[765]: Die Seele ist nicht abtrennbar vom Körper, sondern verhält sich zu diesem wie die Sehkraft zum Auge. Nachdem die Philosophie des Mittelalters bis in das 14. Jahrhundert unter aristotelischem und fortan zunehmend platonischem Einfluss gestanden hatte, spitzte René Descartes die Dichotomie zum Dualismus von Geist und Materie zu. Der Leib als der beseelt-lebendige Körper im aristotelischen Sinne wird auf eine kausalstrukturelle Körper-Maschine reduziert, die in ihrer Ausdehnung substanziell vom Denken verschieden ist:

763 Platon, Phaidon, S. 42.
764 Ders., Timaios, S. 35.
765 Aristoteles, Über die Seele, S. 25.

> Um das besser verständlich zu machen, will ich hier mit wenigen Worten erklären, auf welche Weise die gesamte Maschine unseres Körpers zusammengesetzt ist. Es gibt niemanden, der nicht bereits weiß, daß wir ein Herz, ein Gehirn, einen Magen, Muskeln, Nerven, Arterien, Venen und ähnliche Dinge haben.[766]

Dieser Leib-Seele-, besser: Körper-Seele-Dualismus führte im 18. Jahrhundert zu einer tiefgreifenden Verbreitung des Körperbegriffs, der noch heute die Alltagssprache prägt. So umfasst die Rede von „meinem Körper“ beispielsweise die Herzpumpe, das Nervensystem, den Harnleiter, den Motivationsakku, die getankte Energie, das eingeworfene Essen, die zu verarbeitenden Gefühle, das Abschalten des Kopfes oder das Drücken von Knöpfen am anderen Geschlecht. Gegen den Idealismus, welcher sich gleichsam auf der Brücke zwischen den von Descartes auseinandergezogenen Polen Geist und Materie bewegte, war im 19. Jahrhundert das Denken Arthur Schopenhauers und Friedrich Nietzsches gerichtet. Dieser lässt die Figur des Zarathustra reden:

> Hinter deinen Gedanken und Gefühlen, mein Bruder, steht ein mächtiger Gebieter, ein unbekannter Weiser – der heisst Selbst. In deinem Leibe wohnt er, dein Leib ist er.[767]

Im 20. Jahrhundert kam es infolge dieses Paradigmenwechsels zu einer Rehabilitierung des Leibbegriffs, insbesondere durch die Leibphänomenologie. So bezieht sich noch Schmitz mit seinem Leibsubjekt auf Nietzsche zurück.[768] Doch indem er der Introjektion als seinem Sachgegner absolute Metaphern (Abgrund, Wind, Festung, Selbstreflexivität und Licht) entgegenhält[769], die den dualistischen Horizont transportieren, bleibt er dem Cartesianismus bis zur Neuauflage verhaftet. Freilich meint Schmitz' Leib nicht den Körper im Extrem der Maschine, doch gewiss den tradierten Leib als den Organismus, wie ihn die Medizin bis zur Stunde in der „naturalistischen“[770] Einstellung ohne Gefühle, Werte oder Lebensgeschichte betrachtet.

Über diese begriffsgeschichtliche Erläuterung hinaus soll nun anhand des Wortlauts im System der Philosophie selbst nachgewiesen werden, dass sein Subtext vom Körper, besser: vom Organismus geprägt ist. An einer Stelle heißt es, in der neben den beiden Definitionen des Leiblichen[771] oft auftretenden Rede vom Leib drücke sich

766 Descartes, Die Leidenschaften der Seele, S. 11.

767 Nietzsche, Zarathustra, S. 40.

768 Siehe S. 126 und S. 130 in dieser Arbeit.

769 Siehe S. 101 ebd.

770 Zit. nach: Fuchs, Leib, Raum, Person, S. 16. Husserl, Ideen, Bd. 4, Zweites Buch, S. 2f. Der Leib bei Nietzsche ist ebenso primär physiologisch zu verstehen. Im 19. Und 20. Jahrhundert erfuhren Medizin und Biologie enorme Entwicklungsschübe.

771 Schmitz, Leib, S. 6 und S. 52. Siehe S. 45 und S. 47 in dieser Arbeit.

die Meinung aus, „daß gewisse Komplexe leiblicher Phänomene in sich zusammenhängend und abgeschlossen genug sind, um die Rede von einheitlichen Leibern zu rechtfertigen. Jeder Mensch hat seinen Leib."[772] Besonders der letzte Satz bringt die Konnotation von Plessners Leib-sein und Körper-haben mit sich.[773] An anderer Stelle beurteilt Schmitz seine eigenen Analysen zur leiblichen Negativität im Rückblick als „etwas spekulativ"[774] und betont das Desiderat, „ein konkretes, aus der gewöhnlichen Lebenserfahrung bekanntes Vorkommnis anzugeben, in dem sich die dargelegte ursprünglich-unwillkürliche Grausamkeit, die zur Leiblichkeit und damit zur Vermittlung des Weltstoffs an Identität und Verschiedenheit gehört, besonders deutlich abzeichnet."[775] Als besagtes Vorkommnis gibt er das Weinen an, ein „Entkommen aus einem von der primitiven Gegenwart als der Enge des Leibes bedrängend heimgesuchten Niveau personaler Emanzipation in leiblich spürbare Weite durch personale Regression auf die Enge des Leibes zu und durch sie hindurch oder an ihr vorbei."[776] Gerade die Umständlichkeit dieser Definition verweist auf den im Subtext präsenten Körper, welchem die Rede vom Bauen nah am Wasser oder vom konkreten Ausbrechen in Tränen Rechnung trägt. Indem aber Schmitz die körperlichen Aspekte des Weinens mit einer einseitigen Deklination nach Enge, Richtung und Weite verschwinden zu lassen sucht, scheitert er abermals an den Grenzen der Alltagssprache. Noch deutlicher wird dies mit der Formulierung, am Weinen als „Flucht aus der Enge in die Weite"[777] zeichne sich die „grausame Natur der Engung plastisch ab."[778] Also liefert er mit seiner Beschreibung des Weinens nolens volens einen Beleg für die These, dass er mit dem leiblichen Befinden eigentlich den Organismus meint. Dieser wird im Übrigen von Helmuth Plessner, den Schmitz nur tendenziös zu Wort kommen lässt, immer schon mitgedacht: Sowohl Weinen als auch Lachen stellen in seiner Anthropologie „sinnvolle Fehlreaktionen auf die Unmöglichkeit dar, zwischen der Person und ihrem Körper das zum Verhalten entsprechende Verhältnis zu sichern."[779] Ferner beinhaltet Schmitz' Alphabet der Leiblichkeit[780] einen metasprachlichen Ausdruck, der über die allein schon extensive Disposition von Engung und Weitung hinaus eindeutig

772 Schmitz, Leib, S. 325.
773 Siehe S. 138 in dieser Arbeit.
774 Schmitz, Person, S. 282.
775 Ebd.
776 Schmitz, Person, S. 126.
777 Ebd., S. 129.
778 Ebd., S. 283.
779 Plessner, Mit anderen Augen, S. 83.
780 Siehe S. 48 in dieser Arbeit.

körperlich konnotiert ist: die Schwellung.[781] Dahingehend lässt sich folgende Anmerkung als literarische Dissimulation lesen:

> Das Wort „Schwellung“ ist nicht so sehr im quantitativen Sinn (wie im medizinischen Sprachgebrauch, vgl. „entzündliche Schwellung“, „ödematöse Schwellung“) zu verstehen, wie im dynamischen. Der Unterschied wird klar bei Gegenüberstellung der Perfektpartizipien „geschwollen“ und „geschwellt“ (vgl. „geschwollene Redeweise“ vs. „geschwellte Segel“, „stolz geschwellte Brust“). Ich meine Schwellung im Sinne von „geschwellt“, nicht von „geschwollen“.[782]

In der Alltagssprache liegt die medizinische Bedeutung des Schwellens weit vor den eher literarisch anmutenden Beispielen geschwellter Segel et cetera. Entgegen den von Schmitz outriert fachsprachlich gewählten Formulierungen der Medizin dürfte jedem die Rede von Erektion, Schwellkörper oder (nach dem Weinen) zugeschwollenen Augen geläufiger sein. An anderer Stelle muss sich Schmitz sogar eingestehen, dass auch „der Schwellungscharakter des erregten und sich dabei aufbäumenden männlichen Gliedes“[783] in das System der Philosophie gehört, „wobei die Schwellung auch körperlich in das Verströmen des Samens übergeht und damit weich zusammensinkt.“[784]

Somit ist die These von der Übersetzung des Schmitz'schen Spürens in den tradierten Leib sowohl begriffsgeschichtlich als auch am System der Philosophie selbst belegt worden. Im weiteren Verlauf dieser Arbeit gilt es, die in Schmitz' Oeuvre enthaltenen Ansätze zur *Negativität* qua Körper auszudifferenzieren. Dafür wird auf die ersten interexistenzialanalytischen Vorbereitungen zurückgegriffen[785], wobei die organismische Terminologie von Fuchs ein indispensables Instrumentarium liefert. Negativität kreist bei Schmitz um den zentralen Begriff der Grausamkeit, welcher sich – weniger herakliteisch – auch als Einheit stiftende Ambitendenz von Engung und Weitung fassen lässt:

> Der Leib ist also eng und einer nur, indem er sich gegen seine inselbildende Weitung engt, und er ist weit nur, indem solche Weitung gegen das Band seiner Enge anschwillt [!] oder sich privativ davon abhebt.[786]

---

781 Siehe S. 43 in dieser Arbeit.

782 Schmitz, Liebe, S. 115, Fn. 149. Ders., Leib, S. 90: „[N]icht umsonst wird vom Anschwellen der Angst und des Schmerzes gesprochen.“ Eine solche Redeweise ist mir nicht bekannt.

783 Schmitz, Leib, S. 91.

784 Ebd.

785 Siehe S. 47 in dieser Arbeit.

786 Schmitz, Leib, S. 326.

Diesem Geschehen hat die Interexistenzialanalyse bereits die drei negativen Momente der Labilität, Fremdheit und Unentschiedenheit entnommen. Die *Labilität* des leiblichen Befindens erfährt ihr körperliches Dementi in der Dichotomie von „engender" Integration und „weitender" Desintegration. Diese Tendenzen zeichnen insofern eine wechselhafte Unbeständigkeit nach, als dass sie nicht sui generis bestehen, sondern sich erst aus der Störung durch die jeweilige Gegenbewegung generieren. Dabei ist der Vereinheitlichung die Gesundheit, das Wohlbefinden und der Leibkörper als phänomenale Ganzheit zuzuordnen, wohingegen sich die Auflösung als Krankheit, Verstimmung und schmerzliche Entzweiung im Körper-Leib instantiieren lässt. Ebenfalls „die Gegenwart des Körpers in der phänomenalen Leiblichkeit"[787] erkennend, schreibt Fuchs in Anlehnung an die „Partikularisation"[788] bei Hegel:

> Die assimilierende Integration des Physisch-Materiellen in den lebendigen Organismus vollzieht sich ständig neu und ist daher nie eine gesicherte oder vollständige. In Mangelzuständen, Funktionsstörungen oder Krankheiten entgleiten physische Strukturen der übergeordneten Organisation [Partikularisation], so daß sich ihre Eigengesetzlichkeit störend bemerkbar macht[.][789]

Mit jener Partikularisation und Assimilation sind außerdem Schmitz' Leibinselbildung bei Weitung und Leibinselschwund bei Engung vereinbar.[790] Überhaupt entspricht das Körperliche dem gesamten Hintergrund der Appräsenzdimension mit Weite, Dauer, Nichtsein, Vieldeutigem und Fremdem.[791] Es zeigt sich, welche Motivation hinter der Demaskierung des eigenleiblichen Spürens als tradierter Leib steht: Dieser ist als immer schon teilbarer, anfälliger, verletzlicher und endlicher Körper die Manifestation der Negativität selbst, welche durch ihre Gefährdung von Sinn denselben erst macht. Nach der Labilität ist das nächste als organismisch zu charakterisierende Moment die *Fremdheit*: „Engende" Integration und „weitende" Desintegration sind einander fremde Gegensätze, sodass der kranke Körper-Leib zum Fremdkörper wird. Seiner Sedimentierung oder gar Wucherung läuft wiederum die Reintegration in die Einheit zuwider. Kranksein, so Fuchs, besteht „in einer Entfremdung und oft einer Partikularisierung innerhalb

787 Fuchs, Leib, Raum, Person, S. 123.

788 Hegel, Enzyklopädie, Zweiter Teil, S. 323. Fuchs, Leib, Raum, Person, S. 368, Anm. 35. Siehe S. 163 in dieser Arbeit.

789 Fuchs, Leib, Raum, Person, S. 125.

790 Siehe S. 48 in dieser Arbeit.

791 Siehe S. 39 ebd. Damit erfährt das diffuse Fremde gleichsam eine Konzentration. Siehe S. 40 ebd.

der Leiblichkeit. Der Leib entzieht sich teilweise meiner Verfügung und wird eben dadurch zum Körper, an den ich gebunden bin."[792] Hier wird der Fremdkörper sogar zum Pleonasmus, denn auf latente Weise ist der Körper immer schon auch das Fremde. Es ist bezeichnend, wie sehr folgender Passus an den sich in der Krankheit zeigenden (Fremd-)Körper erinnert:

> Verlust des konzentrierten Selbstgefühls – d. h. des Kontaktes mit der Enge des eigenen Leibes, die als Gegenwart Wurzel des Ich ist – verbindet sich mit Ausfließen in die Ferne und Verströmen der Körperlichkeit (d. h. der Leiblichkeit in meinem Sinn); die Weitung macht sich auch im Empfinden einer Substanzmehrung des eigenen Körpers bemerkbar.[793]

Nachdem der menschliche Körper somit als tendenziell Sich-Auflösendes und Leibfremdes festgehalten worden ist, ist noch ein drittes leibliches Negativitätsmoment in die organismischen Schatten zu überführen. Die Schattenmetapher des Körperlichen stammt zwar aus dem Platonismus[794], eignet sich an dieser Stelle aber zu einer ethymologischen Lesart von Schmitz' Grausamkeit als ein Grau der *Unentschiedenheit*. Das heißt, „engende" Integration zum Leibkörper und „weitende" Desintegration zum Körper-Leib haben jeweils keinen Ausweg in ein eindeutiges und stabiles Übergewicht. Wiederum zeichnet sich die Einheit des Leibkörpers zu Lebzeiten gerade durch die Oszillation zwischen Bewegung und Gegenbewegung, Bewusstseinsnähe und Bewusstseinsferne aus. Im Einbegreifen des Gegensatzes liegt erst der Sinn von Einheit. Diese enthebt Fuchs dem Grausamkeitsgestus von Schmitz durch Auslassung des Enge-Weite-Antagonismus zugunsten einer Polarität von tragendem Leib und trägem Körper. Hierin wird deutlich, dass ein permanentes Übergewicht jeweils eines Pols gleichbedeutend mit Stillstand ist: Der Leib „kann nie ganz zum Körper werden, zum puren Vorhandensein – dann würde er für mich zum toten Leichnam. [...] Ein Leib, der völlig in meiner Intention aufginge, meinem Willen keine Hemmungen mehr entgegensetzte, würde aufhören, mich an meinen Ort auf der Erde zu binden, ja er würde aufhören mein Leib zu sein."[795] Als „Ausweg" von der Unentschiedenheit in die Vereindeutigung entpuppt sich allein das factum brutum des Todes mit seinem stabilen Übergewicht der Verwesung.

---

792 Fuchs, Leib, Raum, Person, S. 131.

793 Schmitz, Leib, S. 142.

794 Preusker, Johannes: Das Menschenbild in Marsilio Ficinos „Über die Liebe" (= Sepp, Hans Rainer (Hrsg.): Libri virides, Bd.4), Nordhausen 2011, S. 23f.

795 Fuchs, Leib, Raum, Person, S. 126f.

Dieses Negativitätsmoment evoziert gleichsam eine stärkere Lesart sowohl von Schmitz als auch von Fuchs. Im System der Philosophie kommt der primitiven Gegenwart eine gewisse Ambivalenz zu: Einerseits engt sie die Weitung ein und erhält so die Einheit, andererseits wirft sie das leibliche Befinden in extremen Schmerzen oder Ängsten auf die Enge zurück.[796] Das scheinbar doppelt negative Geschehen wird durch die Beobachtung berichtigt, dass Angst und Schmerz von körperlicher Auflösung herrühren und das engende Begleitempfinden lediglich Ausdruck der bereits einsetzenden Reintegration in den Leibkörper ist. „Schmerz ist auf Reintegration gerichtet“[797], und das intensivere Ich-Erleben des Geängstigten stellt „einen Schutz gegen die auflösenden Einwirkungen“[798] dar. Was bleibt, ist das einheitliche Bestehen in der Ambitendenz von Ergänzung und Verteilung. Schmitz stärker zu lesen, heißt also: Die Negativität ist weder ambivalent noch gedoppelt. Der Körper ist als „corpus“ (dt. Leichnam und Körper) immer schon gestorben und genau hierdurch der *Sinn* einer integren Existenz.

Auch Fuchs' Analysen ist jener ambivalente Unterton abzulauschen: Es ist die Rede von „meinem Körper, an den ich gebunden bin, der meine Existenz ermöglicht, mit dem sie aber auch untergehen kann. [...] Als Körper ist der Leib die Ermöglichung ebenso wie das Widerlager meiner Existenz[.]“[799] Das entsprechende Dementi besagt analog zu Schmitz, dass der Körper gerade durch seine Gefährdung der Existenz den Sinn derselben erst stiftet. Und als eine solche Gefährdung ist eben auch die Unentschiedenheit zu verstehen, steht sie doch der phänomenalen Eindeutigkeit und Unteilbarkeit des Menschen auf Dauer als untragbarer Widerspruch entgegen. Das Individuum aber ist auf den Anblick der Anderen angewiesen. Erst in der Anwesenheit der Mitmenschen liegt sein einsames Wesen. Somit zeigt sich, dass der Sinnbegriff einen fruchtbaren Ausweg aus der Unentschiedenheit diesseits des Todes erschließt: Dass „das Verhältnis zu ihm selbst [dem Körper] immer ein unentschiedenes“[800] bleibt, macht erst den Sinn des entscheidenden Selbstzugangs durch die Anderen. Genauso erhält die Vertrautheit mit Anderen ihre Richtung aus dem eigenkörperlichen Fremden, und die Beständigkeit sozialer Beziehungen besteht nur vor der Negativfolie einer Labilität von „engender“ Integration und „weitender“ Desintegration.

---

796 Siehe S. 46 in dieser Arbeit.

797 Fuchs, Leib, Raum, Person, S. 145.

798 Ebd., S. 146.

799 Ebd., S. 123 und S. 125.

800 Ebd., S. 127.

Angeregt von dem analytischen Engpass der Grausamkeit, ist der Körper(-Leib) insgesamt zu einem Forum der Negativität ausdifferenziert worden, das über die Momente der Labilität, Fremdheit und Unentschiedenheit den Sinn der *Interexistenz* konstituiert. Dabei darf die Genese dieser Übersetzung des leiblichen Befindens von Schmitz in das Sinnkonstituens der menschlichen Welt nicht als cartesianische Geltung missverstanden werden. Die Konstitution verhält sich zur Begründung im weitesten Sinne wie Holz und Feuerzeug zu einer Theorie des Feuers. Ziel allein ist es, sich der Interexistenzialität in der Beschreibung weiter anzunähern – im Bewusstsein des kommunikativen Apriori: Ohne die Mitmenschen, welche in der Literaturliste aufgezählt sind, wäre diese Analyse undenkbar. Ferner verweist das elektronische Arbeitsgerät auf gewisse Mitarbeiter einer Computerfirma et cetera.

Dagegen greift Schmitz' Oeuvre als Neuauflage des Cartesianismus viel zu kurz, indem es den hinsichtlich Enge und Weite doppelseitigen (!) innerleiblichen Dialog eine „Bildung übergreifender quasi-leiblicher Einheiten"[801] nahelegen lässt. Auch Fuchs in seiner Übersteigerung der genetischen Phänomenologie fügt seinem Kapitel über die ambivalente Aufhebung des Körpers im Leib eine Beschreibung des Körpers als sozialer Leib an, welche folgendermaßen beginnt:

> Der Leib wird zum „Körper-für-andere" im Modus des Erblickt-Werdens, des Spiegelbilds, des Auftretens und Sich-Darstellens. Mit dieser Thematik bewegen wir uns nicht mehr in der primären Leiblichkeit, sondern nehmen bereits ihre Aufhebung durch die reflexive Bewußtwerdung vorweg.[802]

Aber die kommunikative Realität „wird" nicht aus dem Gegenübertreten zweier oder mehrerer Subjekte, sondern bildet den Rahmen für alle menschlichen Vollzüge, und sei es nur, einen in der Ferne herumstehenden (Mit-)Menschen als solchen zu erkennen, oder bei einem Werkzeug an den Hersteller zu denken. Wie Fuchs mit seinen „Zeit-Diagnosen"[803] bereits aufgewiesen hat, gestaltet sich die negative Sinnstiftung der Wirklichkeit auf *dialektische* Weise. Die als Labilität, Fremdheit und Unentschiedenheit beschriebenen Negativitätsmomente werden im weiteren Verlauf der Analyse als Fragilität, Alterität und Ambiguität gekennzeichnet. Damit wird nicht nur eine einheitlichere Form präsentiert, sondern auch eine klare Grenze gezogen: Die neue Begrifflichkeit bezieht sich explizit auf den Körper, nachdem die alte Benennung noch allzu sehr auf den Schmitz'schen Leib verwiesen hat.

---

801 Schmitz, Unerschöpflicher Gegenstand, S. 137.

802 Fuchs, Leib, Raum, Person, S. 128.

803 Siehe S. 165f. in dieser Arbeit.

Die Dialektik der *Fragilität* besteht darin, dass der Körper(-Leib) in der Desintegration eine Gegenbewegung zu der bisher reibungslosen Bewegung des Leibkörpers ausführt und insofern mit dieser bricht. Die nun einsetzende Reintegration stellt die Gegenbewegung zur Gegenbewegung dar, das Nein zum Nein – und somit das Ja zur beständigen Interexistenz. So liegt der Sinn einer gemeinsamen Sprache in der vom Körper ausgehenden Gefahr, das Sprechen im Falle von Krankheit oder Verletzung zu verunmöglichen. Die *Alterität* erhellt die gemeinsame Welt der Menschen insofern, als die tendenzielle Entfremdung des Körpers bis zu einem Grad verlaufen kann, wo der betroffene Mensch gegenüber seinen Mitmenschen regelrecht abgesperrt wird. Dahingehend ist ferner die pythagoreisch-platonische Rede vom Körper als Grab der Seele zu lesen.[804] Das Nein zu dieser Isolation ist wiederum das Ja zum vertrauten Mitsein. Dialektische Gestalt hat auch die *Ambiguität*, welche als Widerspruch zu der phänomenalen Einmaligkeit des Leibkörpers verneint wird und so das Ja zum entscheidenden Selbstzugang durch den Anderen bestimmt.

Der so gewonnene Ansatz zur weiteren Annäherung an die Interexistenzialität lässt sich auf folgende Weise zusammenfassen: Die These, dass Hermann Schmitz mit dem leiblichen Spüren eigentlich den tradierten Leib meint, wird anhand der Begriffsgeschichte und des Wortlauts im System der Philosophie belegt. Schmitz zeigt sich nolens volens als ein an Heraklit und Nietzsche orientierter Philosoph des Körpers, welchem er zudem mit absoluten Metaphern aus dem Körper-Seele-Dualismus verhaftet bleibt. Der tradierte Leib durchzieht den gesamten Subtext des Systems, was besonders bei der Beschreibung des Leib-habens, des Weinens und der Schwellung deutlich wird. Im nächsten Schritt erfolgt die Ausdifferenzierung der Negativität qua Körper, wozu die teils von, teils aus Schmitz herausgearbeiteten Momente (Labilität, Fremdheit und Unentschiedenheit) in Verbindung mit dem organismischen Vokabular von Fuchs gesetzt werden. Dabei bezieht sich die Engung auf die Integration zum Leibkörper und die Weitung auf die Desintegration zum Körper-Leib. Im Körper manifestiert sich die Negativität par excellence: Noch nicht tot, doch immer schon gestorben, stört er den integren Leib bei Krankheit und Verletzung, wird zum Fremdkörper und gängelt die eindeutig ganzheitliche Erscheinung des Menschen durch ein Unentschieden zwischen Auflösung und Vereinheitlichung. Schließlich wird die Sinnkonstitution ex negativo auf dialektischem Wege entfaltet, wobei die Momente Labilität, Fremdheit und Unentschiedenheit zugunsten einer stringenteren Form fortan Fragilität, Alterität und Ambiguität lauten. Der Körper-Leib als Gegenbewegung zum Leibkörper wird

---

804 Platon: Gorgias, übers. von Otto Apelt (= Platon. Sämtliche Dialoge, Bd.1), Hamburg 1993, S. 106.

verneint, sodass dieses Nein zum Nein wiederum das Ja zum Mitsein mit den Anderen ist. So liegt der Sinn mitmenschlicher Beständigkeit, Vertrautheit und Vereindeutigung letzten Endes in einer Gefährdung ebendieses Sinns, die von dem körperlichen Forum der Fragilität, Alterität und Ambiguität ausgeht.

4.2 Der Leib als Verschränkung von Negativität und Praxis

Jener Ansatz lässt durchscheinen, dass die anthropologisch-negative Faktizität untrennbar mit der existenziell-praktischen Normativität verbunden ist. Den entsprechenden Aufweis in der Sprache leisten sogenannte *dianoietische Termini*, ein Begriff, der von Thomas Rentsch geprägt worden ist.[805] Dabei handelt es sich um Prädikate mit semantischer und ethischer Seite, zum Beispiel das Leben. Es bedeutet einerseits „Entwicklung. Die Entwicklung eines Lebewesens bezeichnet man als Individualentwicklung oder Ontogenese. Sie ist durch Wachstum und Differenzierung gekennzeichnet. Die Ontogenese beginnt bei vielen Lebewesen mit der Verschmelzung zweier Keimzellen, der Befruchtung. Dabei handelt es sich um einen geschlechtlichen, sexuellen Vorgang."[806] Andererseits erfährt das Leben beispielsweise folgende Bestimmungen:

- Was für ein Leben!
- Sie muss so viel arbeiten. Das ist doch kein Leben mehr.
- Er ist glücklich mit seinem Leben.
- Sie hatte ein gutes Leben.

Analog dazu sind auch Leib und Körper als dianoietische Termini zu verstehen, in deren Grammatik sich die negative Konstitution der Sinnhaftigkeit menschlicher Vollzüge manifestiert. So stehen folgende Redeweisen zunächst im Umfeld des Körper-Leibes:

- Ich werde müde.
- Mein Arm ist eingeschlafen.
- Lass' dich nicht so gehen!
- Wie geht es dir?
- Es tut weh.

---

805 Rentsch, Konstitution, S. 198.

806 Bauer, Ernst Waldemar (Hrsg.): Biologiekolleg, Berlin 1982, S. 291.

„Weitende“ Müdigkeit ist die exemplarische Alltagserfahrung der körperlichen Desintegrationstendenz. Ist ein Körperbereich eingeschlafen, erscheint er wie ein fremdes Anhängsel. Hierher gehört auch die Bezeichnung des Schlafes als Abbild des Todes bei Marcus Tullius Cicero (106–43 v. Chr.).[807] Der Imperativ, sich nicht gehen zu lassen, rekurriert noch deutlicher auf die Auflösung des Körperlichen, des *corpus*. Von diesem soll sich der Adressat nicht gehen lassen. Ebenso zielt die Frage nach dem Wohlergehen eigentlich darauf, wie es uns mit dem corpus ergeht, wie uns der Umgang mit ihm gelingt. Schließlich entspricht der neutrale Personalindikator „Es“ im letzten Satz genau dem lateinischen Neutrum von „corpus“.

Der Körper(-Leib) ist insofern ein dianoietischer Ausdruck, als er sowohl die anthropologische Negativität (Fragilität, Alterität und Ambiguität) als auch die hiervon sinnhaft ermöglichte Praxis einbegreift. Im Radius des Leibkörpers hingegen liegen folgende Formulierungen:

- Ich mache mich frisch.
- Die Bewegung ist mir in Fleisch und Blut übergegangen.
- Jetzt reiß dich mal zusammen!
- Ich bin wohlauf.
- Ich halte mich fit.

Wie sich unschwer erkennen lässt, korrespondieren die für den Körper und den Leib angegebenen Sprachspiele miteinander. Das erste bewegt sich näher am Sinnkonstituens, das zweite näher am Konstituendum. Dabei decken Leibkörper und Körper-Leib gewisse phänomenale Tendenzen – Integration und Desintegration – ab und sind in keinem Fall als dualistische Teile zu verstehen. Insofern belegen dianoietische Termini auch, dass eine Dichotomie von Körper und Leib, Sein und Sollen, Realität und Idealität an der menschlichen Welt vorbeisteuert. Hier liegt der Sinn des auf „engende“ Integration gerichteten Sich-frisch-machens in der schläfrig-zerstreuenden Tendenz des Körpers, für die zahlreiche Ausdrücke geläufig sind: Neben sich stehen, neben der Spur sein, durch den Wind sein et cetera. Wie alles Körperliche *wird* der Betroffene müde, und wie alles Leibliche *macht* er sich frisch. Ist ein Bewegungsablauf in Fleisch und Blut übergangen, zeigen sich die entsprechenden Körperbereiche nicht mehr eingeschlafen, sondern reibungslos integriert. Auf diesen Zustand zielt auch der Imperativ des Sich-zusammenreißens

807 „[…] somnum imaginem mortis […]“ Cicero, Marcus Tullius: Tusculanae disputationes (= The Loeb Classical Library, Bd.18), Cambridge und London 1996, S. 110. Fuchs, Leib, Raum, Person, S. 126.

ab, welcher von jenem des Sich-nicht-gehen-lassens erhellt wird.[808] Die letzten beiden Sätze deuten mit der Aufwärtsbewegung in „wohlauf" und der Anstrengung des Haltens auf die leibliche Integrationsleistung hin.

Allerdings entbehren diese Beispielsätze jeglicher Bedeutung, werden sie nicht im *Sozialkontext* gelesen. So äußert jemand seine Müdigkeit oder kündigt einen kurzen Gang zur Toilette an, um sich einer Verabschiedung von den übrigen Feiernden anzunähern, oder um denselben die Bereitschaft zur weiteren Teilnahme zu signalisieren. Sich nicht gehen zu lassen und sich zusammenzureißen, ist bereits nur als Imperativ geläufig. Dessen Tragweite bleibt bei Schmitz auf ein einziges Alltagsbeispiel beschränkt, das in der sonstigen Neglegenz des kommunikativen Apriori nahezu untergeht.[809] Weiter hebt die Frage nach dem Wohlbefinden auf ein näheres Kennenlernen oder auf konkrete Hilfe ab, und genauso geschieht die Artikulation von Schmerz oder die Bekundung von „Fitness" im Blick auf die Anderen. Die Kontextualisierung der für Leib und Körper exemplarischen Alltagssätze eröffnet der weiteren Interexistenzialanalyse die Perspektive auf das menschliche Leben als Ganzheit von praktischen *Sinnentwürfen* und kommunikativen *Erfüllungsgestalten*.[810] In Bezug auf die obigen Sätze sind folgende Situationen vorstellbar:

- gemeinsames Feiern
- gemeinsames Musizieren
- gemeinsames Treiben von Sport
- ein gemeinsamer Besuch eines Familienmitglieds im Krankenhaus
- ein Gespräch zwischen Arzt und Patient

Sein und Sollen, Sinnentwurf und Erfüllungsgestalt sind untrennbar: Dem Feiern, Musizieren, Sport treiben, Besuchen und Untersuchen sind die Erfüllungsrichtungen auf die jeweiligen Mitmenschen bereits zugehörig. Die Mitte aller Situationen der menschlichen Welt markiert stets der Leibkörper als Verklammerung von Sinn, Erfüllung und Negativität. In spezifischem Abgleich mit den Momenten der Fragilität, Alterität und Ambiguität stehen diese Sätze:

- Du bist ein echter Freund.
- Wir kennen uns gut.
- Er ist ein ganzer Kerl.

808 Siehe S. 45 in dieser Arbeit.
809 Schmitz, Leib, S. 327.
810 Rentsch, Konstitution, S. 229. Siehe S. 141 in dieser Arbeit.

Eine dauerhafte Freundschaft erhellt sich im Blick auf den im Körper-Leib manifesten Modus des Zerbrechens. Der Fremdkörper beherbergt den Sinn einer tiefen Kenntnis voneinander, und eine integre sowie starke Erscheinung als „ganzer Kerl" rekurriert auf die Ambiguität als schillernde Zweideutigkeit von Einheit und Auflösung. Also lässt sich Interexistenz im Kern als ein *Sein zu den Anderen* fassen, welches über das Sein zum Tode bei Heidegger hinausgeht. Dessen Hauptdefizite liegen im Konfundieren von bedingender Interexistenz und bedingter Existenz im Mitsein mit Anderen sowie in der Nivellierung der vielfältigen Relationen im Man.[811]

Dahingehend ist eine weitere Vorbereitung dieses Konzepts zu entfalten: Die anthropologisch-praktische Lesart des „Weg!"-Impulses von der Enge in Schmitz' System der Philosophie.[812] Die Enge, nunmehr als Chiffre der organismischen Integration verstanden[813], besteht nur in der Störung durch „weitende" Desintegration und vice versa. Der Impuls weg von der Enge wird somit gleichbedeutend mit dem Impuls weg von der Weite. Dieser ist treffender als *Expuls* zu bezeichnen: Wo sich in der Grau-samkeit zwischen Leib und Körper, Leben und Materie auf Dauer nichts Eindeutiges instantiieren lässt, manifestiert sich eine Sinnbewegung zum Anderen. Schmitz' „Weg!"-Impuls meint also eigentlich die Sinnkonstitution des Seins zu den Anderen aus Fragilität, Alterität und Ambiguität heraus.[814] Wir verlassen uns insofern aufeinander, als dass der Andere das individuierende Exzentrum des Einen ist.

Über die leibliche Verschränkung von Negativität und Praxis bleibt folgendes festzuhalten: Sie lässt sich in der menschlichen Sprachwelt anhand der dianoietischen Termini aufweisen, wobei es sich um Ausdrücke mit sowohl anthropologisch-faktischer als auch existenziell-normativer Seite handelt. Auf letztere bezieht sich beispielsweise der Satz „Das ist doch kein Leben mehr!", während derselbe Ausdruck in einem Lehrbuch der Biologie als Entwicklung, Fortpflanzung et cetera definiert wird. So gewähren auch die janusköpfigen Termini Leib und Körper Einsicht in die untrennbare Verklammerung von Anthropologie und Ethik, Sein und Sollen. Dabei tendieren die Reden von Müdigkeit, Schlaf, Sich-gehen-lassen, Ergehen und Schmerz zum phänomenalen Aspekt des

---

811 Heidegger, Sein und Zeit, S. 128 und S. 253.

812 Siehe S. 65 in dieser Arbeit.

813 Demnach stünde Schmitz' primitive Gegenwart für die einmalige Ganzheit des Leibkörpers.

814 Auch Ein- und Ausleibung sind auf diese Weise umzudeuten. Siehe S. 119 in dieser Arbeit.

Körper-Leibes, während die Reden von Frische, Bewegung, Sich-zusammenreißen, Wohlergehen und „Fitness" das leibkörperliche Spektrum auffächern. Diesseits verfehlter Verdoppelungen der menschlichen Grundsituation zeigt sich, dass der allen Fachsprachen vorangehende Alltag den Leib bereits mit willkürlichem Handeln und den Körper mit unwillkürlich Gewordenem verbindet: Ich werde müde und lasse mich gehen, ich mache mich frisch und reiße mich zusammen. Die soziale Kontextualisierung dieser Redeweisen eröffnet eine Perspektive auf die Praxis als Ganzheit von Sinnentwürfen und Erfüllungsgestalten, in deren Mitte der Leib steht. Seine Erfüllungsrichtungen schließen den Anderen immer schon mit ein. – An die Stelle von Heideggers Mitsein, das von einer thanatologischen Engführung verdunkelt ist, wird ein Sein zu den Anderen formuliert. Dahingehend erfährt eine weitere Vorbereitung aus dem Schmitz-Kapitel ihre Entfaltung: Der Impuls weg von der Enge meint eigentlich die Sinnkonstitution der praktischen Vernunft durch die anthropologische Negativität. Die Reden von echten Freunden, gutem Sich-kennen untereinander oder einem „ganzen Kerl" erhellen sich letzten Endes in den Momenten der Labilität, Alterität und Ambiguität.

4.3 Eine nähere Beleuchtung der Sinnkonstitution: der Leib als Transzendenz

Der Begriff der *Transzendenz* (lat. transcendere - hinübergehen, überschreiten) trägt seit der Antike eine doppelte Bedeutung: das Übergeordnete und der an diesem orientierte Vorgang des Überschreitens. Diese zweifache Ausformung geht auf Platon zurück, der besonders in seinem Höhlengleichnis sowohl den transzendenten Charakter der Ideen als auch den Aufstieg zu ebendiesen beschreibt.[815] Nachdem Aristoteles das metaphysische Prinzip des bewegenden Unbeweglichen auf den Weg gebracht hatte[816], gelangte die platonische Reflexion der Transzendenz im Neuplatonismus zu einem ersten Höhepunkt: Plotin konzipiert den Rückgang in die Innerlichkeit zugleich als einen Übergang zur All-Einheit.[817] Der neuplatonisch-absolute Transzendenzgedanke fand über das Philosophem des Selbstüberstiegs bei Augustinus[818], ferner über die Schriften des Pseudo-Dionysius

---

815 Platon, Der Staat, S. 269–273.

816 Aristoteles: Metaphysik. Schriften zur Ersten Philosophie, übers. von Franz Schwarz, Stuttgart 2007, S. 313f.

817 Tornau, Christian (Hrsg.): Plotin. Ausgewählte Schriften, Stuttgart 2001, S. 161f.

818 Augustinus, Bekenntnisse, S. 403.

Areopagita (6. Jh. n. Chr.), Eingang in das Mittelalter. Hier ist es Nikolaus von Kues, der jenen Gedanken noch über den aristotelischen Satz vom ausgeschlossenen Widerspruch hinausführt und damit die letzte Spitze der (neu-)platonischen Dimension von Transzendenz markiert. Seine Lehre vom Zusammenfall der Gegensätze besagt, dass „das absolut Größte in absoluter Aktualität alles ist, was sein kann, und zwar derart frei von irgendeiner Art des Gegensatzes, daß im Größten das Kleinste koinzidiert, darum ist das absolut Größte gleicherweise erhaben über alle bejahende und verneinende Aussage."[819] Im Spätmittelalter kam es zudem zu einer systematischen Entfaltung der Lehre von den Transzendentalien, welche von Platon, Aristoteles, Plotin und Augustinus bereits ansatzweise thematisiert worden waren: das Seiende, das Eine, das Wesen, die Andersheit, das Wahre, das Gute und das Schöne. Über Francisco Suárez (1548–1617) wurden diese Termini in der Metaphysik des 17. und 18. Jahrhunderts rezipiert, als Immanuel Kant der bisher rein grammatischen Differenz zwischen Transzendentem und Transzendentalem eine sachliche Wendung gab. Als transzendental bezeichnet er das jeder Erfahrung apriorisch Vorgelagerte, während die jegliche Erkenntnis überschreitenden, weder beweis- noch widerlegbaren Begriffe transzendent sind.[820] Karl Marx (1818–1883), Friedrich Nietzsche und Sigmund Freud arbeiteten sich als angebliche Überwinder der Transzendenz implizit doch an ihr ab und verlagerten sie im Nachhall von Hegels Konstitutionsanalysen lediglich auf die Felder einer Befreiungsgeschichte, eines Übermenschen und eines Unbewussten. Auf dem Pfad dieser Autoren bewegt sich auch noch Hermann Schmitz. Einerseits folgt sein Text einer durchgehenden Leugnung der Metaphysik; diese nähre sich von einer Übertragung der Leiblichkeit an „Objekte der intellektuellen Phantasie"[821], und das hesychastische Gebet ziele beispielsweise auf maßlose Weitung des Leibes statt auf eine Begegnung mit Gott.[822] Nachdem er auf diese Weise im Buch über den Leib die gesamte Theologie auf das eigenleibliche Spüren reduziert hat[823], lässt sich Schmitz gegen Ende seines Systems der Philosophie sogar zu einem „Gedankenexperiment auf phänomenologischer Grundlage"[824] hinreißen, das die Eschatologie „ohne Rücksicht auf Gott"[825] erschließen soll. Überhaupt sei im Zuge seiner Leibphänomenologie „alle

819 Kues, Nikolaus von: Die belehrte Unwissenheit, übers. von Paul Wilpert, Hamburg 1979, S. 19.
820 Kant, Kritik der reinen Vernunft, S. 335f.
821 Schmitz, Leib, S. 578.
822 Ebd., S. 189.
823 Ebd., S. 312f. und S. 333.
824 Schmitz, Aufhebung der Gegenwart, S. XII.
825 Ebd.

spekulative Theologie radikal abgebaut"[826] worden. Der Umstand, dass die Sachregister der fünf Bände des Systems der Philosophie des Transzendenzbegriffes entbehren[827], ist nur allzu bezeichnend für diesen Duktus. Andererseits lässt sich dem Subtext von Schmitz durchaus eine Metaphysik der Gegenwart und des Gefühls ablauschen, die am Ende der Sackgasse einer übersteigerten Verleiblichung Husserls steht.[828] Somit wird die Transzendenz erneut lediglich verlagert, und dies in Form eben jener Neuauflage des Cartesianismus, die sich auf ein „Terreor" anstelle eines „Cogito" kapriziert und das Transzendente gewissermaßen in der Tiefe der Gegenwart sowie in der Höhe des Gefühls ansiedelt.

Auch wenn sich das Verhältnis von Fuchs und Schmitz im Laufe der Analyse als das naher Geistesverwandter herausgestellt hat[829], divergieren sie doch in ihren Positionierungen gegenüber jenem Erbe erheblich voneinander. Während das System der Philosophie dem Irrtum einer totalen Ablösung von der Tradition aufsitzt und der platonischen Ideenlehre die „Entdeckung der Sachverhalte"[830] als kongenial entgegenhält, übernimmt Fuchs von Robert Spaemann die enzyklopädische Grundausrichtung des Ritter-Kreises und operiert offen mit dem Terminus der Transzendenz. Wie sein Lehrer beschreibt Fuchs damit das Personsein im Wesentlichen als ein Hinausgehen über das Gegenständliche hin zum Anderen.[831]

Doch am Weg dieser Rekonstruktion liegt eine Frage, welche die Überführung der Transzendenz in die phänomenologische Betrachtung zu gängeln scheint: Führt dieser Begriff nicht den metaphysischen Hof von Reduktionismus und Dualismus unweigerlich mit sich und steht so dem von der Phänomenologie angestrebten Holismus entgegen? Diese durchaus berechtigte Frage wird im Folgenden relativiert, um die Transzendenz als *heuristisches Hilfsmittel* zu erhalten. Erstens beruht die weitere Annäherung an die Interexistenzialität auf einem Verständnis von Phänomenologie, welches das Bewusstseinsparadigma Husserls bei Weitem sprengt, indem es die Frage nach der menschlichen Grundsituation in den Mittelpunkt stellt. In diesem Sinne ist Phänomenologie kein exklusiver Einzelsektor,

826 Schmitz, Aufhebung der Gegenwart, S. 22.

827 Ders., Gegenwart, S. 474. Ders., Leib, S. 620. Ders., Der Leib im Spiegel der Kunst, S. 309. Ders., Der leibliche Raum, S. 511. Ders., Gefühlsraum, S. 539., Ders., Rechtsraum, S. 739. Ders., Das Göttliche und der Raum, S. 718. Ders., Wahrnehmung, S. 271. Ders., Person, S. 607. Ders., Aufhebung der Gegenwart, S. 229.

828 Siehe S. 126 in dieser Arbeit.

829 Siehe S. 177 ebd.

830 Schmitz, Das Göttliche und der Raum, S. 491.

831 Spaemann, Personen, S. 76f. Fuchs, Leib, Raum, Person, S. 15.

sondern philosophische Anthropologie.[832] Zweitens gilt – und dies dürfte mit der obigen Autorenpalette deutlich geworden sein –, dass die gesamte abendländische Philosophie ohne Metaphysik, ohne Transzendenz, überhaupt nicht denkbar ist.[833] Damit wird der Horizont jener Fragestellung so weit geöffnet, dass einerseits die rationalistische Metaphysik Descartes' mit ihrem Reduktionismus und Dualismus eine exemplarische Negativfolie der anthropologischen Betrachtung bleibt, und dass andererseits diese Betrachtung die Transzendenz als einen traditionsgemäßen Reflexionsbegriff einbezieht, der sich diesseits des Cartesianismus exzellent zur *Explikation von Sinn* eignet.

Für die Praktikabilität einer näheren Beleuchtung der Sinnkonstitution mit Hilfe des Transzendenzbegriffes ist ein vertiefender Rekurs auf die *Grenze* indispensabel. Schmitz schreibt das leiblich Spürbare in der Grenzenlosigkeit fest und bewegt sich gerade hierdurch weiterhin in seinem Isolationismus des Leibes.[834] Denn mit Hegel kann es ohne Grenze keinen Überschritt geben. Fuchs, welcher dieser dialektischen Perspektive nicht mehr enträt[835], führt die Begegnung über die körperliche Grenzziehung zumindest aus dem diffusen Bannkreis von Schmitz' übergreifendem Leib in eine wechselseitige Realität.[836] Die Dialektik der Grenze liegt darin, dass sie mit dem Entzug zugleich den Bezug herstellt, dass sie in begrenzender Entzogenheit zugleich eine entgrenzende Bezogenheit antizipiert. Transzendenz bedeutet hier Grenzüberschreitung – diesseits metaphysischer Über- und szientistischer Unterbestimmung. Nun stellt aber die *Begrenztheit* von der Hautgrenze über die Endlichkeit der Handlungen bis zur Sterblichkeit den omnipräsenten und ubiquitären Manifestationsmodus der Negativität dar, aus welcher Sinn erst entspringt. Dieser explizierende Rückgang auf den Grenzbegriff erlaubt also folgende Festlegung für den weiteren Verlauf der Annäherung an die Interexistenzialität: Die Negativität als Grenze ist die Möglichkeitsbedingung von Sinn, die Transzendenz als Grenzüberschreitung ist der Grund von Sinn.[837]

Ein sehr plastischer und lautmalerischer Charakter eignet dem Transzendenzbegriff. Er suggeriert ein Denken „von a nach b", ein sukzessives Fortschreiten, etwa auf dem platonischen Weg vom Körper zu den Ideen. Da wir überhaupt vom

---

832 Rentsch, Heidegger und Wittgenstein, S. 237.

833 Ders.: Transzendenz und Negativität, Berlin 2011, S. 202.

834 Siehe S. 156 in dieser Arbeit.

835 Dass es dem System der Philosophie gänzlich an Hegels Dialektik fehlt, ist bereits angemerkt worden. Siehe S. 12 und S. 23 in dieser Arbeit.

836 Siehe S. 160 ebd.

837 Rentsch, Konstitution, S. 189. Ders., Transzendenz und Negativität, S. 211.

Cartesianismus noch bis in die Grammatik hinein geprägt sind, die Analyse aber nach Husserl und Schmitz nicht erneut in der Konstruktion „Von mir zum Anderen“ landen darf, sei an dieser Stelle einem eventuellen Missverständnis vorgebeugt: Die nun folgende Analyse von drei Transzendenzmomenten stellt keine – horribile dictu – Soziogonie dar, sondern Aspekte der Sinnhaftigkeit *in* der menschlichen Welt.

Das *erste Transzendenzmoment* bezieht sich auf die Zeugung. In ihr ist die Gemeinsamkeit von Sprache, Welt und Leben mit der Leiblichkeit verschränkt. Bei einer theologisch-anthropologischen Lesart der Bibel als narrative Vergegenwärtigung menschlicher Lebenssituationen lassen sich die alltagssprachlichen Reden des Bekommens oder In-die-Welt-Setzens von Kindern mit den biblischen Motiven von Schöpfung und Kreatürlichkeit vereinbaren. Sowohl das alttestamentarische „Es werde Licht!“[838] als auch das neutestamentliche „Das Wort ward Fleisch[.]“[839] sind hier zu nennen. In den konkreten Lebenssituationen gestaltet sich die Negativität der Grenze als ein Noch-nicht von Kindern: Ein kulturelles Skript verbietet die Zeugung unter gewissen Umständen, der Embryo stirbt noch in der Gebärmutter, oder ein Geschlechtspartner ist schlichtweg zeugungsunfähig. Aus der Nichtigkeit menschlichen Lebens kommt dem Etwas erst Sinn zu. Dabei entzieht die Grenze begrenzend das Etwas und bezieht sich entgrenzend auf dieses. Die Transzendenz von der Nichtigkeit zum Kind ist der Grund des Sinns von Zeugung. Diese nimmt in der Ganzheit des menschlichen Lebens einen praktischen Sinnentwurf ein, wobei die leibkörperliche Vereinigung als kommunikative Erfüllungsgestalt gelten darf. Dass das theologische Nichts immer schon zur Setzung von Allem hin überschritten ist, belegt die Bibel mit der prinzipiellen (nicht historischen!) Formel „im Anfang“. Nicht umsonst lautete Martin Luthers (1483–1546) Antwort auf die Frage nach Gottes Handeln vor der Schöpfung, er sei an die Elbe gegangen, Ruten zu pflücken, um diejenigen zu verprügeln, die solche dummen Fragen stellen.

Im Spannungsfeld von Körper und Leib ist das *zweite Transzendenzmoment* zu verorten. Unter der Signatur von Fragilität, Alterität und Ambiguität[840] verhält sich das Körperliche als unbewusste und teilbare Materie diametral zu den bewussten und unteilbaren Vollzügen der Leiblichkeit in Sprache, Wahrnehmung und Handlung. Zur Verdeutlichung sei der Leibkörper eines jungen, gesunden Fußballspielers, der in seinen Bewegungen aufgeht, dem Körper-Leib eines alten,

---

838 1. Mose 1,3.

839 Joh 1,14.

840 Siehe S. 187f. in dieser Arbeit.

krebskranken Patienten, der zudem von einer Querschnittlähmung betroffen ist, gegenübergestellt. Die These von Schmitz' leiblichem Spüren als tradiertem Leib[841] hat gleichsam „Heraklits Vision des fruchtbaren Streits“[842] zwischen Engung und Weitung auf die Ebene von leibkörperlicher Integration und körper-leiblicher Desintegration heruntergebrochen. Dieses Begriffspaar geht auf den von Aristoteles inaugurierten Holismus einer Vereinheitlichung des Körpers durch die Seele zurück; aus dem Leib-Seele-Problem ist eine Körper-Leib-Konstellation geworden. In den empirischen Wissenschaften der Biologie und Chemie lässt sich Integration-Desintegration als Negentropie-Entropie und Organik-Anorganik aufweisen. Par excellence stellt das Körperliche ein Forum der Negativität dar, da es dem Leiblich-Lebendigen die Grenze bloßer Gegenständlichkeit zieht. Sie ist zunächst ein factum brutum, ein opakes Überhaupt-etwas. Ein besonders drastisches Zeugnis von diesem liefert Giordano Bruno (1548–1600): Der „Materiosoph“[843] verharrte innerhalb des Körperlichen und setzte sich letztlich einer apersonalen Konsequenz aus, die zu seiner Verurteilung durch eine Kirche führte, welche sich um die Person Jesu Christi gebracht sah. Doch der Dialektik gemäß ist mit der begrenzenden Entzogenheit des Körpers in Fragilität, Alterität und Ambiguität immer schon die entgrenzende Bezogenheit auf den Leib verbunden. Dieser integriert den Körper in das Ganze und hat ihn genau in diesem Sinne: Der materielle Gegen-stand bedeutet das leibliche Haben des Körper-Objekts. Denn genauso, wie die leibliche Einheit nur durch das Einbegreifen des Fremdkörpers verstehbar wird, erhellt sich auch die Habe erst im Ausbleiben der Zugehörigkeit. Also ist hier die Negativität qua Materie das Apriori des Sinns eines Körper habenden Leibseins, wobei sich der transzendente Sinngrund im Überschreiten der Grenze vom Teilbaren zum Unteilbaren, von Auflösung zu Einheit, vom Auge zum Blick fassen lässt. Auf kommensurable Weise schreibt Spaemann über das Selbstsein als das „Woraufhin der Transzendenz aller Gegenständlichkeit“[844], und Fuchs erblickt in den „Erfahrungen der Negativität meines Körpers [...] indirekte Hinweise auf die transphänomenale Welt“[845].

Erst vor einem holistischen Horizont wie diesem lassen sich die reflexiven Leistungen von Hermann Schmitz und Thomas Fuchs angemessen würdigen. Beide folgen in ihren Analysen zum Leib dem Paradigma der Unteilbarkeit, wobei

---

841 Siehe S. 179 in dieser Arbeit.

842 Schmitz, Leib, S. 90.

843 Samsonow, Elisabeth von (Hrsg.): Giordano Bruno, München 1995, S. 10.

844 Spaemann, Personen, S. 76.

845 Fuchs, Leib, Raum, Person, S. 136.

sich Schmitz durch die Präzisierung des Spürbaren zur Leibinsel und Fuchs sich durch die Bündelung des Gefühlten in der Resonanz auszeichnet. In „Leib, Raum, Person“ ist der Resonanzkörper ein Klammerbegriff sowohl für die Leib-Körper- als auch für die Leib-Gefühl-Korrespondenz.[846] Anhand dieser methodischen Ordnungsprinzipien[847] werden im Folgenden jene Synthesen von Leib und Körper beleuchtet, welche im Zuge von Schmitz’ Isolationismus unter Ausbleiben der Dialektik verdunkelt worden sind – ein Schritt, der neben einer Herausarbeitung der Negativitätsmomente und einer Einbettung des „Weg!“-Impulses ebenfalls im Kapitel über den Kieler Philosophen vorbereitet worden ist.[848] Dabei liegt der Zusammenhang mit dem zweiten Transzendenzmoment darin, dass ein reibungsloses *Korrespondenzgeschehen* nur vor dem Hintergrund einer weitestgehenden Integration des Körperlichen in das Leibganze zu betrachten ist.

Hermann Schmitz zementiert seinen leiblichen Isolationismus mit dem Philosophem der Negation von Organempfindungen, hergeleitet aus dem Widerspruch zwischen teilbarem Körperorgan und unteilbarem Leibempfinden. Teilbar ist das Körperliche ohne Zweifel; übersehen wird hier nur, dass es im Zustand der Gesundheit in der leiblichen Ganzheit aufgeht und abseits von Krankheit, Verletzung oder Operationssälen höchstens an Ausscheidungen auffällt. Die Abweisung der Organempfindungen, welche auch nach Soentgen ihre Berechtigung in einer Art latentem Erkennen haben[849], zieht dem System der Philosophie eine sprachliche Grenze, an der es nur allzu deutlich scheitert: So sei die Änderung im Ausmaß des männlichen Geschlechtsorgans „nur eine äußerliche, obzwar passende und sinngemäße, Entsprechung zu dem, was hier als leibliches An- und Abschwellen erlebt wird.“[850] Das Zugeständnis in dem Wörtchen „obzwar“ ist systematisch als Korrespondenzgeschehen zu amplifizieren. Der leiblich spürbaren Anschwellung entspricht die voluminöse Vergrößerung des sich mit Blut füllenden Schwellkörpers, und dessen Verkleinerung korrespondiert mit einem Erleben des Abschwellens. Nach Fuchs ist dies als ein isomorphes Verhältnis zu kennzeichnen.[851]

Wie das Beispiel der Erektion lassen sich noch weitere Fälle entfalten, die von Schmitz freilich als syntopische Quisquilien verkannt worden sind: Die Leibinselbildung der Oberarmgegend korrespondiert isomorph mit der Vergrößerung des

846 Siehe S. 147 in dieser Arbeit.
847 Siehe S. 139 ebd.
848 Siehe S. 47, S. 51 und S. 65 ebd.
849 Soentgen, Verdeckte Wirklichkeit, S. 61f.
850 Schmitz, Leib, S. 91.
851 Siehe S. 139 in dieser Arbeit.

Bizeps- oder Trizeps-Muskels beim Heben oder Ziehen einer Last.[852] Bei Angina pectoris hat die leibliche Regung des Schmerzes in der Gegend von Brust, Schulter und Oberarm ihr Pendant im Verkrampfen der dortigen Muskeln aufgrund von Durchblutungsmangel.[853] Dieser stellt als drohendes Absterben von Zellgewebe eine Desintegration dar, welcher der lebendige Organismus mit einer schmerzhaft-engenden Reintegration begegnet, die sich zudem in der Handgebärde des Drückens oder Haltens an der betroffenen Stelle visualisiert. Das heißt, der Schmerz ist entgegen Schmitz durchaus ein „Wachthund der Gesundheit"[854] und mit Fuchs „der Preis, den das Leben für seine Innenordnung oder Negentropie gegenüber der physikalischen Welt entrichtet."[855] Darüber hinaus lassen sich die im System der Philosophie dargelegten Verbindungen zwischen Kopf- und Brustbereich sowie zwischen Kopf- und Zwerchfellgegend getrost in Korrespondenz mit den Nervenzellen von Gehirn, Herz und Bauch setzen.[856] Für die von Freud thematisierte orale und anale Zone als Leibinseln, zwischen denen wir uns laut Soentgen wie ein „Wurm"[857] erleben, gilt schließlich wieder der isomorphe Modus wechselseitiger Entsprechung: Weitung und Engung der Analgegend sind Dehnung und Zusammenziehung des Schließmuskels, und das An- oder Abschwellen der Lippen ist als – gewiss nur in Nuancen erlebbare – Schwellung oder Spannung der Mundgegend präsent.[858] Spätestens jetzt wird deutlich, dass sich engende Integration und weitende Desintegration über ein Gesundheit und Krankheit gleichermaßen einbegreifendes Spektrum erstrecken. So stellt eine Erektion gewiss keine Entzweiung im Körper-Leib dar, und doch vollzieht sie analog zu kranken Körperbereichen eine Hervorhebung des Geschlechtsorgans bis zum Schmerz. Diese Diffusion manifestiert sich noch deutlicher in einer weitaus gewohnteren Alltagssituation: Trotz des Weitungserlebens ist die Müdigkeit per se nicht krankhaft, aber wer zu lange schläft, erntet von den Anderen zumeist den Imperativ, sich nicht so gehen zu lassen – ein Widerhall des ciceronischen Diktums oder der Redewendung vom Müßiggang als Anfang aller Laster.[859] Integration und Desintegration sind also nicht als isolierbare Vorgänge misszuverstehen, sondern als Tendenzen mit Myriaden von Nuancen. Ebenso werden Leib und Körper zugunsten

852 Schmitz, Leib, S. 55.
853 Ebd., S. 292.
854 Ebd., S. 337.
855 Fuchs, Zeit-Diagnosen, S. 39.
856 Schmitz, Leib, S. 293f.
857 Soentgen, Verdeckte Wirklichkeit, S. 26.
858 Schmitz, Leib, S. 284 und S. 316.
859 Siehe S. 189 in dieser Arbeit.

der Begriffsarbeit auseinandergezogen und sind in Wirklichkeit unlösbar ineinander verschränkt. Selbst an dem gänzlich Körper gewordenen Leichnam findet der Gerichtsmediziner noch zahlreiche Spuren der leiblichen Interexistenz. Somit ist es nicht nur die obige Entfaltung der Leib-Körper-Korrespondenz aus dem System der Philosophie, mit welcher Schmitz' ontologische Trennung zwischen einer Anatomie des Körpers und einer Topographie des Leibes obsolet wird.

Immer deutlicher tritt hervor, dass mit den geweckten Potenzialen einer Leib-Körper-Einheit im System der Philosophie gleichsam ein Aufweis des zweiten Transzendenzmoments in der *Alltagssprache* induziert wird. Nachdem sich Fuchs' Korrespondenzbegriff als Schlüssel zur Ausdifferenzierung des Leibkörpers erwiesen hat, orientiert sich auch jener Aufweis an folgender Begrifflichkeit in „Leib, Raum, Person":

> Leib und Körper lassen sich […] verstehen als gegenwärtiges Leben einerseits und sedimentiertes Gewordensein andererseits […] So oszilliert die Leiblichkeit in der Polarität von […] „tragendem" und widerständigem, „trägem" Leib – von Leib und Körper.[860]

Demnach kommen dem Körper Schwere, Trägheit und das zentrifugal-widerständige Verhalten der Materie zu, die über Fragilität, Alterität und Ambiguität von ihrer leiblichen Integrationsmitte abdriftet. Hierin liegt ferner ein weiteres Argument für die Übersetzung des von Schmitz einseitig ausgerichteten Leibes[861] in den physischen Körper. Mit Heidegger gelesen, bedeutet die Ent-fernung des Körpers seine Nähe zum integren Leib, dem somit das Zentripetale, Tragende und Leichte zuzuordnen ist. Weiterhin bergen die zitierten Zeilen, dass die Negativität nicht als Totgeburt innerhalb des Lebendigen zu begreifen ist, sondern als Proprium des Körperleibes. Die folgenden Sätze vertiefen die Reden rund um den Leibkörper[862] und verankern das zweite Transzendenzmoment explizit in der menschlichen Grundsituation:

- Jeder Mensch muss irgendwann sterben.
- Wir sind am Leben geblieben.
- Sie ist sanft entschlafen.
- Habt ihr etwa miteinander geschlafen?
- Er geht schon auf Zahnfleisch und droht die Nerven zu verlieren.
- Jetzt die Zähne zusammenbeißen und nicht die Nerven verlieren!

---

860 Fuchs, Leib, Raum, Person, S. 124 und S. 126.

861 Siehe S. 124 in dieser Arbeit.

862 Siehe S. 188f. ebd.

- Nur zähneknirschend haben seine Kinder ihm gehorcht.
- Da ging ihm das Herz auf!
- Mir werden die Knie weich.
- Stehe deinen Mann!
- Du bist ja nur noch Haut und Knochen.
- Wir bringen dich schon wieder auf die Beine.

Die Gegenüberstellung der ersten beiden Sätze besagt einerseits den Muss-Zwang des Sterbens, die letzte Unverfügbarkeit des Körperlichen, andererseits das Am-Leben-bleiben als leibliches Integrationsgeschehen. Der Begriff „Leib" ist mit „Leben" verwandt, und „Tod" mit „Taubheit". Dies entspricht dem corpus als bewusstloser Körper-Leichnam, der immer schon gestorben ist und zu Lebzeiten nur bis zu einem gewissen Grad „einverleibt" werden kann. Das Skelett bleibt die finale Vergegenwärtigung der Materie, welche sich sowohl in Hamlets Monolog angesichts des Totenschädels von Yorick[863] als auch in der buddhistischen Totenkopfmeditation findet.

Das nächste Satzpaar hebt erneut auf die ciceronische Verbindung von Schlaf und Tod ab: Jede Nacht unseres Lebens liegen wir, bis wir eines Tages nicht mehr aufstehen und vollends ent-schlafen. Dies ist auch mit Ciceros Diktum von der Gemeinsamkeit des Todes für alle Lebensalter gemeint.[864] Allerdings überschneidet sich die mortale Signatur des Schlafes mit einer leiblichen Reintegrationstendenz, die in das extrem lebendige und von etlichen Mitmenschen erfüllte Traumerleben mündet. Auch hier manifestiert sich der Leib als Mitte der kommunikativen Realität. „Traum" stammt von „trauma" (τραύμα, dt. Wunde) ab; Träumen behandelt gewissermaßen die Wunde der abbildlichen Todesgegenwart, und in eben diesem Sinne sind Thanatos, Gott des Todes, und Hypnos, Gott von Schlaf und Traum, Brüder. Die Umschreibung des Geschlechtsverkehrs als ein Miteinander-schlafen trifft den bewussten leiblichen Vollzug mit seiner maximalen Integration des Körpers einerseits („miteinander") und den Orgasmus als Moment körperlicher Entzogenheit andererseits („schlafen"). Diese janusköpfig fließenden Nuancen zwischen Leib und Körper vergegenwärtigt die Bibel mit der Stelle „Denn Liebe ist stark wie der Tod und Leidenschaft unwiderstehlich wie das Totenreich."[865]

---

863 Shakespeare, William: Hamlet, übers. von August Wilhelm von Schlegel, Stuttgart 1987, S. 107.

864 „[...] mortem omni aetati esse communem." Cicero, Marcus Tullius: De senectute (= The Loeb Classical Library, Bd.20), Cambridge und London 1996, S. 80.

865 Hld 8,6.

Schon der platonische Mythos vom Kugelwesen greift die Problematik auf[866], sodass bis zur Stunde der Literalsinn von „Sex“ das „Schneiden“ (lat. secare) ist und die Ethymologie des Geschlechts das Schlachten beinhaltet.

Die vier Sätze in der Mitte der Auflistung lassen sich insofern auf das zweite Transzendenzmoment zurückbeziehen, als sie die Zähne dem Körper, die Nerven dem Leib-Körper-Gleichgewicht und das Herz dem Leib zuordnen. Gegen das Auf-leben markiert das Gehen auf Zahnfleisch eine Abwärtsbewegung zur desintegrativen Ebene des Heruntergekommenen: „Was ist das nur für ein heruntergekommener Mensch!“ Ihm droht der Verlust der Nerven, das heißt, des leiblichen Einheitsbefindens bis hin zur Panik. Hier verhält sich die Alltagssprache durchaus kommensurabel zu der metaphysisch-traditionellen Verortung der Materie in einem Unten und des Geistes in einem Oben. Mit ihrer starren Verankerung und ihrem Schmelz als härtestem Stoff im Organismus sind die Zähne geradezu Exponenten des Körpers. Dessen Gewordenheit verdeutlicht der Zahn der Zeit, und nicht zu Unrecht sieht Schmitz in den leiblich spürbaren Mundbereichen „für einander beinahe Fremdkörper, etwa Zähne, Gaumen und Kiefer für Zunge und Lippen, die als Leibesinseln wichtigsten Teile der Mundzone.“[867] Denn im Gegenzug visualisieren die beweglichen und weichen Lippen die leibliche Integrationstendenz, welche bis zu einem knirschenden Zusammenbeißen der Zähne vordringen kann. Im Aufgehen des Herzens wird die suggerierte Aufwärtsbewegung dieser Vereinheitlichung nochmal besonders deutlich. Fernerhin kann das Gähnen als Entstaltung des geschlossenen Leibgesichts zur Zähne zeigenden Körperfratze als Beginn der platonischen Verurteilung des Körpers gelesen werden. Überhaupt schreckt die antike Philosophie vor einer Tiefenreflexion der Unendlichkeit zurück, da ihr diese gleichbedeutend mit der rein materiellen Gestaltlosigkeit gilt. Den desintegrativ-entstaltenden Grundzug des Körperlichen zeichnet besonders die exzessiv-monströse Literatur von Howard Phillips Lovecraft (1890–1937) nach.[868]

In den letzten vier Redeweisen treten zentrifugale Auflösung und zentripetale Vereinheitlichung noch einmal deutlich zu Tage. Im Weich-werden der Knie

---

866 Platon: Symposion, übers. von Otto Apelt (= Platon. Sämtliche Dialoge, Bd.3), Hamburg 1993, S. 26–32.

867 Schmitz, Leib, S. 318.

868 „The Thing cannot be described – there is no language for such abysms of shrieking and immemorial lunacy, such eldritch contradictions of all matter, force, and cosmic order.” Zit. nach: Airaksinen, Timo: The Philosophy of H. P. Lovecraft. The Route to Horror (= Ginsberg, Robert (Hrsg.): New Studies in Aesthetics, Bd.29), New York 1999, S. 110.

kündigt sich der träge Fall des Körpers an, gegen den sich der Imperativ zum leiblich-tragenden Stehen richtet. Wer nur noch Haut und Knochen ist, dem fehlt der über Essen und Trinken laufende Metabolismus mit seiner Umwelt, wie er für den Erhalt des Leibkörpers unabdingbar ist. Wieder auf die Beine gebracht zu werden, heißt analog zum Aufleben, wieder in der leibkörperlichen Homöostase stehen zu können. In diesem Sinne ist der Satz, Essen und Trinken halte Leib und Seele (hier: Körper und Leib) zusammen, äußerst treffend. Darüber hinaus bleibt im Blick auf das Stehen, Gehen und Stürzen die Analyse von Erwin Straus zu nennen, auf welche sich Fuchs' Begrifflichkeit von tragendem Leib und trägem Körper zurückführen lässt: Der gehende Mensch „bewegt sich so, daß der Körper vorgeschwungen wird. Dem Schwerpunkt wird für einen Augenblick die Unterstützung entzogen. Das vorgestreckte Bein ist es, das den drohenden Fall aufzufangen hat [...] Unser Gehen ist eine Bewegung auf Kredit."[869]

Somit ist das zweite Transzendenzmoment mit Hilfe des Korrespondenzbegriffes auf das System der Philosophie angewandt sowie anhand des Begriffspaares von tragendem Leib und trägem Körper in der Alltagssprache aufgewiesen worden. Jenes Moment lässt sich auch mit der Formel „vom Körper zum Leib" fassen, wobei – nochmal – jegliche Missverständnisse im Unsinne einer Evolutionstheorie, eines Schichtenmodells oder gar einer atomistischen Zusammensetzung der menschlichen Welt auszuräumen sind. Vielmehr geht es um Bestandsaufnahmen der Sinnkonstitution, die mit Nietzsche „in jedem Nu" gilt. Dass sie nur in der Gemeinsamkeit Sinn *machen*, durchzieht obige Alltagssätze auf luzide Weise, und auch die Zeugung bedarf entgegen technologisch-emanzipatorischer Autonomieträume stets Mann und Frau. Auch untereinander beanspruchen die hier geschilderten Momente in keinster Weise eine Sukzession, sondern bleiben irreduzible und gleichursprüngliche Elemente des kommunikativen Apriori.

Das Sein zu den Anderen als *drittes Transzendenzmoment* vollzieht sich an der begrenzten Gestalt des Leibkörpers. Die Hautgrenze, welche von Schmitz im Subtext seines Topos der einsamen Liebenden durchaus erkannt worden ist[870], entzieht begrenzend die Anderen und ist hierin je schon immer entgrenzend auf diese bezogen. Sie konstituiert den Sinn des Seins zu den Anderen, und in ihrer Überschreitung liegt der Sinngrund. Zwei negative Aspekte weist die Haut als materielle Hülle auf: die Grenze des Abjekts und die Grenze des Fremden.

---

869 Straus, Erwin: Die aufrechte Haltung, in: Psychologie der menschlichen Welt. Gesammelte Schriften, Berlin 1960, S. 228.

870 Siehe S. 119f. in dieser Arbeit.

Den Terminus *Abjekt* (lat. abicere - wegwerfen, fallenlassen) hat die bulgarische Psychoanalytikerin Julia Kristeva (geb. 1941) in ihrer Schrift „Mächte des Grauens. Versuch über den Abscheu“[871] geprägt. Er bezeichnet die Grauzone zwischen der Absonderung vom Subjekt und der Objektivierung, wobei der verwesende Leichnam sein letzter Inbegriff ist. Abseits psychoanalytischer Diskurse wird das Abjekt im Folgenden ausschließlich auf der körperlichen Ebene behandelt, wo es „Abfall, Produkt eines Ausscheidungsprozesses“[872] ist. In solchen Ab-fällen durch die Öffnungen der Hautgrenze manifestiert sich der immer schon gestorbene Körper noch drastischer als im bloßen Schlaf. Denn während dieser mit Müdigkeit, Trägheit und Ohnmacht lediglich eine mortale Signatur trägt, präfigurieren die Abjekte geradezu den Tod, indem sie nach Verlassen der Integrationsmitte verwesen. Abfall und Leiche, so Kristeva, zeigen mir, „was ich unablässig beiseite schiebe um zu leben. Diese Körperflüssigkeiten, dieser Schmutz [...] sind das, was das Leben kaum und unter Schwierigkeiten an Tod erträgt. [...] Diese Abfälle fallen, auf dass ich lebe, bis, von Verlust zu Verlust, mir nichts mehr bleibt und mein ganzer Körper über die Grenze fällt, cadere, Kadaver.“[873] In diesem Sinne stellen Ausscheidungen wie Schweiß, Ohrenschmalz, Nasensekret, Speichel, Eiter, Blut, Urin und Kot vorläufige Kadaver dar, welche für unsere Mitmenschen kontagiös bis zur Lebensgefahr sind. Also machen die Abjekte des Leibkörpers insofern einen Grenzaspekt aus, als sie die Fragilität, Alterität und Ambiguität des eigenen Körper-Leibes materiell vergegenwärtigen und hierdurch tödliches Gift für das Integrationsgeschehen der Anderen sind. Gegen Soentgens Betonung einer möglichen Einbettung des Schmitz'schen Leibes am Leitfaden der körperlichen Offenheit ist zu konstatieren, dass diese Offenheit als abjektive gerade kein Prädiktor für die Gemeinsamkeit ist, sondern deren sinnkonstitutive Gefährdung.[874] So ist die heutige sanitär- und abwassertechnische Bewältigung von Fäkalien – in Berlin sind es 800 Tonnen pro Tag – vor dem exemplarischen Hintergrund der Pest zu betrachten, welche allein zwischen 1347 und 1353 ungefähr 25 Millionen Opfer forderte.

Mit der Alterität des Abjekts lässt sich gleichsam zum Grenzaspekt des Fremden überleiten. Das *Fremde* der Materie, wie es im Fremd-körper zum Ausdruck kommt, manifestiert sich auch im Spannungsfeld der leiblich-sozialen Phänomene

---

871 Kristeva, Julia: Mächte des Grauens. Versuch über den Abscheu, übers. von Xenia Rajewsky, Frankfurt am Main 1998.

872 Suchsland, Inge: Julia Kristeva zur Einführung, Hamburg 1992, S. 123.

873 Zit. nach: Suchsland, Julia Kristeva, S. 124f.

874 Soentgen, Verdeckte Wirklichkeit, S. 60. Siehe S. 50 in dieser Arbeit.

Ferne und Nähe. Wer in einer weitläufigen Landschaft einen fernab umherwandernden Menschen kaum als solchen zu erkennen vermag, sieht zunächst einen sich bewegenden, fremden Körper. Doch auch diese Grenze birgt ihre eigene Überschreitung, denn der Gedanke des Fremden, wie er eventuell auch dem beobachteten Menschen über mich als Beobachter kommen kann, bewegt sich in der uns gemeinsamen Sprache. Zudem kann der Fremde näherkommen, bis ich ihn im zwischenleiblichen Geschehen vor mir *habe.* – Abermals wird deutlich, dass sich die Sinnhaftigkeit in ihrer Transzendenz nicht ontologisch festschreiben lässt, sondern toto coelo gilt. Das Moment von Körper-haben und Leib-sein lässt sich nicht von dem Moment abspalten, in welchem wir die Anderen als potenziell Fremde vor uns haben und gewissermaßen eine Begegnung *sind.*

Nachdem somit der abjektive und fremde Aspekt der Hautgrenze dargelegt worden ist, soll das dritte Transzendenzmoment nun am Leitfaden defizienter Modi der *Verweigerung* weiterverfolgt werden. Denn wie sich im Selbstmord die Sinnbedingungen des Leibseins ex negativo erhellen, so zeigt sich erst in den scheiternden Versuchen von Relationsabbruch die ganze Tragweite des Seins zu den Anderen. Fuchs' scheinbar selbstverständliches Werden vom Leib-Selbst zum Ich-Selbst[875] ist vor dem Hintergrund folgender Zeilen Spaemanns zu lesen:

> Sie können zwar diese Transzendenz bewußt zurücknehmen, sie können den Schein wählen, die bewußte Selbsttäuschung und die Lust, das Sich-Wohlfühlen statt der Freude, die immer Freude über etwas ist. Konsequent allerdings kann damit niemand sein, ohne seine Menschlichkeit aufzugeben.[876]

Das drohende Aufgeben besagter Menschlichkeit durch eine Kokonbildung wird anhand der folgenden Mythen demonstriert. Indem sie sich stets auch als narrative Vergegenwärtigung entsprechender Lebenssituationen lesen lassen, bilden diese Texte zugleich ein Korrektiv gegen den homerischen Helden und den allverwandten Mystiker als alltagsferne und damit pseudo-anticartesianische Mythen von Hermann Schmitz und Thomas Fuchs. Den Eingang zu den großen Erzählungen der Isolation flankieren die literarischen Figuren Dornröschen und Brunhild.

Dornröschen ist eine Märchengestalt, die in einem gleichnamigen Text der Gebrüder Grimm überliefert ist. Dieser geht auf „La Belle au bois dormant“ (dt. Die schlafende Schöne im Wald) von Charles Perrault (1628–1703) zurück, der mündlich tradierte Erzählungen aufschrieb und mit seinen „Contes de Fées“ zu einer Grundlage für Jacob und Wilhelm Grimm wurde. Das Märchen besagt, dass

875 Fuchs, Leib, Raum, Person, S. 265.
876 Spaemann, Personen, S. 84.

auf dem Fest anlässlich der langersehnten Geburt einer Königstochter eine ungeladene dreizehnte Fee dieselbe mit dem Tod durch einen Spindelstich verflucht. Allerdings wird der Fluch von der zwölften Fee zu einem hundertjährigen Schlaf abgeschwächt, in den später Dornröschen verfällt, nachdem sie sich in einem engen Turm an der Spindel einer alten Frau gestochen hat. Der Schlaf breitet sich über das gesamte Schloss, welches nach und nach bis zur Unsichtbarkeit von einer Dornenhecke eingehüllt wird. Schließlich bahnt sich ein Königssohn als erster von vielen umgekommenen Vorgängern seinen Weg und erweckt das Dornröschen samt Schloss mit einem Kuss aus ihrem hundertjährigen Schlummer.[877] Dieser Text schildert insofern eine Verweigerung des Seins zu den Anderen, als dass er mit Schloss, Turm und Dornenhecke von Motiven der Isolation durchzogen ist, die um den ciceronischen Schlafestod kreisen. Dabei steht die Dreizehn für die ungerade, auf sich selbst verbogene Bezugnahme, deren Starrheit im einheitlichen Monolith der 100 liegt. Die scheinbare Unabwendbarkeit der Isolation findet sich in der Gestalt der Hexe am Spinnrad wieder, die bis auf die Lebensfäden spinnenden Schicksalsgöttinnen Homers zurückgeht. Doch es bleibt bei einer Episode: Der finale Kuss als Zuspitzung der leibkörperlichen Integration reaktiviert die Protagonistin aus ihrem körperleiblichen Schlaf, das heißt, aus dem Tod als Lähmung der Transzendenz hin zum Anderen. Die gewaltsamen Motive der Zauberei, des Verschlusses und der Abwehr bedeuten gerade über ihr Aufgebot die Fragilität, Alterität und Ambiguität des Körpers. In der Nichtigkeit des Schlafestodes als Kern all der trotzenden Anstrengungen erhellt sich der Sinn des Leibseins zu den Anderen. Das Burgschloss entpuppt sich als Türschloss, und aus Dornen werden Rosen. Den Anlass zum Aufsuchen jenes Schlosses gibt dem Königssohn die Sage, sodass dieses Märchen auch die Sprachlichkeit als exemplarisches Interexistenzial aufweist.

Die Gestalt der *Brunhild* findet sich in dem nordgermanischen Sagenkreis um die Nibelungen, der im 13. Jahrhundert eine schriftliche Fixierung in Form des Nibelungenliedes erfuhr. Bis zu den Werken der skandinavischen Edda zurückreichend, liegt es heute in insgesamt 35 Versionen vor. Wie Dornröschen figuriert Brunhild ein Szenario der Isolation: In der Edda wird sie mit dem Schlafdorn gestochen und ruht in einer auf einem Berg gelegenen Halle, um die ein Feuer brennt, das allein Siegfried durchschreiten kann.[878] Das Nibelungenlied konkretisiert diese Lage zu der von jenem Feuer umgebenen Burg Isenstein auf Island, wohin Gunther zusammen mit Siegfried reist, um Brunhild zu heiraten. Die jungfräuliche und

877 Grimm, Dornröschen, in: Rölleke, Brüder Grimm, S. 246–249.
878 Ehrismann, Otfried: Das Nibelungenlied, München 2005, S. 30.

von einem Zaubergürtel gestärkte Königin lässt dies nur zu, wenn sie dem König von Worms in Speerwurf, Steinweitwurf und Weitsprung unterliegt, andernfalls ist er wie etliche Vorgänger zum Tode verurteilt. Mit der Kraft Siegfrieds, der unter einer Tarnkappe Gunther zur Seite steht, gelingt schließlich die Eroberung, und Brunhild wird zur Heirat nach Worms geführt. Hier stehen die eisige Insel, der Burgberg, der Feuerkranz sowie der quasi-Krieg gegen die Freier für eine Isolation, die analog zum Dornröschenschlaf im Körper festgeschrieben steht. Der magische Selbstschutz und die unnachgiebige Gewalt Brunhilds verweisen auf die wesentliche Negativität des Zerbrechlichen, Fremdartigen und Ungesicherten, woraus dem Leibsein zu den Anderen erst Sinn zukommt. Treffenderweise muss Siegfried als eigentlicher Gegner Brunhilds im Wettkampf selbst unsichtbar werden, das heißt, die Relation allein auf sich zurückbiegen. Darüber hinaus reicht das Motiv der Eiseskälte, wie es uns im Alltag als „kaltherzig" oder „kaltblütig" begegnet, bis in die Theologie: Dante Alighieri (1265–1321), in dessen Werk die mittelalterliche Höllen- und Himmelsvorstellung kulminiert, konzipiert den letzten infernalischen Kreis als ewiges Eis, aus dem Luzifer hervorragt. Angesichts dessen ergeht es dem Ich-Erzähler wie Dornröschen und Brunhild, denn „[n]icht traf der Tod mich, noch blieb ich am Leben; / Bedenk' jetzt selbst, hast du nur etwas Einsicht, / Was aus mir ward, da beider ich beraubt war."[879]

Damit ist die Interexistenzialbedeutung der literarisch verwandten Figuren Brunhild und Dornröschen hinreichend expliziert worden. Sie vergegenwärtigen Lebenssituationen, in denen Menschen krampfhaft an sich halten und dabei Emanzipation mit Kokonbildung, Selbststand mit Autonomie sowie Selbstgabe mit Preisgabe verwechseln. Doch die Gemeinsamkeit bleibt der Index der Einsamkeit, und nicht vice versa. Der Aufweis der Konstitutionsverhältnisse durch die Defizienz der Verweigerung wird nun anhand von vier Mythen dekliniert: Sündenfall, Narziss, Midas und Zarathustra.

Der biblische *Sündenfall* – um an das obige Dante-Zitat anzuknüpfen – besteht im Bruch der kreatürlich-göttlichen Relationalität durch das selbstherrliche Zurückbiegen derselben auf den Menschen, der sich doch nicht selbst geschaffen hat. Die Selbstbesessenheit trägt die Signatur des Körperlichen: Es wird eine Frucht verspeist, und die eigene Nacktheit ist erkannt. Gott als letzte Sinnorientierung sucht den Menschen: „Wo bist du?"[880] Doch das Menschenpaar versteckt sich vor ihm, worin die traditionelle Dichotomie von dunkler, passiver, verbergender

---

879 Alighieri, Dante: Die göttliche Komödie, übers. von König Johann von Sachsen, Zürich 1991, S. 174.

880 1. Mose 3,9.

Materie und lichter, aktiver, entbergender Seele (hier: Leiblichkeit) anklingt. Im postlapsarisch-letalen Zustand potenzieren sich die körperlichen Grundzüge. Der Mann muss den schweißtreibenden labor improbus des Feldes verrichten, die Frau unter Schmerzen gebären – und damit die Sündhaftigkeit verstetigen. Das Leiden ist hier im Literalsinn des althochdeutschen „lidan“ ein Ziehen in die Fremde; die Versteifung auf den eigenen Körper befördert sich selbst in das Aus erschöpfender Selbstbehauptung in den Momenten der Fragilität, Alterität und Ambiguität.

Der Mythos von *Narziss* ist im Rahmen der von Publius Ovidius Naso (43 v. Chr. - 17 n. Chr.) geschilderten „Metamorphosen“[881] überliefert. Narcissus geht aus der Vergewaltigung der Wassernymphe Liriope durch den Flussgott Cephisus hervor. Auf der Kehrseite seiner absoluten Seelenmetaphorik[882] bezeichnet das Wasser hier gerade die Prädisposition zum Körperlichen in seinem fließenden Werden und entstaltenden Vergehen. Hieraus lässt sich abermals ersehen, wie Hermann Schmitz unter der okeanischen Dominante seiner Leibinseln unweigerlich eine Philosophie des Körpers betreibt. Neben der Schönheit kommt Narcissus eine „dura superbia“[883] (dt. harter Stolz) zu, der antike Prototypus des Sündenfalls. Als sich die Bergnymphe Echo in den Jüngling verliebt, wird sie schroff abgewiesen und verdeckt ihr Gesicht in Höhleneinsamkeit. Nachdem sich ihre Knochen in Stein verwandelt haben, bleibt nur Echos Stimme zurück, die lediglich das Ende der Reden verdoppeln kann. Einer von den weiterhin verschmähten Männern verflucht Narcissus unter Anrufung von Nemesis mit unerfüllter Liebe. So verfällt er seinem von einer Wasserquelle gespiegelten Körper und leidet an ihm: „Was ich begehre ist an mir! Es läßt die Fülle mich darben.“[884] Schließlich verzehrt sich Narcissus in Flammen, stirbt und sieht sich im Wasser des Unterweltflusses Styx. Die Defizienz der Isolation, innerhalb derer sich der Sinn von Gemeinsamkeit vorwegnimmt, liegt hier an der verschwemmenden Materie und dem folglich scheiternden Versuch, in ihr einen Gegenstand der Liebe zu instantiieren. Wie das fünfbändige System der Philosophie als schwarzer Monolith imponiert und doch nur um die Negativität des Körpers kreist, so zeigt auch der Mythos von Narziss gewaltsame Motive des Ansichhaltens, das sich wieder im Modus des Letalen vollzieht: Vergewaltigung, Schönheit, Stolz, Versteinerung und Verachtung. Zudem zeigt sich der Sinn von Sprachlichkeit eindringlich in dem Unvermögen

---

881 Ovidius Naso, Publius: Metamorphosen, übers. von Erich Rösch, München 1952.

882 Siehe S. 44f. in dieser Arbeit.

883 Ovid, Metamorphosen, S. 104, Z. 354.

884 „[Q]uod cupio mecum est: inopem me copia fecit.“ Ovid, Metamorphosen, S. 110f., Z. 466.

Echos, eine Rede vollständig zu erwidern. Genau dies tritt ein, wenn es – das corpus – dem Menschen die Sprache verschlägt und er sprachlos ist. Darüber hinaus ist in dieser Erzählung die theologische Auffassung der Materie als schattenhaftester Spiegel Gottes angelegt.[885]

Ebenfalls in den Metamorphosen findet sich der Mythos von *Midas*. Dieser bringt dem Bacchus seinen Gefährten Silenus zurück, sodass der Gott im Gegenzug den Wunsch des Königs erfüllt, „daß alles, was mit dem Leib [hier: Körper] ich berührt, in rotes Gold sich verwandelt.“[886] Schließlich kann Midas nichts mehr essen und trinken, da alles infolge des Kontakts mit seinem Körper zu jenem Metall geworden ist, und er droht zu sterben. Auf sein Bekenntnis zur Sünde (!) hin wird er von den Göttern aus dem unhaltbaren Zustand, alles in Gold zu sehen und nichts mehr hoffen zu können, durch das Bad in einem Fluss erlöst. Das entscheidende Bild dieser Erzählung ist das Gold: In Analogie zu den Sonnenstrahlen steht es für eine körperfixiert-egologische Vereinseitigung der Relationen, sodass der Protagonist am Ende überall nur noch sich sieht und keinerlei Gaben mehr empfangen kann. Der Tod droht, womit wieder das Versacken im Dornröschenschlaf des Körpers gemeint ist. Anders als bei Narziss und erneut im Sinne Blumenbergs, bedeutet das Wasser die seelische, das heißt: leibliche Reintegration und Öffnung zum Anderen hin durch die Abwaschung des „crimen“[887].

Der vierte und letzte Mythos der Autonomie entspricht dem Konstrukt des Übermenschen aus der Feder Friedrich Nietzsches, welcher die relationslose Eigenmächtigkeit in Zarathustras „Nachtlied“ allerdings als nichtigen und leeren Zustand zu reflektieren weiß. Das Leiden der Zentralfigur beruht analog zu Midas auf der Verunmöglichung des Nehmens, wobei die Bildlichkeit von Licht, Wasser, Feuer, Sonne und Eis wiederkehrt:

> Licht bin ich: ach, dass ich Nacht wäre! Aber diess ist meine Einsamkeit, dass ich von Licht umgürtet bin. [...] Aber ich lebe in meinem eignen Lichte, ich trinke die Flammen in mich zurück, die aus mir brechen. [...] Viel Sonnen kreisen im öden Raume: zu Allem, was dunkel ist, reden sie mit ihrem Lichte, – mir schweigen sie. [...] Ach, Eis ist um mich, meine Hand verbrennt sich an Eisigem![888]

Summa summarum ist die Verweigerung der Transzendenz zu den Anderen anhand der literarischen Figuren Dornröschen, Brunhild, Adam, Narziss, Midas und Zarathustra hinreichend exemplifiziert worden. Sie lassen sich auf eine Typologie

---

885 Preusker, Menschenbild, S. 24.

886 Ovid, Metamorphosen, S. 401, Z. 102–103.

887 Ebd., S. 402, Z. 141.

888 Nietzsche, Zarathustra, S. 136–138.

der Einsamkeit festschreiben, die Fluch, Gewalt, Blindheit, Feuer, Eis und Stein umfasst. Diesen ist ihr Kommuniqué unschwer abzulauschen: Das Festhalten an sich selbst ist ein Leiden an sich selbst. Die Verhärtung der dialektisch immer schon überschrittenen Körpergrenze zu einer *Sperre* verunstaltet die Sinnhaftigkeit zum Unsinn eines Verharrens im Zerbrechlichen, Fremden und Nebulösen. So durchwandern die Protagonisten ihren ciceronischen Dornröschenschlaf stets am Krückstock des Gewaltsamen. Diese Defizienz kann nicht aus sich selbst bestehen, sodass sie literarisch entweder durch einen Erlöser (Dornröschen, Brunhild, Adam, Midas) oder mit dem Untergang (Narziss, Zarathustra) endet. Jene Texte weisen also die Interexistenzialität auf, indem sie mit der Unhaltbarkeit des Ansichhaltens die Grenzüberschreitung antizipieren und so die Konstitution des Sinns durch die Negativität qua Körper nachzeichnen.

Die augustinisch-lutherische Rede von einer *curvatio in se ipsum* (dt. Krümmung in sich selbst) und die theologische Auffassung des Bösen als Mangel und Lähmung – es sei an das luziferische Eis bei Dante erinnert – sind abermals nicht von der Anthropologie zu trennen; in unserem Alltag ist die narzisstische Persönlichkeitsstörung salonfähig geworden. Der Körper bleibt „von Haus aus krank“[889] an Fragilität, Alterität und Ambiguität, und ein letztes und entscheidendes Mal verrät sich Hermann Schmitz als Philosoph der materiellen Sinninstanz, wenn er schreibt, es gebe eine „leibliche Vorzeichnung einer Vernichtung [...] Grundsätzliches Verständnis für sie, vor jeder künstlichen Einführung, bringen alle durch ihre Leiblichkeit mit.“[890]

Es folgt eine Zusammenfassung des Kapitels zur näheren Beleuchtung der Sinnkonstitution:

Phänomenologie ist immer auch philosophische Anthropologie, und die abendländische Rationalität ist ohne Transzendenz undenkbar. Vor diesem Hintergrund wird der Transzendenzbegriff als heuristisches Hilfsmittel zur Sinnexplikation in die leibphänomenologische Betrachtung eingeführt. Dort vollzieht sich die Dialektik der Grenze in Form begrenzender Entzogenheit und entgrenzender Bezogenheit. Die Negativität als Grenze ist die Möglichkeitsbedingung von Sinn, die Transzendenz als Grenzüberschreitung ist der Grund von Sinn. Es werden drei Transzendenzmomente dargelegt, die gleichursprünglich und irreduzibel – keinesfalls soziogonisch – gemeint sind: Die Zeugung von Etwas aus der Nichtigkeit, die Vereinheitlichung des unbewussten Teilbaren zum bewussten Unteilbaren im Leibkörper und das Körper habende Leibsein zu den Anderen. Nachdem

889 Hegel, Enzyklopädie, Zweiter Teil, S. 536.
890 Schmitz, Person, S. 284f.

das zweite Moment anhand der organismischen Terminologie von Fuchs auf die bei Schmitz schlummernden Leib-Körper-Synthesen angewandt und in der Alltagssprache aufgewiesen worden ist, erfährt die Hautgrenze zu den Anderen zwei Grundbestimmungen: das Abjekt und das Fremde. Den Abschluss des Kapitels bildet eine narrative Vergegenwärtigung von Situationen, in denen sich Menschen der Transzendenz zu verweigern suchen. Mit den defizienten Gestalten von Dornröschen, Brunhild, Adam, Narziss, Midas und Zarathustra werden die Sinnbedingungen der Gemeinsamkeit (Fragilität, Alterität und Ambiguität) nachgezeichnet (nicht begründet!). Zugleich bilden die Erzählungen mit ihrer Vergegenwärtigung entsprechender Lebenssituationen ein Korrektiv gegen Schmitz' homerischen Helden und Fuchs' allverwandten Mystiker als alltagsferne und letztlich nur scheinbar anticartesianische Mythen.

4.4 Die Gemeinsamkeit der Leiber: das Sein zu den Anderen als Intertransistenzialität

Im vorangehenden Kapitel ist der Nexus von Negativität und Sinnhaftigkeit am Leitfaden der Transzendenz eingehend behandelt worden. Die konstitutive Bedeutung der Sinngefährdung amplifizierend, rückt der folgende Abschnitt die *Interexistenzialität* selbst in einen präzisierenden Fokus. Hier untersucht die Interexistenzialanalyse letztlich ihren eigenen Begriff, sodass ein Rückgang auf die Grundvoraussetzungen dieser Arbeit indispensabel wird.[891] Dort ist der die menschliche Welt verfehlende Dualismus von Descartes bisher nicht überwunden worden: Heideggers Verfallenheit an das Man verdunkelt die Vielfalt der wechselseitigen Relationen, Wittgenstein zieht kaum explizit-praktische Konsequenzen aus seiner Sprachkritik, und Ryle bleibt bei einer Indifferenz von Ich und Du stehen.[892] Den Impetus der Verdinglichungskritik weiterführend, liefert Thomas Rentsch mit der Interexistenzialität eine primär-apriorische Beschreibungsebene, welche unter Betonung der Gemeinsamkeit noch hinter die Existenziale (Leiblichkeit, Sprachlichkeit etc.) zurückreicht.

Nun wird der Versuch gemacht, diese Ebene in ihrer anticartesianischen Ausrichtung weiter zu präzisieren. Dies soll ein Neologismus leisten, der Negativität, Transzendenz, Sinn, Leibkörper, Dialektik sowie Gemeinsamkeit von Sprache, Welt und Leben in einem semantisch-faktischen Feld bündelt: die

891 Siehe S. 24f. und S. 32f. in dieser Arbeit.

892 Rentsch, Konstitution, S. 241. Siehe S. 24f. in dieser Arbeit.

Intertransistenzialität. Wie sich unschwer erkennen lässt, wird die lateinische Präposition „ex“ im Begriff der Interexistenzialität durch die Silbe „trans“ ersetzt. Denn bei genauerer Betrachtung antwortet die Existenz in ihrem Literalsinn (lat. exsistere - heraustreten) nur auf die Frage des Woher und bewegt sich damit noch im Radius der cartesianisch-husserl'schen Grammatik des Subjekts. Die lateinische Präposition „trans“ hingegen umfasst auch das Wohin: „Transistere“ (dt. hinübertreten, hinüberstehen) als das hier neugeschöpfte Verb bedeutet in Analogie zu Straus' Analyse des Gehens[893] sowohl Selbststand als auch Hingabe. Dabei ist der Neologismus keinesfalls mit der Transistenz als Flüchtigkeit und Unbeständigkeit zu verwechseln, ist doch dieser Terminus aus „transire“ (dt. vorübergehen) abgeleitet. Aus „trans“ und „sistere“ setzt sich „transsistere“ zusammen, das um ein „s“ verkürzt wird.

Existenz als Transistenz zu begreifen, heißt, die interexistenzielle Verfasstheit der Existenziale direkt in dieselben einzuflechten. Sich-zu-sich-verhalten, Sprachlichkeit, Weltlichkeit, Gemeinsamkeit, Einsamkeit, Möglichkeit, Wirklichkeit, Räumlichkeit, Zeitlichkeit, Leiblichkeit und Natur[894] sind insofern *Transistenziale*, als jeder Sinnentwurf unseres Lebens die Anderen immer schon in der kommunikativen Erfüllungsgestalt einbegreift. Dies verdeutlichen folgende Situationen: Ein Mönch meditiert über die Bibel, die ihm viele Momente seines Lebens mit den anderen Geistlichen vergegenwärtigt. Eine Frau verbringt Stunden im Badezimmer damit, sich für ein Rendezvous mit einem Mann schön zu machen. Alleine übt ein Kabarettist sein Programm ein, um es später Hunderten von Zuschauern zu präsentieren. Eine Bankkauffrau macht eine Wanderung durch den Wald, um sich über ihre weiteren Berufsziele klar zu werden. Ein Schüler rutscht in die Drogenszene ab, da er von seinen Mitschülern nur noch ausgegrenzt wird.

Selbst die Einsamkeit ist also nur transistenziell zu verstehen. – Intertransistenzialität als Klammerbegriff für Negativität, Transzendenz, Sinn, Leibkörper und Dialektik beschreibt das Sein zu den Anderen explizit als ein *Geschehen zu den Anderen*, in das wir immer schon eingebunden sind. Hierbei gilt es, gemäß der präzisierten Interexistenzialität wieder zwei Begriffsebenen zu unterscheiden: erstens die transzendental-kommunikative Form der menschlichen Welt und zweitens die vielfältigen wechselseitigen Verhältnisse der Menschen im konkreten Lebensgeschehen. Für diese Ebene steht das Präfix „inter“ (dt. zwischen), für jene das Suffix „tät“.

893 Siehe S. 203 in dieser Arbeit.
894 Rentsch, Heidegger und Wittgenstein, S. 257–283.

Die Intertransistenzialität ist weder eine platonische Hypostase noch schlechthin nichts. Als Möglichkeitsbedingung unserer Welt zeigt sie sich in den kommunikativen Lebensvollzügen selbst, so auch in diesen typographisch erstellten Zeilen. Sie holen das Apriori daher genauso wenig ein wie die Frage nach der Sprache die Sprache. Der daraus resultierende Differenzialismus des Aufweises wird von jeglichen Theoriebildungen verfehlt, die Kommunikation grundlegend zu erklären versuchen. Dies ist bei Hermann Schmitz der Fall: Er verdinglicht Blick, Stimme und Gebärde zu *Kanälen* der Ein- und Ausleibung als vermeintliche Säulen der Realität.[895] Dabei bewegt sich seine Kommunikationstheorie lediglich unter dem Aspekt des Nonverbalen in einem agonal-instrumentellen Modus.[896] Stillschweigend und gewaltsam – diese thematische Charakteristik legt das System der Philosophie erneut als das System einer Körperphilosophie offen, die im Isolationismus verharrt.[897] Diese Verfehlung schreibt Thomas Fuchs fort, indem er das Mutter-Kind-Verhältnis zwar im Sinne eines Geschehens beschreibt, aber dessen mimetische und komplementäre Resonanz zum Modell der ganzen Interpersonalität hochstilisiert. In Wirklichkeit wird der Aspekt des Nonverbalen hinsichtlich der wechselseitigen emotionalen Betroffenheit beleuchtet.[898]

Hinter diese Theoriebildungen geht ihr Dementi zurück: In Blicken, Stimmen, Gebärden und Gefühlen *manifestiert* sich die Intertransistenzialität. Das Körperliche ist soweit in den Leibkörper integriert, dass sich eine Berührung ohne Hautkontakt vollzieht. Die Stimmen stimmen uns, und jene „unsichtbaren Hände“[899], von denen Nietzsche seinen Zarathustra reden lässt, sind in der Alltagssprache als rührende Worte oder bohrende Blicke fundiert. Der leibliche Blick wird vom medizinisch behandelten Auge konterkariert, die bewusst eingesetzte Stimme vom wilden Schrei, die leibkörperliche Gebärde vom eingeschlafenen Arm und die Emotion von der Regungslosigkeit des Leichnams. Ferner ist der bei Nietzsche dem Tod des Leibes vorangehende Tod der Seele[900] phänomenologisch als Ausbleiben der leiblichen Integration vor der körperlichen Verwesung zu übersetzen. Weiterhin bedürfen wir keiner Kanäle oder Modelle, um das Sein zu den Anderen zu leben. Stets haben wir unsere Mitmenschen als *Ganzheiten* vor uns, die wir

895 Siehe S. 113 und S. 116 in dieser Arbeit.
896 Siehe S. 119 ebd.
897 Die Gewalt – bei Schmitz Grausamkeit, Sadismus und Hypnose – ist als Leitmotiv der Mythen um die Körper-Autonomie herausgearbeitet worden. Siehe S. 209f. in dieser Arbeit.
898 Siehe S. 176 in dieser Arbeit.
899 Nietzsche, Zarathustra, S. 51.
900 Ebd., S. 22.

atmosphärisch, synästhetisch und suggestiv wahrnehmen. Der Andere als Atmosphäre kann mich überwältigen, aus der Weite in die Enge kommen (das heißt: vom Fremdkörper in der Ferne zum bekannten Leib in der Nähe werden) und mich überraschen, da ich selbst unter Fragilität, Alterität und Ambiguität lebe. Zugunsten dieser Negativitätsmomente ist schließlich auch die Starre von Schmitz' Grenzen der Sagbarkeit und Fühlbarkeit zu lösen. – Damit sind die letzten Vorbereitungen aus dem Schmitz-Kapitel für das Beschreibungskonzept der Intertransistenzialität fruchtbar gemacht worden.[901]

Im Fortgang der Intertransistenzialanalyse fällt auf, dass sich der theoretisch-modellhafte Grundzug bei Schmitz und Fuchs jeweils in der Tendenz zur *Begründung* einer Ethik niederschlägt. Doch wie sich im dianoietischen Zugang zur Leiblichkeit gezeigt hat[902], sind Faktizität und Normativität, anthropologische Negativität und praktische Vernunft, untrennbar ineinander verzahnt. Deren verfehlte Herleitung kündigt sich im System der Philosophie mit der Formulierung an, die Behandlung der Einleibung am Beispiel des Sadismus verspreche „einen besonders wichtigen Beitrag der Phänomenologie der Leiblichkeit zur Anthropologie."[903] Es ist kein Zufall, dass die mit einer ähnlichen Defizienz behafteten Philosophen Habermas und Apel einflussreiche Kommilitonen von Schmitz waren.[904] Schließlich amalgamiert sein Konzept des Rechtsraums den leiblichen mit dem Gefühlsraum zum „konkreten, vollständigen Raum, in dem Menschen leben und u. a. Leiber mit Gefühlen und unzähligen Kräften, Gebilden, Zuständen anderer Art zu der komplizierten und labilen Konstellation eines Rechtszustandes zu integrieren suchen[.]"[905] Aber Recht und Gesetz sind Ausdruck bereits gelebter Verhältnisse, und nicht vice versa. Dem Untertitel „Entwurf einer phänomenologischen Anthropologie" ist abzulauschen, dass Fuchs in seinem Buch „Leib, Raum, Person" ebenfalls dazu tendiert, etwas zu entwerfen, was doch in der Deskription immer schon mitläuft. Er nennt es im Anschluss an den Psychiater Hubertus Tellenbach (1914–1994) „sphärische Anthropologie"[906], worunter Fuchs eine konzentrisch um den Leib angelegte Staffelung der Räumlichkeiten versteht. Sie werden zwar zu einem gewissen Grad aus der Isolation bei Schmitz herausgelöst[907],

---

901 Siehe S. 102 in dieser Arbeit.
902 Siehe S. 191 ebd.
903 Schmitz, Leib, S. 341.
904 Siehe S. 25 und S. 103 in dieser Arbeit. Rentsch, Konstitution, S. 13–29.
905 Schmitz, Rechtsraum, S. 112.
906 Fuchs, Leib, Raum, Person, S. 20, S. 25 und S. 358, Anm. 16
907 Siehe S. 148 in dieser Arbeit.

erinnern aber wiederum an diesen, wo der Leib als „Kern dieser existenziellen Räumlichkeiten [und als] Tor zur Welt“[908] bezeichnet wird. Dagegen ist einzuwenden, dass Leiblichkeit und Räumlichkeit stets gleichursprüngliche Transistenziale bleiben. Vollends verrät sich Fuchs' Trennung von Sein und Sollen in seiner Hoffnung, die Untersuchung könne erst aufgrund der Analysen zum personalen Raum „den Anspruch erheben, eine Anthropologie, und nicht nur eine Phänomenologie der Leiblichkeit darzustellen.“[909] Während Schmitz die Ethik hauptsächlich auf seiner Gefühlstheorie abstellt, lobt Fuchs im Schlussresümee das reflexionslose Handeln auf Basis der mystischen Partizipation.[910]

Doch Intertransistenzialität und *Intertransistenzialethik* sind gleichbedeutend. Wie bereits aus der leiblichen Verschränkung von anthropologischer Negativität und praktischer Vernunft zu ersehen war[911], begreifen unsere Sinnentwürfe in ihren Erfüllungsgestalten den Anderen immer schon mit ein. Das heißt, die Intertransistenzialanalyse versteht Ethik als anthropologischen *Universalismus*: Unser Handeln bemisst sich nach der Sinnkonstitution ex negativo als Gemeinsamkeit aller Leiber. Damit gelangt die Ethik nicht nur zu der wörtlichen Bedeutung von „ethos“ (ἦθος – Weidezaun) zurück, sondern führt auch jegliche Einteilungen wie Alters- oder Baby-Ethik ad absurdum. Im körperleiblichen Ver-werfen durch Fragilität, Alterität und Ambiguität hat der leibkörperliche Ent-wurf zum Anderen seinen Sinn. Und abermals taucht die Theologie in Nähe zur Anthropologie auf: „Diabolos“ (διάβολος) als griechischer Terminus für den Teufel ist im Kern der Verwerfer.

Im Folgenden wird die ethische Signatur des Sinns ausformuliert. Blick, Stimme, Gebärde und Gefühl als situative Manifestationen der Intertransistenzialität sprechen uns in unserer phänomenalen Einheit an. Deren Proprium ist das Einfassen des Körperlichen, des mit ihr nicht Identischen. Das Zerbrechliche, Fremdartige und Vieldeutige aber ist selbst unableitbar und somit grundlos. Besonders der gegenseitige Blick, nicht das objektivierende Ansehen durch den Mediziner oder den Bordellbesucher, lässt uns in unserer Unverfügbarkeit sein. Diesseits von solipsistischen Traum- oder Automatentheorien geschehend, ist dieses *Seinlassen* als Anerkennung der Wirklichkeit des Anderen zu verstehen. Der wechselseitig anerkennende Blick lässt uns erst Personen, genauer: *Trans-sonen* sein. Die alltagssprachliche Unterscheidung von transonalem Blick und reduzierender Sicht findet

908 Fuchs, Leib, Raum, Person, S. 25.
909 Ebd.
910 Fuchs, Leib, Raum, Person, S. 334f. Siehe S. 172 in dieser Arbeit.
911 Siehe S. 190 ebd.

sich in der Rede von verächtlichen bis tötenden Blicken und in der Aufforderung, einen nicht so anzusehen, wieder.

Seinlassen als Anerkennung ist gleichsam die positive Gestalt des negativen Verzichtens oder Sein lassens der Bemächtigung. Hierin liegt, so Spaemann, „ein Moment der Freiheit. Der fundamentale Akt der Freiheit besteht in dem Verzicht auf die Bemächtigung, die in der Tendenz alles Lebendigen liegt."[912] Die Konstitution einer nicht-instrumentellen und positiven *Intertrans-sonaliät* durch die Anerkennung des Anderen in seiner Unerklärlichkeit wird von Schmitz freilich verfehlt. Sein Isolationismus des leiblichen Spürens blockiert den Zugang zu einer Wirklichkeit ohne gewaltsames Wirken. Die Anderen werden zu beliebigen Gegnern in einem Kräftespiel reduziert, dessen Ziel in der Auslagerung der eigenen Enge besteht.[913] Darin folgt das System der Philosophie dem Duktus Nietzsches, der jeglichen Formen der Annäherung einen Bemächtigungsversuch unterstellt:

> Ihr flüchtet zum Nächsten vor euch selber und möchtet euch daraus eine Tugend machen: aber ich durchschaue euer „Selbstloses". [...] Ihr haltet es mit euch selber nicht aus und liebt euch nicht genug: nun wollt ihr den Nächsten zur Liebe verführen und euch mit seinem Irrthum vergolden.[914]

Hier ist es das Transzendenzkonstrukt des Übermenschen, welches der positiven Perspektive auf Liebe und Anerkennung enträt. Entgegen dem literarischen Gemeinplatz, den ihr Schmitz zuweist, ist die Liebe ein besonders prägnanter Modus der wechselseitigen Konstitution. Fuchs beschreibt sie als „eigentliche Weise der Achtung des Anderen"[915], welche diesen erst „sein lassen"[916] kann, und zitiert Thomas Merton (1915–1968), der sie als ein Ruhen im Geheimnis des Geliebten umschreibt. Über den Begriff der *Achtung* erfährt das Freiheitsmoment eine Ergänzung um die *Würde*, wie sie auch im ersten Artikel des deutschen Grundgesetzes steht:

> Die Würde des Menschen ist unantastbar. Sie zu achten und zu schützen ist Verpflichtung aller staatlichen Gewalt.[917]

Mit Marsilio Ficino (1433–1499) als frühem Wegbereiter dieses Würdebegriffs knüpft die Intertransistenzialanalyse insofern an die okzidentale Rationalität an,

---

912 Spaemann, Personen, S. 87.

913 Siehe S. 107f. in dieser Arbeit.

914 Nietzsche, Zarathustra, S. 77.

915 Fuchs, Leib, Raum, Person, S. 300.

916 Ebd., S. 301.

917 Zit. nach: Preusker, Menschenbild, S. 80.

als sich der Begründer des Renaissanceplatonismus an der Negativität der Materie regelrecht abarbeitete und erst so zu den positiven Reflexionen über Freiheit und Würde gelangte.[918] Gerade in der unableitbaren Fragilität, Alterität und Ambiguität des Körperleibes liegt der Sinn von Menschenwürde. Zu ihr bedarf es somit keiner alltagsfernen Komposition „rechtlicher Vorgefühle“[919], wie sie Schmitz zu geben versucht. Im Rückgang auf das Seinlassen begegnen uns Würde und Freiheit im Alltag als Sätze wie:

- Lass es gut sein.
- Lass mich los! Lass mich in Ruhe!
- Seine Freundin hat ihn verlassen.
- Wir verlassen uns auf dich.
- Ich sehe das gelassen.

Der ethische Sinn von Freiheit zeigt sich ex negativo in der Unfreiheit der materiellen Muss-Zwänge, deren Spektrum vom Stuhlgang bis zu Auschwitz reicht. Freiheit als Selbstsein in wechselseitiger Anerkennung aber induziert den Begriff der *Autonomie*. Dieser besagt hier keineswegs die in sich defiziente Selbstverhärtung, wie sie mit diversen Literaturgestalten nachgezeichnet worden ist.[920] Die Wechselseitigkeit der Intertransonalität impliziert Anerkennung als eine *Angewiesenheit*, die sich in Form von *Solidarität* vollzieht. Das Zerbrechliche, Fremdartige und Verschwommene der Materie wohnt allen Leibkörpern inne, sodass über diese Gemeinsamkeit die Angewiesenheit auf die Hilfe der Anderen dem Radius der Abhängigkeit enthoben und in die Freiheit der Autonomie expediert wird.

Diesen Nexus trifft das lateinische Verb „adesse“ (dt. anwesend sein) sehr genau, wenn es in einer Dativ-Wendung schlichtweg „helfen“ bedeutet. Ferner rückt Platon mit seinem Philosophem der optisch-feurigen Strahlen das gegenseitige Anblicken in die Mitte zwischen den Menschen[921], womit der ethymologische Zusammenhang von Blick und Blitz einleuchtet. Spaemann beschreibt die wechselseitige Konstitution der Personen schließlich mit folgenden Worten:

> Ich bin ebenso Teil ihrer Welt, wie sie Teil der meinen ist. Ich bin für sie, wie sie für mich ist, und es ist für mich, daß ich für sie bin und daß sie weiß, daß sie für mich ist.[922]

---

918 Preusker, Menschenbild, S. 77ff.
919 Schmitz, Rechtsraum, S. 171.
920 Siehe S. 210f. in dieser Arbeit.
921 Platon, Timaios, S. 67.
922 Spaemann, Personen, S. 87.

Anwesenheit bedeutet Angewiesenheit, und Autonomie wie Solidarität sind gleichursprüngliche Elemente der menschlichen Welt.

„Die Gemeinsamkeit der Leiber" als letztes Unterkapitel des eigenen Konzepts zur weiteren Annäherung an die Interexistenzialität lässt sich wie folgt zusammenfassen: Der Begriff der Interexistenzialität wird zu dem Neologismus der Intertransistenzialität konfiguriert. Auf diese Weise sind Leiblichkeit, Sprachlichkeit und alle weiteren Transistenziale direkt auf das Sein zu den Anderen festgeschrieben, wobei das noch an Descartes und Husserl erinnernde „ex" entfällt. Vielmehr sind wir situativ je immer schon in das apriorisch-transzendente Geschehen zu den Anderen eingebunden. Dieses wird von Fuchs' Resonanzmodell ebenso verfehlt wie von Schmitz' Kommunikationstheorie. Blick, Stimme, Gebärde und Gefühl sind keine Kanäle oder Träger der Kommunikation, sondern konkrete Manifestationen der Intertransistenzialität. Entgegen Schmitz gehen Atmosphärisches, Synästhetisches und Suggestives vom Anderen aus, der mich insofern betrifft, als ich selbst unter Fragilität, Alterität und Ambiguität lebe. Der theoretisch-modellhafte Grundzug im System der Philosophie und in „Leib, Raum, Person" kulminiert jeweils in dem Fehlversuch, eine Ethik zu begründen. Dabei stützt Fuchs sein Konzept der sphärischen Anthropologie auf die mystische Partizipation, und Schmitz amalgamiert Gefühls- und leiblichen Raum zu einem Rechtsraum. Doch Anthropologie und Ethik trennt nichts voneinander. Denn Ethik heißt hier nicht, an den Einzelnen heranzutreten und ihn vom Guten zu überzeugen, sondern meint das menschliche Leben im universellen Rahmen von anthropologischer Negativität und praktischer Vernunft. Sinnentwürfe und Erfüllungsgestalten bemessen sich nach unseren Handlungsunmöglichkeiten. Der ethische Sinn ex negativo erfährt schließlich eine Ausdifferenzierung: Besonders der gegenseitige und einheitliche Blick bedeutet das Seinlassen als Anerkennung des Anderen in seiner Unerklärlichkeit. Dieses Seinlassen stellt die positive Seite des negativen Sein lassens der Bemächtigung dar. – Ein Freiheitsmoment tut sich auf, welches in Schmitz' leiblichem Isolationismus unter der Gewalt von Hypnose und Sadismus freilich keinen Platz hatte. Die Liebe als zugespitzter Modus der wechselseitigen Konstitution ist nach Fuchs die eigentliche Achtung und ein Ruhen im Geheimnis des Anderen. Über den Begriff der Achtung wird die Freiheit um die Würde ergänzt, welche philosophiegeschichtlich von Marsilio Ficino bis zum Grundgesetz reicht und eine Anknüpfung der Intertransistenzialanalyse an die Tradition erlaubt: Der Begründer des Renaissanceplatonismus gelangte zu den positiven Reflexionen über Freiheit und Würde, indem er sich an der Unfreiheit der Materie abarbeitete. Das Seinlassen als Freiheitsmoment findet sich im alltagssprachlichen Spektrum des Lassens wieder, das sich im weitesten Sinne um das Selbstsein dreht. Freiheit

als Selbstsein in Anerkennung leitet den Begriff der Autonomie ein, der über die wechselseitige Angewiesenheit zum Komplement der Solidarität wird. Vor dem allen Leibkörpern gemeinsamen Sinnhorizont des Zerbrechlichen, Fremdartigen und Vieldeutigen stellt die Angewiesenheit auf Hilfe keine Abhängigkeit und das Selbstsein keine Verweigerung dar. Autonomie und Solidarität präsentieren insofern Freiheitsmomente, als sie gleichursprüngliche Elemente einer positiven, nicht-instrumentellen Intertransonalität sind. Der Andere ist die Voraussetzung meines Kommens zu mir selbst, indem er mich als Leibkörper in körperleiblicher Unverfügbarkeit sein lässt.

5. Das Resümee

Die Analyse hat sich zum Ziel gesetzt, eine Antwort auf die Frage zu finden, inwieweit Hermann Schmitz und Thomas Fuchs in ihrer Leibphänomenologie jeweils an die Interexistenzialität heranreichen.[923] Im Blick auf *Schmitz* lautet das Ergebnis: Er verfehlt die holistische Beschreibung der menschlichen Welt von Grund auf. Geleitet von einem übersteigerten Mittel-zum-Zweck-Denken gegen die Introjektion, versackt das System der Philosophie in einem Isolationismus des Leibes. Die literarische Redeweise und der herakliteische Kampfgestus können das zum leiblich Spürbaren hypostasierte Bewusstsein Husserls, den Dualismus von Leib und Körper sowie den Reduktionismus von Gefühl und Leib nicht beheben. Vielmehr ist eine Neuauflage des Cartesianismus zu konstatieren, in deren Mittelpunkt das „Terreor" steht. Ihre deutlichste Blüte ist Schmitz' Kommunikationstheorie, die unter Verkehrung der Konstitutionsverhältnisse den Weg vom Leib zur Leibergemeinschaft zu begründen sucht.

Bezüglich *Fuchs* hat die Analyse ergeben, dass er den Isolationismus zwar aufbricht, aber mit seinem Resonanzmodell bei dem Verhältnis von Mutter und Kind stehen bleibt und damit die Interexistenzialität unterbestimmt. Motiviert von seinem Projekt gegen die Entfremdung, verfestigt Fuchs die Methode der genetischen Phänomenologie zur inhaltlichen Ontogenese. Mit dem Anderen von Levinas oder der mystischen Partizipation von Lévy-Bruhl kann die so verkürzte Beschreibung keine holistische Wendung erfahren. Abseits des rehabilitierten Säuglings bleibt „Leib, Raum, Person" dem System der Philosophie durchaus verhaftet: Die reine Zwischenleiblichkeit erinnert an die reine Gegenwart, die Partizipation an den archaischen Dynamismus und die Stoßrichtung gegen die Entfremdung an das Kampfprojekt gegen die Introjektion der Gefühle. Beide Autoren rennen letztlich gegen die Grenzen der Sprache an, wo sie die Alltagsferne ihrer Philosophie mit ebenso alltagsfernen Anleihen zu kompensieren suchen.

Das *eigene Konzept* zur weiteren Annäherung an die Interexistenzialität geht davon aus, dass die Leiblichkeit bei Schmitz eigentlich der menschliche Körper ist. Der Engung entspricht die Integration zum bewussten Leibkörper, und die Weitung ist als Desintegration zum unbewussten Körperleib zu übersetzen. Die

923 Siehe S. 31 in dieser Arbeit.

im Schmitz-Kapitel herausgearbeiteten Negativitätsmomente Labilität, Fremdheit und Unentschiedenheit werden fortan Fragilität, Alterität und Ambiguität genannt. Die dianoietischen Alltagsreden über Leibkörper und Körperleib verdeutlichen die Verklammerung von anthropologischer Negativität und praktischer Vernunft. Die Negativität qua Körper konstituiert den Sinn der Entwürfe und ihrer Erfüllungsgestalten, die den Anderen immer schon vorwegnehmen. Insgesamt gilt Interexistenzialität als Sein zu den Anderen. Der im Schmitz-Kapitel untersuchte Impuls weg von der Enge wird in die Sinnkonstitution der Praxis durch das Körperliche umgedeutet. Im weiteren Verlauf erfährt der Transzendenzbegriff als sinnexplikatives Hilfsmittel eine Einbettung in die phänomenologische Betrachtung. Körperliche Begrenztheit, die Möglichkeitsbedingung von Sinn, wird um die Transzendenz als Grenzüberschreitung und Sinngrund ergänzt. Der Überschritt vollzieht sich in der Dialektik von begrenzender Entzogenheit und entgrenzender Bezogenheit. Nachdem mit der Zeugung, dem Leibkörper und dem Sein zu den Anderen selbst drei Transzendenzmomente beleuchtet worden sind, dekliniert das eigene Konzept die Sinn erhellende Defizienz der Transzendenzverweigerung anhand einer Reihe literarischer Figuren von Dornröschen bis Zarathustra. Schließlich gelangt die Annäherung an die Interexistenzialität zu einer Reflexion dieses Begriffes selbst, der unter Einarbeitung der Transzendenz in den Neologismus der Intertransistenzialität umgebildet wird. Der theoretisch-modellhafte Grundzug bei Schmitz und Fuchs verläuft diametral zum apriorischen Geschehen zu den Anderen und mündet jeweils in den Fehlversuch, eine Ethik zu begründen. Doch Blick, Stimme, Gebärde und Gefühl sind keine Kanäle der Kommunikation, sondern Manifestationen des kommunikativen Wesens der menschlichen Welt. Das von Schmitz isoliert betrachtete Atmosphärische, Synästhetische und Suggestive ist in Wirklichkeit der Andere. Anthropologie und Ethik bleiben untrennbar wie Leib und Körper (traditionell: Seele und Leib) zu Lebzeiten. Die Einsicht in die Unverfügbarkeit und Unerklärlichkeit der Anderen konstituiert einen positiven, nicht-instrumentellen Umgang miteinander. Innerhalb dessen komme ich als Leibkörper zu mir selbst, indem mich der Andere in meiner körperleiblichen Grundlosigkeit anerkennt. – So hat die radikale Reflexion der Transzendenz die Beschreibung der Immanenz befördert; schließen möchte ich mit einer Passage aus dem Roman „Der Mann ohne Eigenschaften“ von Robert Musil (1880–1942):

> [W]enn man uns aufschneiden könnte, so würde unser ganzes Leben vielleicht wie ein Ring aussehen, bloß so rund um etwas. […] Ich meine, in seiner Mitte ist doch nichts, und doch sieht er genau so aus, als ob es ihm nur darauf ankäme.[924]

---

924 Musil, Robert: Der Mann ohne Eigenschaften. Erstes und Zweites Buch, hrsg. von Adolf Frisé, Hamburg 1978, S. 369.

Literaturverzeichnis

Agamben, Giorgio: Homo sacer. Die Souveränität der Macht und das nackte Leben, Frankfurt am Main 2002.

– Das Offene. Der Mensch und das Tier, Frankfurt am Main 2003.

– Ausnahmezustand, Frankfurt am Main 2004.

Airaksinen, Timo: The Philosophy of H. P. Lovecraft. The Route to Horror (= Ginsberg, Robert (Hrsg.): New Studies in Aesthetics, Bd.29), New York 1999.

Alighieri, Dante: Die göttliche Komödie, übers. von König Johann von Sachsen, Zürich 1991.

Aristoteles: Über die Seele, übers. von Willy Theiler (= Aristoteles. Werke in deutscher Übersetzung, Bd.13), Berlin 1983.

– Die Poetik, übers. von Manfred Fuhrmann, Stuttgart 1984.

– Nikomachische Ethik, übers. von Eugen Rolfes, Hamburg 1985.

– Über die Bewegung der Lebewesen, übers. von Jutta Kollesch (= Aristoteles. Werke in deutscher Übersetzung, Bd.17, Teil II), Berlin 1985.

– Physik, übers. von Hans Günter Zekl, Erster Halbband, Hamburg 1987.

– Topik, übers. von Hans Günter Zekl, Hamburg 1997.

– Metaphysik. Schriften zur Ersten Philosophie, übers. von Franz Schwarz, Stuttgart 2007.

Augustinus, Aurelius: Bekenntnisse, übers. von Wilhelm Thimme, Düsseldorf 2004.

Bauer, Ernst Waldemar (Hrsg.): Biologiekolleg, Berlin 1982.

Bermes, Christian (Hrsg.): Archiv für Begriffsgeschichte. Im Auftrag der Kommission für Philosophie und Begriffsgeschichte der Akademie der Wissenschaften und der Literatur zu Mainz, Hamburg 1955-jährl.

Bleuler, Eugen: Lehrbuch der Psychiatrie, Berlin 1983.

Blumenberg, Hans: Schiffbruch mit Zuschauer. Paradigma einer Daseinsmetapher, Frankfurt am Main 1993.

– Paradigmen zu einer Metaphorologie, Frankfurt am Main 1998.

Böhme, Gernot: Weltweisheit, Lebensform, Wissenschaft. Eine Einführung in die Philosophie, Frankfurt am Main 1994.

– Die Phänomenologie von Hermann Schmitz als Phänomenologie der Natur?, in: Ders./Schiemann, Gregor (Hrsg.): Phänomenologie der Natur, Frankfurt am Main 1997, S. 133–148.

– Leibsein als Aufgabe. Leibphilosophie in pragmatischer Hinsicht (= Sauer, Walter/Lauermann, Dietmar (Hrsg.): Die Graue Reihe. Schriften zur Neuorientierung in dieser Zeit, Bd.38), Kusterdingen 2003.
– Ethik leiblicher Existenz. Über unseren moralischen Umgang mit der eigenen Natur, Frankfurt am Main 2008.
Boëthius, Anicius Manlius Severinus: Contra Eutychen et Nestorium. Gegen Eutyches und Nestorius, in: Boëthius, Anicius Manlius Severinus: Die Theologischen Traktate, übers. von Michael Elsässer, Hamburg 1988, S. 64–115.
Brentano, Franz: Psychologie vom empirischen Standpunkt, Bd.3, Hamburg 1968.
– Psychologie vom empirischen Standpunkt, Bd.1, Hamburg 1973.
Buber, Martin: Ich und Du, Stuttgart 1995.
Cassirer, Ernst: Philosophie der symbolischen Formen, Bd.3, Darmstadt 1994.
Cicero, Marcus Tullius: De senectute (= The Loeb Classical Library, Bd.20), Cambridge und London 1996.
– Tusculanae disputationes (= The Loeb Classical Library, Bd.18), Cambridge und London 1996.
Descartes, René: Die Prinzipien der Philosophie, übers. von Artur Buchenau, Hamburg 1992.
– Meditationen über die Grundlagen der Philosophie, übers. von Artur Buchenau, Hamburg 1994.
– Die Leidenschaften der Seele, übers. von Klaus Hammacher, Hamburg 1996.
Die Bibel nach der Übersetzung Martin Luthers, Berlin und Altenburg 1990.
Diels, Hermann/Kranz, Walther (Hrsg.): Die Fragmente der Vorsokratiker, Bd.1, Hildesheim 1992.
Dürckheim, Karlfried: Untersuchungen zum gelebten Raum, Frankfurt am Main 2005.
Ehrenfels, Christian von: Psychologie, Ethik, Erkenntnistheorie (= Christian von Ehrenfels. Philosophische Schriften in vier Bänden, Bd.3), München 1988.
Ehrismann, Otfried: Das Nibelungenlied, München 2005.
Ertel, Suitbert/Kemmler, Lilly/Stadler, Michael (Hrsg.): Gestalttheorie in der modernen Psychologie. Wolfgang Metzger zum 75. Geburtstag, Darmstadt 1975.
Ferenczi, Sándor: Introjektion und Übertragung, Bremen 2012.
Ficino, Marsilio: Über die Liebe oder Platons Gastmahl, übers. von Karl Paul Hasse, Hamburg 1984.
Fischer, Norbert: Überlegungen zum systematischen Gang der Untersuchung in „Totalité et Infini“, in: Ders./Sirovátka, Jakub (Hrsg.): Die Gottesfrage in der Philosophie von Emmanuel Levinas, Hamburg 2013, S. 115–132.

Freud, Sigmund: Der Untergang des Ödipuskomplexes, in: Freud, Anna (Hrsg.): Sigmund Freud. Gesammelte Werke, Bd.13, Frankfurt am Main 1999.
– Massenpsychologie und Ich-Analyse, in: Freud, Anna (Hrsg.): Sigmund Freud. Gesammelte Werke, Bd.13, Frankfurt am Main 1999.
Fuchs, Thomas: Leib, Raum, Person. Entwurf einer phänomenologischen Anthropologie, Stuttgart 2000.
– Zeit-Diagnosen. Philosophisch-psychiatrische Essays (= Sauer, Walter/Lauermann, Dietmar (Hrsg.): Die Graue Reihe. Schriften zur Neuorientierung in dieser Zeit, Bd.35), Kusterdingen 2002.
Goethe, Johann Wolfgang von: Gesang der Geister über den Wassern, in: Korff, Hermann August (Hrsg.): Goethe. Gedichte, Leipzig 1949, S. 115.
– Prometheus. Dramatisches Fragment, in: Beutler, Ernst (Hrsg.): Johann Wolfgang Goethe. Sämtliche Werke, Bd.4, Zürich und München 1966, S. 185–197.
– Faust. Der Tragödie zweiter Teil, Berlin und Weimar 1980.
Harsdörffer, Georg Philipp: Nathan und Jotham. Geistliche und weltliche Lehrgedichte, Nürnberg 1659.
Hegel, Georg Wilhelm Friedrich: Enzyklopädie der philosophischen Wissenschaften im Grundrisse. Zweiter Teil: Die Naturphilosophie (= Georg Wilhelm Friedrich Hegel. Werke in 20 Bänden, Bd.9), Frankfurt am Main 1986.
– Phänomenologie des Geistes, Hamburg 1988.
– Enzyklopädie der philosophischen Wissenschaften im Grundrisse. Erster Teil: Die Wissenschaft der Logik (= Georg Wilhelm Friedrich Hegel. Werke in 20 Bänden, Bd.8), Frankfurt am Main 1989.
Heidegger, Martin: Sein und Zeit, Tübingen 2001.
Hochheim, Eckhart von: Predigt 7, in: Haug, Walter (Hrsg.): Bibliothek des Mittelalters, Bd.20, Frankfurt am Main 1993.
Homer: Ilias und Odyssee, übers. von Johann Heinrich Voß, Frankfurt am Main 2008.
Horatius Flaccus, Quintus: Brief 18, in: Färber, Hans (Hrsg.): Horaz. Sämtliche Werke, München 1993.
Horkheimer, Max/Adorno, Theodor: Dialektik der Aufklärung, Frankfurt am Main 1981.
Horn, András: Mythisches Denken und Literatur, Würzburg 1995.
Hume, David: Eine Untersuchung über den menschlichen Verstand, übers. von Raoul Richter, Hamburg 1984.
Husserl, Edmund: Analysen zur passiven Synthesis (= Husserliana, Bd.11), Den Haag 1966.

– Zur Phänomenologie der Intersubjektivität (= Husserliana, Bd.15, Drittes Buch), Den Haag 1973.
– Ideen zu einer reinen Phänomenologie und phänomenologischen Philosophie (= Husserliana, Bd.3, Erstes Buch), Den Haag 1976.
– Cartesianische Meditationen und Pariser Vorträge (= Husserliana, Bd.1), Dordrecht 1991.
– Ideen zu einer reinen Phänomenologie und phänomenologischen Philosophie (= Husserliana, Bd.4, Zweites Buch), Den Haag 1991.
Kant, Immanuel: Metaphysische Anfangsgründe der Naturwissenschaft (= Kants Werke, Bd.4), Berlin 1911.
– Opus postumum (= Kants handschriftlicher Nachlass, hrsg. von der Preußischen Akademie der Wissenschaften, Bd.8, Zweite Hälfte), Berlin und Leipzig 1936.
– Kritik der reinen Vernunft (= Philosophische Bibliothek, Bd.37a), Hamburg 1956.
– Anthropologie in pragmatischer Hinsicht (= Weischedel, Wilhelm (Hrsg.): Immanuel Kant. Werkausgabe, Bd.12, Zweiter Teil), Frankfurt am Main 1988.
– Träume eines Geistersehers (= Weischedel, Wilhelm (Hrsg.): Immanuel Kant. Werkausgabe, Bd.2, Zweiter Teil), Frankfurt am Main 1988.
– Von dem ersten Grunde des Unterschiedes der Gegenden im Raume (= Weischedel, Wilhelm (Hrsg.): Immanuel Kant. Werkausgabe, Bd.2, Zweiter Teil), Frankfurt am Main 1988.
– Kritik der Urteilskraft (= Philosophische Bibliothek, Bd.507), Hamburg 2006.
King, Stephen Edwin: Brennen muss Salem, übers. von Peter Robert, München 2010.
Kristeva, Julia: Mächte des Grauens. Versuch über den Abscheu, übers. von Xenia Rajewsky, Frankfurt am Main 1998.
Kues, Nikolaus von: Die belehrte Unwissenheit, übers. von Paul Wilpert, Hamburg 1979.
Levinas, Emmanuel: Humanismus des anderen Menschen, Hamburg 1989.
– Die Spur des Anderen. Untersuchungen zur Phänomenologie und Sozialphilosophie, Freiburg und München 1992.
– Totalité et Infini. Essai sur l'Extériorité, Dordrecht 1993.
Lévy-Bruhl, Lucien: Das Denken der Naturvölker, Wien und Leipzig 1921.
Lipps, Hans: Die menschliche Natur (= Hans Lipps. Werke, Bd.3), Frankfurt am Main 1977.
Lück, Helmut: Geschichte der Psychologie. Strömungen, Schulen, Entwicklungen, Stuttgart 2002.

Marcel, Gabriel: Metaphysisches Tagebuch (1915–1923), in: Sonntag, Franz Peter/Hübner, Siegfried (Hrsg.): Gabriel Marcel. Zeugnisse christlichen Lebens, Bd.1, Leipzig 1966, S. 103–275.
– Metaphysisches Tagebuch (1928–1933), in: Dies. (Hrsg.): Gabriel Marcel. Zeugnisse christlichen Lebens, Bd.2, Leipzig 1966, S. 5–234.
Merleau-Ponty, Maurice: Phänomenologie der Wahrnehmung, übers. von Rudolf Boehm (= Graumann, Carl Friedrich/Linschoten, Johannes (Hrsg.): Phänomenologisch-psychologische Forschungen, Bd.7), Berlin 1966.
Metzger, Wolfgang (Hrsg.): Allgemeine Psychologie (= Handbuch der Psychologie, Bd.1, Erster Halbband), Göttingen 1974.
Minkowski, Eugène: Die gelebte Zeit, Paris 1933.
Musil, Robert: Der Mann ohne Eigenschaften. Erstes und Zweites Buch, hrsg. von Adolf Frisé, Hamburg 1978.
Neurosis [Tonträger]: Times of Grace, 1999.
Nida-Rümelin, Julian/Özmen, Elif (Hrsg.): Klassiker der Philosophie des 20. Jahrhunderts, Stuttgart 2007.
Nietzsche, Friedrich: Also sprach Zarathustra. Ein Buch für Alle und Keinen (= Colli, Giorgio/Montinari, Mazzino (Hrsg.): Friedrich Nietzsche. Kritische Studienausgabe, Bd.4), München 1988.
– Jenseits von Gut und Böse, in: Schlechta, Karl (Hrsg.): Friedrich Nietzsche. Werke in drei Bänden, Bd.2, München 1994.
Ovidius Naso, Publius: Metamorphosen, übers. von Erich Rösch, München 1952.
Platon: Timaios, übers. von Hans Günter Zekl (= Philosophische Bibliothek, Bd.444), Hamburg 1992.
– Der Staat, übers. von Otto Apelt (= Platon. Sämtliche Dialoge, Bd.5), Hamburg 1993.
– Gesetze, übers. von Otto Apelt (= Platon. Sämtliche Dialoge, Bd.7), Hamburg 1993.
– Gorgias, übers. von Otto Apelt (= Platon. Sämtliche Dialoge, Bd.1), Hamburg 1993.
– Phaidon, übers. von Otto Apelt (= Platon. Sämtliche Dialoge, Bd.2), Hamburg 1993.
– Symposion, übers. von Otto Apelt (= Platon. Sämtliche Dialoge, Bd.3), Hamburg 1993.
– Phaidros, übers. von Otto Apelt (= Platon. Sämtliche Dialoge, Bd.2), Hamburg 1998.
Plessner, Helmuth: Die Stufen des Organischen und der Mensch. Einleitung in die philosophische Anthropologie, Berlin 1975.

– Mit anderen Augen. Aspekte einer philosophischen Anthropologie, Stuttgart 2000.
– Lachen und Weinen, Frankfurt am Main 2003.
Plügge, Herbert: Der Mensch und sein Leib, Tübingen 1967.
Preusker, Johannes: Das Menschenbild in Marsilio Ficinos „Über die Liebe" (= Sepp, Hans Rainer (Hrsg.): Libri virides, Bd.4), Nordhausen 2011.
Rentsch, Thomas: Heidegger und Wittgenstein. Existential- und Sprachanalysen zu den Grundlagen philosophischer Anthropologie, Stuttgart 1985.
– Die Konstitution der Moralität. Transzendentale Anthropologie und praktische Philosophie, Frankfurt am Main 1990.
– Negativität und praktische Vernunft, Frankfurt am Main 2000.
– Transzendenz und Negativität, Berlin 2011.
Ritter, Joachim (Hrsg.): Historisches Wörterbuch der Philosophie in 13 Bänden, Basel 1971–2007.
Rölleke, Heinz (Hrsg.): Brüder Grimm. Kinder- und Hausmärchen, Stuttgart 2009.
Rothacker, Erich: Philosophische Anthropologie, Bonn 1966.
Ryle, Gilbert: Der Begriff des Geistes, übers. von Kurt Baier, Stuttgart 1992.
Samsonow, Elisabeth von (Hrsg.): Giordano Bruno, München 1995.
Sartre, Jean-Paul: Das Sein und das Nichts. Versuch einer phänomenologischen Ontologie, übers. von Hans Schöneberg und Traugott König (= König, Traugott (Hrsg.): Gesammelte Werke, Bd.3), Reinbek bei Hamburg 1994.
Scheler, Max: Vom Sinn des Leides (= Max Scheler. Gesammelte Werke, Bd.6), Bonn 1986.
– Die Stellung des Menschen im Kosmos, Bonn 1998.
Schmitz, Hermann: System der Philosophie. In fünf Bänden, Bonn 1964–1980.
– Der unerschöpfliche Gegenstand. Grundzüge der Philosophie, Bonn 1990.
– Die Liebe, Bonn 1993.
– Der Leib, der Raum und die Gefühle, Bielefeld und Basel 2009.
– Kurze Einführung in die Neue Phänomenologie, Freiburg und München 2009.
Schwarzer, Anneliese (Hrsg.): Teresa von Avila. Gott zwischen den Kochtöpfen, Wuppertal 1992.
Seneca, Lucius Annaeus: Apokolokyntosis. Die Verkürbissung des Kaisers Claudius, übers. von Wilhelm Schöne, München 1957.
– De clementia. Über die Güte, übers. von Karl Büchner, Stuttgart 1992.
Shakespeare, William: Hamlet, übers. von August Wilhelm von Schlegel, Stuttgart 1987.
Sloterdijk, Peter: Kritik der zynischen Vernunft, Frankfurt am Main 1983.
– Nicht gerettet. Versuche nach Heidegger, Frankfurt am Main 2001.

Snell, Bruno: Die Entdeckung des Geistes. Studien zur Entstehung des europäischen Denkens bei den Griechen, Hamburg 1946.
Soentgen, Jens: Die verdeckte Wirklichkeit. Einführung in die Neue Phänomenologie von Hermann Schmitz, Bonn 1998.
Spaemann, Robert: Personen. Versuche über den Unterschied zwischen ‚etwas' und ‚jemand', Stuttgart 1996.
Straus, Erwin: Vom Sinn der Sinne. Ein Beitrag zur Grundlegung der Psychologie, Berlin 1956.
– Psychologie der menschlichen Welt. Gesammelte Schriften, Berlin 1960.
Suchsland, Inge: Julia Kristeva zur Einführung, Hamburg 1992.
Tauler, Johannes: Vom gottförmigen Menschen. Eine Auswahl aus den Predigten, Stuttgart 1961.
Thomas, Philipp: Leiblichkeit und eigene Natur. Naturphilosophische Aspekte der Leibphänomenologie, in: Böhme, Gernot/Schiemann, Gregor (Hrsg.): Phänomenologie der Natur, Frankfurt am Main 1997, S. 291–302.
Tornau, Christian (Hrsg.): Plotin. Ausgewählte Schriften, Stuttgart 2001.
Troxler, Ignaz Paul Vital: Naturlehre des menschlichen Erkennens, oder Metaphysik (= Philosophische Bibliothek, Bd.382), Hamburg 1985.
Walch, Johann Georg: Philosophisches Lexicon, Leipzig 1775.
Waldenfels, Bernhard: Das leibliche Selbst. Vorlesungen zur Phänomenologie des Leibes, Berlin 2000.
Werhahn, Hans (Hrsg.): Neue Phänomenologie. Hermann Schmitz im Gespräch, Freiburg im Breisgau 2011.
– Das Vorschreiten der Säkularisierung, Freiburg im Breisgau 2012.
Whitehead, Alfred North: Prozeß und Realität. Entwurf einer Kosmologie, übers. von Hans Günter Holl, Frankfurt am Main 1984.
Wittgenstein, Ludwig: Philosophische Untersuchungen, in: Werkausgabe, Bd.1, Frankfurt am Main 2006.
– Tractatus logico-philosophicus, in: Werkausgabe, Bd.1, Frankfurt am Main 2006.
Yamaguchi, Ichiro: Ki als leibhaftige Vernunft. Beitrag zur interkulturellen Phänomenologie der Leiblichkeit, München 1997.

www.ingramcontent.com/pod-product-compliance
Ingram Content Group UK Ltd.
Pitfield, Milton Keynes, MK11 3LW, UK
UKHW041823290926
8980IPUK00002B/26

9 783631 655818